Modern Food Toxicology

现代食品毒理学

王 茵　贾旭东　主编

李 宁　主审

化学工业出版社

·北京·

内 容 提 要

本书详细介绍了食品毒理学的基本理论，食品毒理学安全性评价的技术方法，毒理学方法在重金属、生物毒素、持久性污染物等化学物危害评估中的应用，新食品原料、转基因食品、食品添加剂、食品接触材料、农药和兽药的安全性评价应用案例，以及食品毒理学的未来发展趋势。内容丰富新颖，具有很强的学术性和实用性。

本书可为食品毒理学领域的研究者提供专业参考，也适合从事食品安全风险评估的专业人员阅读使用。

图书在版编目（CIP）数据

现代食品毒理学/王茵，贾旭东主编．—北京：化学工业出版社，2020.9

ISBN 978-7-122-37268-0

Ⅰ.①现… Ⅱ.①王…②贾… Ⅲ.①食品毒理学 Ⅳ.①R994.4

中国版本图书馆 CIP 数据核字（2020）第 106388 号

责任编辑：刘 军 张 赛　　装帧设计：王晓宇

责任校对：宋 夏

出版发行：化学工业出版社（北京市东城区青年湖南街 13 号 邮政编码 100011）

印 刷：北京京华铭诚工贸有限公司

装 订：三河市振勇印装有限公司

710mm×1000mm 1/16 印张 22¼ 字数 417 千字 2020 年 9 月北京第 1 版第 1 次印刷

购书咨询：010-64518888　　售后服务：010-64518899

网 址：http://www.cip.com.cn

凡购买本书，如有缺损质量问题，本社销售中心负责调换。

定 价：98.00 元

本书编写人员名单

主　　编：王　茵　贾旭东

副 主 编：杨　辉　宋　雁　毛伟峰　胡余明

编写人员：（按姓名汉语拼音排序）

包汇慧（国家食品安全风险评估中心）

段雨劼（湖南省疾病预防控制中心）

方海琴（国家食品安全风险评估中心）

方　瑾（国家食品安全风险评估中心）

耿　雪（国家食品安全风险评估中心）

胡　静（国家食品安全风险评估中心）

胡余明（湖南省疾病预防控制中心）

贾旭东（国家食品安全风险评估中心）

李　宁（国家食品安全风险评估中心）

李永宁（国家食品安全风险评估中心）

李梓民（湖南省疾病预防控制中心）

梁春来（国家食品安全风险评估中心）

梁　江（国家食品安全风险评估中心）

刘冬英（杭州医学院）

刘　臻（杭州医学院）

龙晓蕾（湖南省疾病预防控制中心）

毛伟峰（国家食品安全风险评估中心）

曲雪峰（杭州医学院）

宋　雁（国家食品安全风险评估中心）

隋海霞（国家食品安全风险评估中心）

谭彦君（广东省公共卫生研究院）

王晔茹（国家食品安全风险评估中心）

王彝白纳（国家食品安全风险评估中心）

王　茵（杭州医学院）

肖　潇（国家食品安全风险评估中心）

杨　辉（国家食品安全风险评估中心）
易传祝（湖南省疾病预防控制中心）
尹晓晨（湖南省疾病预防控制中心）
雍　凌（国家食品安全风险评估中心）
张　磊（国家食品安全风险评估中心）
张　岭（浙江省人民医院）
张倩男（国家食品安全风险评估中心）
周萍萍（国家食品安全风险评估中心）

前 言

在人类的演化历史中，人们从古至今从未停止对食品的鉴别和优化。科技发展和全球贸易已将我们的食物来源从祖先时代的采摘捕猎带入当今的食品工业体系。然而，在这漫长进程中，恒久未变的首要主题便是食品的安全性。为了保证食品安全，人类自始至终都在探索：如何避免有毒的食物，或者如何发现食品中某些因素的毒性并加以控制。如今，这些探知已经演进成为一门科学——食品毒理学。食品毒理学沿用了毒理学的基本原理和方法，虽然作为毒理学的分支学科，却是保障人类食品安全和生命健康的重要基石。当前，食品毒理学安全性评价和研究已经成为食品安全风险评估的重要内容，为其提供了不可缺少的技术支撑。

二十世纪以来，生命科学领域的进步为毒理学提供了强劲的发展动力。作为毒理学的重要分支，食品毒理学也在经历着前所未有的发展机遇。传统毒理学正在从基于疾病模型的观察性学科发展成为基于毒性机制和靶效应的预测性科学。毒性测试体系的新发展更加倚重对“毒性通路”的阐释和剂量-反应计算模型的构建，这为毒理学试验结果的外推并最终应用于人类健康风险评估提供了有力的工具。对于毒理学机制的深入认识和定量描述，能够帮助毒理学家或管理者更加可靠、高效地完成风险评估，作出科学决策。在毒理学的某些应用领域，“3R”原则已从理念发展成为法规。但是，食品毒理学仍面临着一些特殊难题，例如：如何精准识别食品、食品添加剂或食品相关产品中的未知危害因素，如何充分模拟人体对外源化学物长期、混合、经口、低剂量的暴露特点，如何科学平衡食物成分的健康获益与危害风险等。解决这些关键问题无疑不能完全依赖生命科学的进步，更要依靠食品毒理学这门学科自身的持续创新和发展。因此，现代食品毒理学需要在传统毒理学研究的基础上，不断借助分子和细胞生物学、分析化学、统计学以及计算机信息科学等相关领域的新技术新方法，从而为毒性评价和风险评估提供更加精确、高效的信息支持。基于上述背景，本书从基础理论、技术方法、应用实践和未来发展等方面对食品毒理学的最新进展进行了归纳总结。

本书共分十六章。其中，第一至四章为基础部分，概述了食品毒理学的基本理论；第五至九章为方法部分，介绍了食品毒理学安全性评价的主要试验方法和要点；第十、十一章为应用部分，分别列举了食品毒理学在化学污染物的危害评估和申报许可产品的安全性评价中的应用；第十二至十六章为发展部分，介绍了食品毒理学相关新技术新方法的应用及可能的发展趋势。本书注重食品毒理学的应用性，将基础理论与实际应用相结合。我们在介绍毒理学试验方法时未对操作程序进行过多的描述，而是侧重对毒理学技术原理的解释，并尽可能涵盖我国国家标准与经济合作发展组织（OECD）、药品注册要求国际协调会议（ICH）、国际化学品安全规划署（IPCS）、美国食品药品监督管理局（FDA）等权威部门发布的规范要点，希望能够为食品毒理学工作者提供参考。

本书的编写出版得到了国家重点研发计划课题“食品污染物危害评估整合技术与应用研究”（2018YFC1603102）和“混合污染联合风险评估整合模型及总风险概率评估研究”（2018YFC1603003）的部分资助，该课题的研发目标也体现了书中所介绍的现代食品毒理学发展方向。本书引用了许多专著、报告和研究论文，主要参考文献已经列入章尾，但限于篇幅未能全部注明，在此向相关的作者致谢！

本书由来自杭州医学院、国家食品安全风险评估中心和湖南省疾病预防控制中心的毒理学工作者合作编写。由于作者能力和时间等因素的限制，本书难免会存在疏漏或不妥之处，敬请读者批评指正。

编者

2020 年 4 月

目 录

第一章
食品毒理学基本概念

毒理学（toxicology）是研究外源因素（化学因素、物理因素和生物因素）对生物机体和生态系统的损害作用、有害效应与机制的科学。现代毒理学借助计算机技术，采用先进的化学、生物学、生物化学与分子生物学知识，不断渗透到多个专业领域，逐步形成许多分支和交叉学科。

外源化学物（xenobiotics）是在外界环境中存在、可能与机体接触并进入机体，在体内呈现生物学作用的化学物质。内源化学物是指机体内原本存在的及代谢过程中所形成的产物或中间产物。传统毒理学主要研究外源化学物与生物体的有害交互作用。现代毒理学的研究对象已从单纯的外源化学物和“化学毒物”发展到营养素、植物化学物（phytochemicals）、物理因素（射线、电磁波等）、微生物及其毒素等。其研究内容也从研究狭义的“毒作用”发展到研究各种因素与生物体之间的交互作用（包括应激反应、低剂量兴奋效应、可逆的不良反应、潜在的有害作用等）。

食品毒理学是毒理学的重要分支学科之一，也是食品安全风险评估的重要构成部分。食品毒理学（food toxicology）是应用毒理学的基本原则与方法，研究食品中可能含有的（包括天然存在、污染和食品加工烹调过程中产生的）有毒有害物质对人体的健康产生不良影响及其作用机制的学科。利用食品毒理学评价和研究，可以确定食品中有毒有害物质的毒作用强度、剂量-反应和时间-反应关系、安全性及危害评估，为预防其危害提供科学依据。

第一节　毒性和毒效应

一、毒性的概念及分类

中毒（poisoning）是生物体受到毒物作用而引起功能性或器质性改变后出现的疾病状态。根据病变发生的快慢，中毒可分为急性中毒和慢性中毒。根据病变发生的性质，还可分为可逆性损害和不可逆性损害。

毒性（toxicity）是指化学物引起有害作用的固有的能力。毒性是物质一种内在的，不变的分子性质，这种性质取决于物质的化学结构。化学物对机体健康引起的有害作用称为毒效应（toxic effect）或毒性作用。

毒性和毒效应的概念是有区别的，毒性是化学物固有的生物学性质，我们不能改变化学物的毒性。而毒效应是化学物毒性在某些条件下引起对机体健康有害作用的表现，改变条件就可能影响毒效应。

物质的“有毒”与“无毒”，毒性的大小也是相对的，关键是机体对此种物质的暴露量。在一定意义上，只要到达一定的剂量，任何物质对机体都具有毒性，即“The dose makes the poison”。毒性较低的物质，需要较大的剂量，才呈现毒效应；而毒性较高的物质，只要相对较小的剂量即会对机体造成一定的损害。

毒物（toxicants）是指在较低剂量下与机体交互作用即会导致机体损伤的物质。任何一种化学物在一定条件下都可引起对机体的有害作用，为适应生产和使用的管理需要，实际上“毒物”已成为法规管理的名词，对于急性毒性规定在某个剂量下可引起机体的有害作用的物质为毒物；而对于致癌、致畸、致突变性及靶器官毒性，则根据证据的充分性来确定是否为人或动物的致癌物、致畸物、致突变物或特定靶器官毒物。

毒物分类：①工业毒物；②环境污染物；③食品中的有毒成分；④农用化学物；⑤嗜好品（如卷烟）、化妆品、其他日用品中的有害成分；⑥生物性毒物；⑦医用药物；⑧军事毒物；⑨放射性核素。

二、毒性作用及分类

毒效动力学（toxicodynamics）研究环境因子引起机体的有害作用，在整体、器官、细胞和分子水平对环境因子导致有害作用事件的确定和测量，包括剂量/时间-有害效应（反应）关系的研究。

当外源化学物经暴露进入生物体内，首先经历毒物代谢动力学过程（即吸收、分布、代谢、排泄），有一部分外源化学物分布到靶器官中发挥损害作用，引起毒效应。外源化学物作用于生物体引起中毒和死亡的过程（即毒效应谱），一般分为正常调节、功能紊乱（亚临床变化）、临床中毒（疾病）及死亡等四期；此外还包括致癌、致突变和致畸胎作用。

（一）损害作用与非损害作用

外源化学物对机体的损害作用（adverse effect），是指影响机体行为的生物化学改变，功能紊乱或病理损害，或者降低对外加应激的反应能力。

外源化学物对机体的非损害作用（non-adverse effect），是指机体发生的一切生物学变化应在机体适应代偿能力范围之内，当机体停止暴露该种外源化学物后，机体对其他外界不利因素影响的易感性也不增高。

损害作用是外源化学物毒性的具体表现。毒理学中主要研究对象是外源化学物的损害作用。因此，必须明确损害作用的概念，并与非损害作用加以区别。损害作用与非损害作用都属于外源化学物在机体内引起的生物学作用。而在生物学作用中，量的变化往往引起质的变化，所以非损害作用与损害作用具有一定的相对意义。正如在健康和疾病状态之间没有一个绝然的分界，存在“亚健康状态”和“亚疾病状态”一样，有时也难以判断外源化学物在机体内引起的生物学作用是非损害作用还是损害作用。随着生命科学的进展，将不断出现新的概念和方法，有可能过去认为是非损害作用的生物学作用，会重新判断为损害作用。因此，应充分地认识到对损害作用与非损害作用判断的相对性和发展性。

（二）毒效应谱

机体暴露外源化学物后，取决于外源化学物的性质和剂量，可引起多种变化，称为毒效应谱（spectrum of toxic effects），可以表现为：①机体对外源化学物的负荷增加；②意义不明的生理和生化改变；③亚临床改变；④临床中毒；⑤甚至死亡。机体负荷是指在体内化学物和/或其代谢物的量及分布。亚临床改变、临床中毒、死亡属于损害作用，毒效应谱还包括致癌、致突变和致畸作用。

适应（adaptation）是机体对一种通常能引起有害作用的化学物显示不易感性或易感性降低。抗性（resistance）和耐受（tolerance）相关，但含义不同。抗性用于一个群体对于应激原化学物反应的遗传机构改变，以至与未暴露的群体相比有更多的个体对该化学物不易感性。因此抗性产生必须有化学物的选择及随后的繁殖遗传。耐受对个体来说是指其获得对某种化学物毒作用的抗性，通常是早先暴露的结果。耐受也可用于在暴露前即有高频率的抗性基因的群体。

（三）毒作用分类

外源化学物对机体的毒作用可按以下几方面进行分类。

1. 速发或迟发性作用

某些外源化学物在一次暴露后的短时间内所引起的即刻毒作用称为速发性毒作用（immediate toxic effect）。如氰化钾和硫化氢等引起的急性中毒。一般说来，暴露毒物后迅速中毒，说明其吸收、分布快，作用直接；反之则说明吸收缓慢或在作用前需经代谢转化。中毒后迅速恢复，说明毒物能很快被排出或被解毒；反之则说明解毒或排泄效率低，或已产生病理或生化方面的损害以致难以恢复。

在一次或多次暴露某种外源化学物后，经一定时间间隔才出现的毒作用称为迟发性毒作用（delayed toxic effect）。例如，某些具有迟发性神经毒作用的有机磷类化合物；又如致癌性外源化学物，通常情况下人类需要在初次暴露后10～20年后才出现肿瘤。

2. 局部或全身作用

局部毒作用（local toxic effect）是指某些外源化学物对机体的暴露部位造成的直接损害作用。例如，皮肤暴露于有腐蚀性的酸碱所造成的损伤，呼吸道吸入刺激性气体后引起的损伤等。全身毒作用（systemic toxic effect）是指外源化学物被机体吸收并分布至靶器官或全身后所产生的损害作用。例如，一氧化碳引起机体全身性缺氧。除一部分活性很高的物质外，大多数化学物产生的为全身毒作用，有些物质两种作用均会产生。例如：四乙基铅作用于皮肤的吸收部位，同时也可分布至全身对中枢神经系统和其他器官产生毒作用。

3. 可逆或不可逆作用

外源化学物的可逆作用（reversible effect）是指停止暴露后可逐渐消失的毒作用。机体暴露于外源化学物的浓度越低、时间越短，所造成的损伤则越轻，从而脱离暴露后其毒作用消失的就越快。不可逆作用（irreversible effect）是指机体停止暴露外源化学物后毒作用仍然存在，甚至对机体造成的损害作用进一步发展。例如，外源化学物引起机体肝硬化、肿瘤等是不可逆作用。化学物毒作用的可逆性，很大程度上取决于受损伤组织的修复和再生能力。例如，肝脏的再生能力较强，大多数肝损伤是可逆的，反之中枢神经系统的损伤，多数为不可逆。

4. 超敏反应与特异质反应

超敏反应（hypersensitivity）是机体对外源化学物产生的一种病理性免疫反应。能够引起超敏反应的外源化学物统称致敏原。致敏原可以是完全抗原，也可以是半抗原。许多外源化学物作为半抗原进入机体后，先与内源性蛋白质结合形成抗原，然后进一步激发抗体的产生。当机体再次与该外源化学物暴露后，即引发抗原抗体反应，产生典型的超敏反应。超敏反应是一种特殊的有害反应，其发生取决于化学物和机体两方面因素。超敏反应可分为Ⅰ～Ⅳ型，其中Ⅰ型称为变态反应（allergic reaction），难以发现典型的S形剂量-反应关系曲线。

特异质反应（idiosyncratic reaction）指机体对外源化学物的一种遗传性异常的反应（过强或过弱的反应性）。其主因是基因多态性，与免疫性超敏反应无关。例如，患者接受一个标准治疗剂量肌肉松弛剂琥珀酰胆碱（succinylcholine），一般情况下引起的肌肉松弛时间较短，因为它能迅速被血清胆碱酯酶（cholinesterase）分解。但有些患者由于缺乏这种酶，可出现较长时间的肌肉松弛甚至呼吸暂停。超敏反应和特异质反应的发生主要取决于机体因素，因此在群体中仅在少数人有反应，效应与剂量无相关性，在实验动物难以复制模型。

三、选择性毒性、靶器官和高危险人群

（一）选择性毒性

选择性毒性指的是化学物可损伤一种生物体（期望物种）而不危害另一种生物体（非期望物种），即使这两种生物体是共存的。利用此特性，可以开发能杀灭期望物种，而不伤害其他物种的药物，如农药、抗生素等。它是毒作用的普遍特点，选择性毒性可发生在物种之间、个体内（易感器官为靶器官）和群体内（易感人群为高危险人群）。选择毒性反映了生物现象的多样性和复杂性。

物种之间毒作用的差异给毒理学动物试验结果外推至人造成困难。但也正是由于存在物种之间选择毒性，才可能发明各种特异性药物用于临床医疗、畜牧业和农业等领域，并从中获益。

化学物进入机体后，对体内各器官的毒作用并不相同，通常具有一定选择性。外源化学物可以直接发挥毒作用的器官称该物质的靶器官（target organ）。如脑是甲基汞的靶器官，肾脏是镉的靶器官等。毒作用的强弱主要取决于该物质在靶器官中的浓度，但靶器官并不一定是该物质浓度最高的位置。例如 DDT 在脂肪中的浓度最高，但并不对脂肪组织产生毒作用。在机体毒作用中常见的靶器官有神经系统、血液和造血系统、肝、肾、肺等。

（二）靶器官

毒物直接发挥毒作用的器官称为靶器官；出现毒性效应的器官称为效应器官。效应器官可以是靶器官，也可不是。例如，马钱子碱中毒可引起抽搐和惊厥，靶器官是中枢神经系统，效应器官是肌肉。

某个特定的器官成为毒物的靶器官可能与毒动学/生物转化和毒效学等多种原因有关，主要包括：①器官在体内的解剖位置及其功能，毒物吸收、排泄的器官；②该器官的血液供应；③具有特殊的摄入系统；④代谢毒物的能力和活化/解毒系统平衡；⑤对损伤的修复能力；⑥毒物与特殊的生物大分子结合；⑦存在特殊的酶或生化途径；⑧对特异性损伤的易感性等。

机体对外源化学物的处置是影响毒性效应的重要因素。因为在靶器官内的外源化学物或其活性代谢物的浓度与持续时间，决定了机体的毒性效应的性质及其强度。影响吸收、分布、代谢和排泄的各种因素和外源化学物物理化学性质均可影响在靶器官中外源化学物的剂量。对特定靶器官的毒性，直接取决于外源化学物与生物大分子如受体、酶、蛋白质、核酸、膜脂质的作用，激活并启动了生物放大系统，靶器官和/或效应器官在生物放大系统的支配下发生功能或形态变化，产生具体的局部毒性效应；受到机体整合、适应和代偿等因素的影响产生整体毒

效应。

(三) 高危险人群

在同一环境因素变化条件下，少部分人反应强烈，出现患病甚至死亡，大部分人通常反应不大，这是由于个人易感性（年龄、性别、健康状况、遗传因素等）不同；个体对潜在的环境健康危害的“危险性谱”由 3 个因素构成：①暴露于环境的有害因子，如化学物或微生物；②发生暴露的特定时间；③个体对该环境有害因子的易感性。易受环境因素损害的那些易感人群称为高危险人群，在同一污染环境下，高危险人群比正常人群出现健康危害早且程度严重。应当注意保护高危险人群，保护高危险人群即保护了整个人群。

高危险人群的机体内其生理调节功能、平衡适应反应以及代偿能力等与正常人群不同，均有所降低，易受环境有害物质的影响，构成这种易感性的生物学基础为：①年龄；②性别；③遗传因素；④营养及膳食情况；⑤疾病状况；⑥其他。

适应和耐受对个体易感性也有重要的作用。由于高危险人群对环境因素的易感性，在研究环境因素对健康影响的制定环境因素的质量标准时，均应以高危险人群为主要对象，力求保证全体人群的健康。

四、生物学标志

生物学标志（biomarker）是指外源化学物通过生物学屏障并且进入组织或体液后，对该外源化学物或其生物学后果的测定指标，可分为暴露生物学标志、效应生物学标志和易感性生物学标志。

暴露生物学标志（biomarker of exposure）是指测定组织、体液或排泄物中吸收的外源化学物、其代谢物或与内源性物质的反应产物，作为吸收剂量或靶剂量的指标，提供关于暴露于外源化学物的信息。暴露生物学标志包括：反映内剂量、生物效应剂量两类标志物（如化学物的原型、代谢物、血红蛋白加合物、DNA 加合物等），用于反映机体生物材料中外源性化学物或其代谢物或外源性化学物与某些靶细胞或靶分子相互作用产物的含量。这些暴露的生物学标志如与外剂量相关或与毒作用效应相关，可评价暴露水平或建立生物阈限值。

效应生物学标志（biomarker effect）是指机体中可以被检测出的生化、生理、行为或其他改变的指标，包括反映早期生物效应（early biological effect）、结构和/或功能改变（altered structure/function）、疾病（disease）三类标志物，主要提示与不同靶剂量的外源化学物或其代谢物有关联的对健康有害效应的信息。

易感性生物学标志（biomarker of susceptibility）是关于个体对外源化学物

的生物易感性的指标，即反映机体先天具有或后天获得的对暴露外源性物质产生反应能力的指标。环境因素作为应激原时，机体的神经、内分泌和免疫系统的反应及适应性，亦可反映机体的易感性。易感性的生物学标志可用于筛检易感人群，保护高危险人群。

通过动物体内试验和体外试验研究生物学标志并推广到人体和人群研究中，生物学标志可能成为评价外源化学物对人体健康状况影响的有力工具。暴露生物学标志用于人群可定量确定个体的暴露水平；效应生物学标志可将人体暴露与环境引起的疾病提供联系，从而确定剂量-反应关系和有助于在高剂量暴露下获得的动物实验资料外推至人群低剂量暴露的危险度；易感性生物学标志可鉴定易感个体和易感人群，应在风险评估和风险管理中充分考虑。

第二节　剂量-反应关系

一、剂量

剂量（dose）是指给予机体或机体接触的毒物的数量，是决定外源化学物对机体损害作用的重要因素。其概念较为广泛，可指给予机体的数量、与机体接触的数量、吸收进入机体的数量以及在体液或靶器官中的含量或浓度等。

暴露剂量（exposure dose）又称外剂量（external dose），是指外源化学物与机体（如人、指示生物、生态系统）的暴露剂量。此定义普遍适用于各类暴露，其可以是单次暴露或某浓度一定时间的暴露。在实验情况下，动物的暴露剂量被称为给予剂量或染毒剂量（administered dose）。暴露剂量亦可分为潜在剂量（potential dose）和应用剂量（applied dose），前者指机体实际摄入、吸入或应用于皮肤的外源化学物的量，后者指直接与机体的吸收屏障接触后可供吸收的量。

吸收剂量（absorbed dose）又称内剂量（internal dose），是指外源化学物穿过生物屏障或交换边界，吸收进入体内的剂量。

到达剂量（delivered dose）又称靶剂量（target dose）或生物有效剂量（biologically effective dose），是指机体吸收后到达靶部位（如组织、细胞）的可与特定器官或细胞交互作用的外源化学物和/或其代谢产物的剂量。

化学物对机体的损害作用的性质和强度，取决于其在靶器官中的剂量。通常暴露或摄入剂量越大，靶器官内的剂量也越大。故常以暴露剂量来衡量，暴露剂量以单位体重暴露外源化学物的量（如 mg/kg BW）或环境中浓度（如空气中 mg/m^3 或水中 mg/L）来表示。

二、暴露特征

暴露特征是决定外源化学物对机体损害作用的另一个重要因素，暴露特征包括暴露途径和暴露时间及暴露频率。

在毒理学中，机体最常见的暴露途径为经口、吸入和经皮，其他途径有各种注射方式。暴露期限和暴露频率均影响外源化学物对机体毒作用的性质和程度。毒理学动物试验按染毒期限一般分为四个阶段：急性、亚急性、亚慢性和慢性毒性试验。急性毒性试验指 24h 内一次或多次染毒的过程；亚急性毒性试验指在 1 个月或短于 1 个月的重复染毒过程；亚慢性毒性试验指在 1 个月至 3 个月的重复染毒过程；慢性毒性试验指 3 个月以上的重复染毒过程。亚急性、亚慢性和慢性毒性试验统称为重复染毒试验（repeated-dose experiment）。暴露频率是重复染毒引起毒作用的关键。一种外源化合物一次染毒可以引起严重的毒作用，当染毒总量相同但分次染毒时可能不引起毒作用。

三、剂量-反应关系和剂量-效应关系

（一）效应和反应、剂量-效应关系和剂量-反应关系

在毒理学研究中根据所测定的有害作用的生物学和统计学的特点，将终点分为效应和反应两类。

效应（effect）是量反应（gradual response），表示暴露一定剂量外源化学物后所造成的个体、器官或组织的生物学改变。一般表示化学物质在个体中引起的毒效应的强度变化，此变化的程度用计量单位表示。

反应（response）是质反应（quantal response），指暴露某一化学物的群体中出现某种效应的个体在群体中所占比例。一般以百分率或比值表示，如致死率、疾病发生率等。其观察结果只能以“有”或“无”、“异常”或“正常”等计数资料来表示。

剂量-效应关系（dose-effect relationship）或剂量-反应关系（dose-response relationship）均是毒理学的重要概念。随着外源化学物的剂量增加，对机体的毒效应程度的增加，或出现某种效应的个体在群体中所占比例增加。以剂量为横坐标，表示效应强度的计量单位或表示反应的百分率或比值为纵坐标，绘制散点图，可得出剂量-效应曲线和剂量-反应曲线。

（二）量反应和剂量-效应曲线

在游离器官/组织和完整动物均可观察到量反应，但实际两者存在差别。对游离器官/组织量反应的分析和描述远比完整动物简单，这是因为游离器官/组织缺乏多种整体干预机制，如在整体动物的神经和内分泌调节及转运机制。

1. 游离器官/组织中的量反应

（1）受体和受体理论　受体（receptor）是指能够与配体（ligand）或激动剂高度选择性结合并随之发生特异性效应的生物大分子或生物大分子复合物。受体具备的特征主要有：饱和性、特异性、可逆性、高亲和力、结构专一性、立体选择性、区域性分布、亚细胞或分子特征、配体结合试验资料与药理活性的相关性、生物体存在内源性配体。

大多数药物在机体内和特异性受体相互作用，进而改变细胞的生理生化功能，从而产生效应。根据受体的定位，其大致分为三类：

① 细胞膜受体　位于靶细胞膜上，如胆碱受体、肾上腺素受体、多巴胺受体、阿片（内阿片肽）受体、组胺受体及胰岛素受体等；

② 胞浆受体　位于靶细胞的胞浆内，如肾上腺皮质激素受体、性激素受体等；

③ 胞核受体　位于靶细胞的细胞核内，如甲状腺素受体存在于胞浆内或细胞核内。

机体内的神经递质、激素、调质及其他信使物质作为内源性配体与其相应受体结合（如图 1-1），经过：①配体跨膜调节胞浆基因表达；②激活跨膜的酪氨酸蛋白激酶；③配体闸门离子通道；④激活/抑制腺苷酸环化酶；⑤调节离子通道；⑥激活钙和肌醇磷脂代谢；⑦激活鸟苷酸环化酶等多种信号转导途径产生了复杂的生理调节。

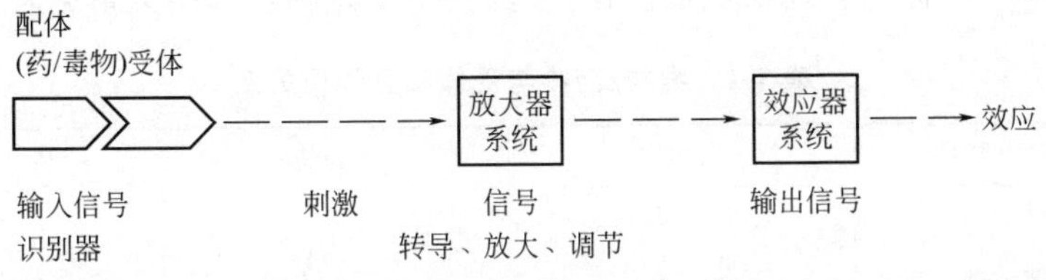

图 1-1　配体与受体的效应过程

（2）受体的激动剂和拮抗剂　激动剂（agonist）亦称完全激动剂（full agonist），其亲和力和内在活性较大，能与受体结合产生最大效应 E_{max}。部分激动剂（partial agonist）具有一定的亲和力，但内在活性较低，与受体结合后产生的效应较弱。即使浓度增加，也不能达到完全激动剂的最大效应，却因占据受体而能拮抗激动剂的部分生理效应。

（3）竞争性拮抗剂　拮抗剂（antagonist）和激动剂对受体都有亲和力，且均能与受体结合。激动剂有较高的内在活性，可引起生物效应，而拮抗剂的内在活性，结合并不能产生生物效应，而且不能使激动剂与受体结合发挥生物效应。拮抗剂与激动剂相互竞争相同受体，称竞争性拮抗剂（competitive antagonist），其拮抗作用是可逆的。与激动剂合用时的效应取决于两者的浓度和亲和力。

（4）非竞争性拮抗剂　拮抗剂 b 与激动剂 a 虽不争夺相同的受体，但它与受体结合后可阻碍激动剂与特异性受体的结合，即使不断提高 a 药的浓度，也不能达到单独使用 a 药时的最大效应，这种拮抗剂称非竞争性拮抗剂（non-competitive antagonist）。与受体发生不可逆结合的药物也有类似情况。非竞争性拮抗剂 c 可使激动剂 a 的 K_D不变、斜率和最大效应 E_{max}降低，见图 1-2。

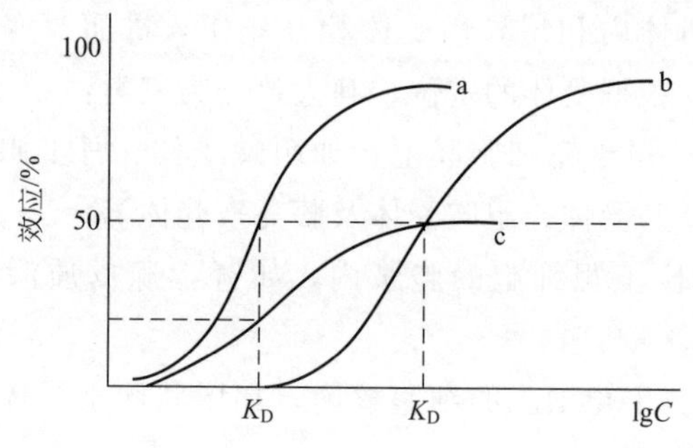

图 1-2　非竞争性拮抗作用

（5）化学性拮抗剂与功能性拮抗剂　化学性拮抗剂与激动剂结合，并使激动剂灭活。功能性拮抗剂本身是另一种受体系统的激动剂，此受体系统引起与激动剂相反效应。如果激动剂和功能性拮抗剂在同一细胞中起作用，严格意义上为功能性拮抗剂。如果激动剂和功能性拮抗剂作用于不同细胞或不同器官系统，引起相反的效应，则称为生理拮抗剂。毒物/药物与受体相互作用关系见表 1-1。

表 1-1　毒物/药物与受体相互作用关系

药物/毒物类型	亲和力	复合物	内在活性
激动剂	$K_1>K_2$	+	K_3较大
部分激动剂	$K_1>K_2$	+	K_3较小
拮抗剂	$K_1>K_2$	+	$K_3=0$
无活性	$K_1<K_2$	—	—

2. 在整体动物中的量反应

为了检测化学物的毒性，必需集中研究在人、动物或其他的整体生物中，暴露于毒物后实际发生什么效应。很多类型效应能被表示为量反应，例如在生长速率（体重），器官重量的改变，血压和葡萄糖水平的上升或下降。不同外源化学物在不同条件下，所引起的效应类型不同，剂量-效应关系曲线一般可呈现上升或下降的不同类型的曲线，呈双曲线型、直线型或S形曲线等多种形状。如苯可使血液中白细胞数减少，即为下降的曲线。

在健康动物中，化学物的干扰一般由特别的控制机制被保持在内稳态的限度内，化学物的干扰将尽可能被补偿。因此，只有当化学物暴露超过某阈剂量（threshold）时，测定的参数才偏离正常。在慢性或长期暴露于低剂量，机体的补偿机制有机会起作用，然而一旦阈值被超过就可能发生毒效应。在整体动物中剂量效应关系是复杂的，难以给出通用的数学模型。

量反应能在单个个体被测量，但更可靠的结果是每个剂量利用一组个体，剂量-效应关系包括不同的剂量组效应的均值和标准差。从剂量-效应关系确定受试物的未观察到有害作用水平（NOAEL）和观察到有害作用最低水平（LOAEL）。

（三）质反应和剂量-反应曲线

剂量-反应曲线反映了人体或实验动物对外源化学物毒作用易感性的分布。如果人体或实验动物对外源化学物易感性完全相同，则在某一个剂量（TD，即中毒剂量）全部个体都会发生相同的毒作用（图 1-3 中 1A），剂量-反应曲线应该成为图 1-3 中 2A 的形状。通常剂量-反应关系曲线的基本类型是 S 形曲线。S 形曲线反映个体对外源化学物毒作用易感性的不一致性（图 1-3 中 2B），少数个体对此外源化学物特别易感或特别不易感，整个群体对此外源化学物的易感性成正态分布。S 形剂量-反应曲线的特点是：在低剂量范围内随着剂量增加，其反应增加较为缓慢，然后剂量较高时，反应也随之急速增加，但当剂量继续增加时，反应强度增加又趋向缓慢。曲线开始平缓，继而陡峭，然后又趋平缓，成为 S 形。曲线的中间部分，即反应率 50%左右，其斜率最大，剂量略有变动，反应即有较大增减。根据所用指标不同可分别称为半数有效剂量 ED_{50}，半数中毒剂量 TD_{50} 和半数致死量 LD_{50}。实际上更为常见的剂量-反应曲线是非对称 S-状曲线。非对称 S-形曲线两端不对称，一端较长，另一端较短（图 1-3 中 2C）。非对称 S 形曲线反映个体对此外源化学物的毒作用易感性呈偏态分布。

（四）毒物兴奋效应

2003 年，Calabrese 等发表在 *Nature* 的文章“Toxicology rethinks its central belief”中讨论毒物兴奋效应（hormesis），他们认为管理部门所应用的毒性预测方法是基于一种错误的模型，这引起毒理学界对毒物兴奋效应的重视。Calabrese 等认为剂量-反应关系既非阈值模型，又非线性模型，其基本形式应该是 U 形。U 形曲线通常被称为毒物兴奋性剂量-反应关系曲线，即在低剂量条件下表现为适当的刺激（兴奋）反应，而在高剂量条件下表现为抑制作用。这种刺激作用通常是在最初的抑制性反应之后，表现为对动态平衡破坏后的一种适度补偿。根据检测终点不同，毒物兴奋性的剂量-反应关系可以是倒 U 形或 J 形，生长情况（如多种有毒金属、除草剂和射线在低剂量条件下对植物生长状况的影响）或存活情况（如 γ 射线在低剂量条件下对啮齿动物寿命的影响）的终点通

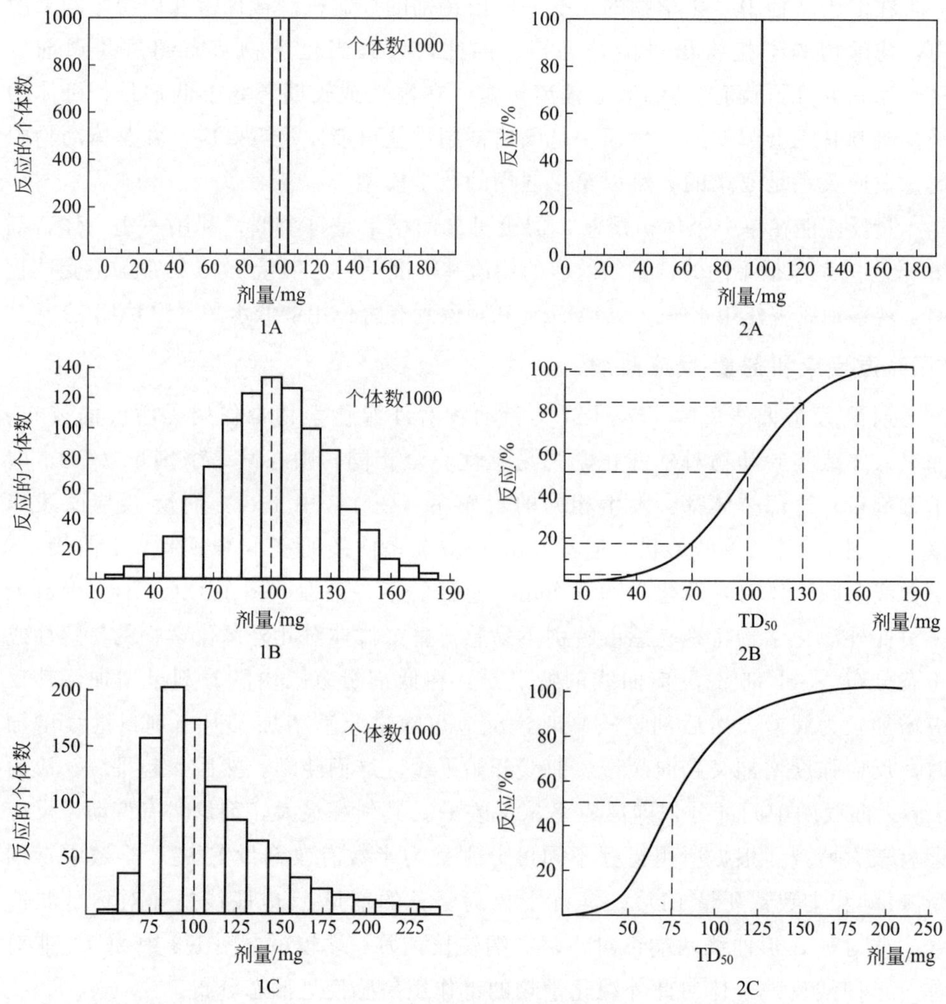

图 1-3 剂量-反应曲线

常为U形；发病率（如突变、畸变、癌症）终点通常为J形。已有众多研究文献指出毒物兴奋效应是一种确实存在的实验现象，但长久以来毒理学研究受传统的剂量-反应关系影响，关注阈值模型和线性模型，而忽略了毒物兴奋效应模型。

目前有关毒物兴奋效应的作用机制已有几种假设：①机体为抵抗外来刺激所产生的应激调节机制，在生理学上是一种非特异性反应，涉及机体的多个系统。当机体在维持动态平衡时应激过度就会出现兴奋效应。②酶或受体结合位点的饱和，使得不同剂量的同一物质表现出完全不同的效应。③在低剂量和必需微量元素以及氟和砷等物质本身就有多种作用方式，其具体效应取决于剂量。大多数学者认为第一种假设较为合理，可以揭示毒物兴奋效应的普遍性和非特异性，但仍不能从生理学和病理生理学上阐明这种反应机制。毒物兴奋效应的提出和研究将会影响毒理学实验设计和观察、动物模型的选择和危险度评定和管理等多个方面。为此，美国政府机构、企业和学术团体曾在 1990 年成立了一个专门组织（www. belleonline. com）以关注低浓度暴露的生物效应（biological effects of low level exposure，BELLE）。

（五）时间因素

在毒理学中，时间因素可涉及两个方面。

（1）发生效应前的时间　在单次给予剂量后，经分布在靶器官达到有效浓度的时间；在长期暴露期间，经蓄积在靶器官达到有效浓度的时间；导致最终病理损害的效应蓄积（例如，原发性生化损害）所需的时间。

（2）效应持续的时间　机体产生毒效应与受试物暴露剂量和暴露时间有关，故应全面研究剂量-时间-反应（效应）之间的关系。对暴露剂量、暴露时间和毒效应关系的探讨、数学模拟和外推，是毒效学研究的主要任务。

（六）毒性参数

在实验动物体内试验得到的毒性参数可分为两类：一类为毒性上限参数，是在急性毒性试验中以死亡为终点的各项毒性参数。另一类为毒性下限参数，即有害作用阈剂量及最大无有害作用剂量，可以通过急性、亚急性、亚慢性和慢性毒性试验得到。毒性参数的测定是毒理学试验剂量-效应关系和剂量-反应关系研究的重要内容。

1. 致死剂量或浓度

致死剂量或浓度：指在急性毒性试验中外源化学物使受试实验动物引起死亡的剂量或浓度，通常按照引起动物不同死亡率所需的剂量来表示。

（1）绝对致死剂量或浓度（LD_{100}或 LC_{100}）　绝对致死剂量或浓度（LD_{100}或 LC_{100}）指引起一组受试实验动物全部死亡的最低剂量或浓度。由于一个群体中，不同个体之间对外源化学物的耐受性存在差异，个别个体耐受性过高，并因此造成 100％死亡的剂量显著增加。所以表示一种外源化学物的毒性高低或对不同外源化学物的毒性进行比较时，一般不用绝对致死量（LD_{100}），而采用半数致死量（LD_{50}）。LD_{50}较少受个体耐受程度差异的影响，较为准确。

（2）半数致死剂量或浓度（LD_{50}或 LC_{50}）　半数致死剂量或浓度（LD_{50}或 LC_{50}）指引起一组受试实验动物半数死亡的剂量或浓度。它是一个经过统计处理计算得到的数值，表示急性毒性的大小。LD_{50}数值越大，表示外源化学物的毒性越低，反之 LD_{50}数值越小，则毒性越高。与 LD_{50}概念相似的毒性参数，还有半数致死浓度（LC_{50}），即能使一组实验动物在经呼吸道暴露外源化学物一定时间（一般固定为 2h 或 4h）后，死亡 50％所需的浓度（mg/m^3）。环境毒理学中，还有半数耐受限量（median tolerance limit，TLm）用于表示一种外源化学物对某种水生生物的急性毒性，即一群水生生物（例如鱼类）中50%个体在一定时间（48h）内可以耐受（不死亡）的某种外源化学物在水中的浓度（mg/L），一般用TLm48表示。

（3）最小致死剂量或浓度（MLD，LD_{01}或MLC，LC_{01}） 最小致死剂量或浓度（MLD，LD_{01}或MLC，LC_{01}）指一组受试实验动物中，仅引起个别动物死亡的最小剂量或浓度。

（4）最大非致死剂量或浓度（LD_0或LC_0） 最大非致死剂量或浓度（LD_0或LC_0）指一组受试实验动物中，不引起动物死亡的最大剂量或浓度。曾用MTD（最大耐受剂量）表示急性毒性试验的最大非致死剂量或浓度，目前MTD仅用于亚慢性和慢性急性毒性试验实验设计剂量。

2. 观察到有害作用最低水平

观察到有害作用最低水平（lowest observed adverse effect level，LOAEL）：在规定的暴露条件下，通过实验和观察，一种物质引起机体（人或实验动物）形态、功能、生长、发育或寿命某种有害改变的最低剂量或浓度，此种有害改变与同一物种、品系的正常（对照）机体是可以区别的。LOAEL是通过实验和观察得到的，是有害作用，具有统计学意义和生物学意义。

3. 未观察到有害作用水平

未观察到有害作用水平（no observed adverse effect level，NOAEL）：在规定的暴露条件下，通过实验和观察，一种外源化学物不引起机体（人或实验动物）的形态、功能、生长、发育或寿命可检测到的有害改变的最高剂量或浓度。机体（人或实验动物）在形态、功能、生长、发育或寿命改变可能检测到，但被判断为非损害作用。

在具体的实验研究中，比NOAEL高一个剂量组的实验剂量就是LOAEL。应用不同物种品系的动物、暴露时间、染毒方法和指标观察有害效应，可得出不同的LOAEL和NOAEL。在利用NOAEL或LOAEL时应说明测定的是何种效应、何种群体、何种染毒途径、研究期限。同理，急性、亚急性、亚慢性和慢性毒性试验都可分别得到各自的LOAEL或NOAEL。因此在讨论LOAEL或NOAEL时应说明具体条件，并注意该LOAEL有害作用的严重程度。LOAEL或NOAEL是评价外源化学物毒作用与制订安全限值的重要依据，具有重要的理论和实践意义。

4. 观察到作用最低水平

观察到作用最低水平（lowest observed effect level，LOEL）：在规定的暴露条件下，通过实验和观察，与适当的对照机体比较，一种物质引起机体某种作用非有害作用（如治疗作用）的最低剂量或浓度。

5. 未观察到作用水平

未观察到作用水平（no observed effect level，NOEL）：在规定的暴露条件下，通过实验和观察，与适当的对照机体比较，一种物质不引起机体任何作用（有害作用或非有害作用）的最高剂量或浓度。

6. 阈值

阈值（threshold）：为一种物质使机体（人或实验动物）开始发生效应的剂量或浓度，即低于阈值时效应不发生，而达到阈值时效应将发生。一种化学物对每种效应（有害作用和非有害作用）都可分别有一个阈值。对某种效应，对易感性不同的个体可有不同的阈值。同一个体对某种效应的阈值也可随时间而改变。阈值应该在实验确定的 NOEL 和 LOEL 之间。当所关心的效应被认为是有害效应时，就称为 NOAEL 或 LOAEL。有害效应阈值并不是实验中所能确定的，在进行危险性评定时通常用 NOAEL 或 NOEL 作为阈值的近似值，故也必须说明是急性、亚急性、亚慢性和慢性毒性的阈值。

一般认为外源化学物的一般毒性（器官毒性）和致畸作用的剂量-反应关系是有阈值的（非零阈值），而遗传毒性致癌物和性细胞致突变物的剂量-反应关系是否存在阈值尚无定论，通常认为是无阈值（零阈值）。

（七）安全限值

1. 健康指导值

毒理学中，安全限值是指为保护人群健康，对生活和生产环境和各种介质（空气、水、食物、土壤等）中与人群身体健康有关的各种因素（物理、化学和生物）所规定的浓度和暴露时间的限量值。在低于此种浓度和暴露时间内，根据现有的知识，不会观察到任何直接和/或间接的有害作用。也就是说，在低于此种浓度和暴露时间内，对个体或群体健康的危险是可忽略的。安全限值可以是每日容许摄入量（ADI）、可耐受摄入量（TI）、参考剂量（RfD）、参考浓度（RfC）和最高容许浓度（MAC）等。

人类在一定时期内（终生或 24h）摄入某种或某些物质，而不产生可检测到的对健康产生危害的安全限值，称为健康指导值（health-based guidance values，HBGV）。制定健康指导值的前提是，需要通过实验或人群调查资料得到毒性剂量-反应曲线中的起始点（point of departure，POD），如 NOAEL 和基准剂量（benchmark dose，BMD）。鉴于由实验结果外推至人时存在固有的不确定性，因此在利用 POD 计算 HBGV 时需要引入不确定系数（uncertainty factors，Ufs），即 HBGV＝POD/Ufs。通常以 100 倍的不确定系数作为起点，即物种间差异 10 倍，人群内易感性差异 10 倍。当数据不充分时，应进一步增加不确定系数，如以亚慢性研究结果外推到慢性研究、以 LOAEL 代替 NOAEL、数据不完整而需要通过部分判断来弥补等，一般把每种不确定系数的默认值定为 10。这一概念适用于能够引起有阈值的毒作用的物质。

为衡量人群暴露量与安全限值（如 NOAEL）的差距大小，还可以使用安全边际（margin of safety，MOS）和暴露边际（margin of exposure，MOE）的概念，表示为 MOE＝安全限值/人群暴露量。通常情况下，MOE 大于 100 时可以判断为该物质的人体暴露水平不会造成健康危害，但仍需要根据实际情况确定。全边际或暴露边际的概念以人群“暴露量”估计值为中心，定性地反映人群暴露的危险性。安全边际或暴露边际越大，则人群暴露发生健康损害的危险性越小。

对于有毒性阈值的外源化学物，其在剂量低于实验确定的阈值时，可以认为不会引发毒性效应。但对于无阈值的外源化学物，在零以上的任何剂量都存在某种程度的危害风险。因此，对于致癌物和致突变物就不能利用安全限值，因而引入实际安全剂量（virtual safety dose，VSD）的概念。化学致癌物的 VSD，是指低于此剂量能以 99％可信限的水平使超额癌症发生率低于 1×10^{-6}，即 100 万人中癌症超额发生低于 1 人。致癌物的 VSD 可以用多种数学模型或用不确定系数来估算。

2. 毒作用带（毒作用范围）

毒作用带（toxic effect zone）是苏联毒理学家提出的表示化学物质毒作用特点的参数，又分为急性毒作用带与慢性毒作用带。

急性毒作用带（acute toxic effect zone，Z_{ac}）为半数致死剂量与急性阈剂量的比值，表示为：$Z_{ac}=LD_{50}/Lim_{ac}$。Z_{ac} 值小，表明化学物质从产生轻微损害到导致急性死亡的剂量范围窄，引起死亡的危险性大；反之，则说明引起急性中毒死亡的危险性小。

慢性毒作用带（chronic toxic effect zone，Z_{ch}）为急性阈剂量与慢性阈剂量的比值，表示为：$Z_{ch}=Lim_{ac}/Lim_{ch}$。Z_{ch} 值大，表明 Lim_{ac} 与 Lim_{ch} 之间的剂量范围大，由轻微的慢性毒效应到较为明显的急性中毒之间剂量范围宽，易被忽视，故发生慢性中毒的危险性大；反之则说明发生慢性中毒的危险性小。

毒作用带的概念以化学物毒性为中心，反映其毒作用特点，有一定的毒理学意义。阈剂量可以用 NOAEL 代表，称之为毒作用范围（margin of effect，MOT）。$MOT_{ac}=LD_{50}/NOAEL_{ac}$，$MOT_{ch}=NOAEL_{ac}/NOAEL_{ch}$。

3. 强度和效能

对于剂量-效应关系研究，为了比较两种或多种化学物毒作用，可比较强度（potency）和效能（efficacy）。强度是指相等效应时剂量的差别，效能是指效应的差别。以引起的最大效应 E_{max}代表效能的高低。化学物的效能取决于其本身的内在活性和药理作用或毒作用的特点。在剂量-效应曲线中，产生相等效应 $1/2E_{max}$所需剂量或浓度的大小，与化学物或药物的强度成反比。

参考文献

[1] Fan A M, Change L W. Toxicology and Risk Assessment: Principles, Methods, and Applications. New York: Marcel Dekker Inc, 1996: 217-293.

[2] Hayes A W. Principles and methods of toxicology (5th edition). New York: Infoma Healthcare, 2007: 232-282.

[3] IPCS. Principles for Modeling Dose-Response for the risk assessment of chemicals (EHC 239). Geneva: WHO, 2009.

[4] IPCS. Principles and Methods for the Risk Assessment of Chemicals in Food (EHC 240). Geneva: WHO, 2009.

[5] 李寿棋．毒理学原理和方法．第 2 版．成都：四川大学出版社，2003.

[6] 周宗灿．毒理学教程．第 3 版．北京：北京大学医学出版社，2006.

[7] 孙志伟．毒理学基础．第 7 版．北京：人民卫生出版社，2017.

[8] GB 15193. 18—2015 食品安全国家标准健康指导值.

[9] 贾旭东．中国食品卫生杂志，2011，23 (1)：22-25.

第二章
毒性作用机制

机体对外源化学物的处置（disposition）可分为相互关联的四个过程：吸收（absorption）、分布（distribution）、代谢（metabolism）及排泄（excretion），简称为 ADME。外源化学物在体内的 ADME 被称为生物转运（biotransportation）；代谢变化过程（metabolism）称为生物转化（biotransformation）；代谢和排泄统称消除（elimination）。需要提出的是，吸收、分布、生物转化和排泄的过程可能同时发生。

外源化学物对机体的毒性作用通常取决两个因素：一是外源化学物固有毒性和暴露量；二是与 ADME 过程相关的、在靶器官中的化学物原型或其活性代谢物的量。

ADME 过程的研究对于外源化学物有重要的意义。

（1）通过 ADME 研究，得到的化学物和活性代谢物浓度-时间关系及血和组织中的数据，可能用于确定与毒性的发生有关的靶器官或组织的暴露谱。实验动物的毒代动学研究，则有助于理解所观察到的毒理学效应的化学的和生物学的基础，以评估测试化学物对人类的毒效应。

（2）为其他的毒性研究剂量的选择提供有价值的数据。

（3）有助于阐明两种或两种以上的外源化学物联合毒作用机制。多种外源化学物在 ADME 过程中交互作用，能够改变靶器官中外源化学物的浓度或毒性效应。

（4）通过改变外源化学物 ADME 的过程，预防和治疗外源化学物中毒。

在机体对外源化学物的处置过程中，外源化学物在体内的浓度随时间变化的规律，可用数学方程或动力学参数进行描述。毒物动力学（toxicokinetics）是研究机体对外源化学物的作用（ADME）及靶器官中的外源化学物或其活性代谢物的量变规律的学科。

第一节　生物膜与生物转运

一、生物膜

（一）生物膜及其功能

外源化学物吸收、分布及排泄的过程也是化学物通过由生物膜构成的屏障的过程。生物膜（biomembrane）是细胞膜（质膜）和细胞器膜的统称。

生物膜的结构一般被描述为流动镶嵌模型，即主要由流动的脂质双分子层和镶嵌其中的膜蛋白构成。膜蛋白可以是结构蛋白、受体、酶、载体和离子通道等。

生物膜主要功能有三个：①隔离功能，包绕和分隔内环境；②是进行很多重要的生化反应和生命现象的场所；③是内外环境物质交换的屏障。生物膜也是部分外源化学物的毒作用靶点。

（二）外源化学物通过生物膜的方式

化学物通过生物膜的转运方式主要有被动转运，主动转运（active transport）和膜动转运（cytosis）三大类。被动转运包括简单扩散（simple diffusion）、易化扩散（facilitated diffusion）和滤过（filtration）；膜动转运分为胞吞（endocytosis）和胞吐（exocytosis），胞吞对颗粒物称为吞噬（phagocytosis），对液滴称为胞饮（pinocytosis）。

被动转运为顺浓度梯度进行，因此不消耗能量；易化扩散和主动转运由载体介导，可饱和；而主动转运和膜动转运需消耗能量，并可逆浓度梯度而进行。影响转运的主要因素包括：外源化学物本身的结构、分子量大小、脂/水分配系数大小、带电性，及内源性物质的相似性等。

外源化学物主要通过简单扩散的方式经生物膜转运。简单扩散的转运条件是：①膜的两侧存在浓度梯度；②外源化学物具有脂溶性；③外源化学物是非解离状态（在溶液中分解而释放出离子）。解离型化学物的极性大，脂溶性小，难以扩散；而非解离型化学物极性小，脂溶性大，容易跨膜扩散。非解离型的比例，取决于外源化学物的解离常数 pK_a 和体液的 pH。简单扩散方式不消耗能量，不需载体，不受饱和限速与竞争性抑制的影响。

外源化学物的脂溶性（亲脂性）可用脂/水分配系数（lipid/water partition coefficient）表示。脂/水分配系数指一种物质在脂相与水相的分配达到平衡时，其在两相中溶解度的比值。实际上，常常以正辛醇、三氯甲烷或已烷代表脂相。通常外源化学物的脂/水分配系数越大，经膜扩散转运的速率较快；但也有例外情况，如脂/水分配系数极高的外源化学物易留存于膜内，不易通过膜。脂溶性外源化学物更易以被动扩散方式通过生物膜。

二、吸收

吸收（absorption）是外源化学物从接触部位透过生物膜屏障进入血液的过程。吸收过程中的两个要素是吸收量及吸收速率。外源化学物主要通过呼吸道、消化道和皮肤吸收，胃肠道接触的吸收是在食品毒理学中最重要的途径。化学物染毒或药物治疗时，其他接触途径还包括：腹腔注射、静脉注射、肌内注射和皮下注射等。

外源化学物从吸收部位被转运到体循环过程中已开始被消除，即在胃肠道黏膜、肝和肺的首过消除（first-pass elimination）或体循环前消除（pre-systemic elimination）。此过程可减少经体循环到达靶器官组织的外源化学物原形的数量，或可能减轻毒效应的强度和性质。此外，外源化学物在吸收部位引起的消化道黏膜、肝和肺的损伤也与首过消除有关。

与食品毒理学研究密切相关的吸收方式为经消化道吸收，其他吸收方式不在此描述。

胃肠道是外源化学物主要的吸收途径之一。凡由大气、水、土壤进入食物链的外源化学物均可经胃肠道进行吸收，口服或误服的药物、毒物等也可经该途径被吸收。外源化学物在胃肠道中的吸收主要是简单扩散方式。部分物质可通过营养素吸收或内源性化合物的主动转运系统进入血液。少数物质则经滤过、吞噬、胞饮作用被吸收。

整个胃肠道均会对外源化学物产生吸收。口腔和直肠也能吸收部分物质，但是因物质停留在口腔时间较短，直肠表面积较小，故吸收量相对较小。肠道黏膜有绒毛，可增加小肠吸收面积至 200～300m^2，故吸收的主要部位是小肠，其次是胃。影响化学物的吸收速率和量的重要因素是相对分子量、物理状态、价态、稳定性、反应性（化学的和代谢的）及溶解度。消化道中从口腔至胃、肠各段的 pH 相差很大，吸收率的物种差异可能与消化道中 pH 有关。有机酸和有机碱在不同 pH 溶液中的解离度是不同的，故在胃肠道不同部位的吸收有很大差别，如弱酸（苯甲酸）易被胃所吸收；相反，在小肠内（pH＝6）则苯甲酸吸收减少，而弱碱（苯胺）吸收增多；有机酸在胃内（pH＝2）主要呈非解离状态，脂溶性大，主要在胃和十二指肠内吸收，而有机碱在胃内呈解离状态难以吸收，主要在小肠吸收。

除简单扩散外，主动转运是胃肠道吸收的另一重要方式。某些外源性化学物的结构或性质与机体所需营养素或某些内源性化合物相似，故借助于后者的转运系统可进入血液。另外，还有些外源性化学物可通过吞噬和胞饮作用吸收。

三、分布

（一）外源化学物分布的毒理学意义

外源化学物被吸收后，化学物和/或其生物转化产物随血液或淋巴液在体内循环和分配的过程称为分布（distribution）。不同外源化学物在体内各器官组织的分布和到达的速度也不一样。影响外源化学物分布的因素重要是组织器官的血流量，其次是化学物与不同组织的亲和力。外源化学物被吸收后，初始分布阶段主要取决于器官或组织的灌注速率。人体器官组织灌注速率高的包括：肺、肾上腺、肾、甲状腺、肝、心、小肠、脑；灌注速率低的包括：皮肤、骨骼肌、结缔组织、脂肪。随着时间延长，分布受到外源化学物经膜扩散速率和器官组织亲和力的影响，发生外源化学物的再分布（redistribution）。如食物中外源化学物中含有的铅被人体吸收后，最初分布于红细胞、肝、肾等软组织，而一个月后，体内的铅大约有90%被转移到骨骼，并长期沉积。

某些外源化学物因不易通过细胞膜使其在体内分布受到限制，仅存在于血液中；而有些外源化学物可快速通过细胞膜在全身分布；部分外源化学物因蛋白质结合、主动转运或高度脂溶性，可在机体的某些部位蓄积。

（二）外源化学物在组织中的贮存

外源化学物的吸收速度超过代谢与排泄的速度，以相对较高的浓度富集于某些组织器官的现象称为蓄积（accumulation）。外源化学物蓄积的部位可被认为是贮存库（storage depot）。贮存库中的外源化学物与其在血浆中的游离型可保持动态平衡。当外源化学物经生物转化或机体排泄消除时，贮存库便会释放更多进入血液循环补充。故有蓄积的外源化学物可具有较长的生物半减期。

外源化学物在体内的贮存具有两重意义：其一是在急性中毒过程中具有保护作用，可以减少在靶器官中的外源化学物的量。另一方面是贮存库中外源化学物与血浆中游离型外源化学物之间存在平衡。当血浆中游离型外源化学物被消除后（如通过生物转化和排泄），贮存库中的外源化学物会释放进入血液循环，成为血液中游离型外源化学物的源头，使其在机体的作用时间延长，可能引起毒性反应。故贮存库是慢性毒性作用发生的物质基础。

1. 血浆蛋白质作为贮存库

血浆中各种蛋白质均有结合外源化学物的功能，白蛋白的结合量最高。其可与血液中呈离子态的酸性、碱性及中性物质结合。不同的外源化学物与血浆蛋白质结合的量不同。其他可与外源化学物结合的血浆蛋白包括：转铁蛋白（一种β-球蛋白）能与铁结合、铜蓝白蛋可与铜结合，α-脂蛋白和β-脂蛋白可与多种脂溶性物质结合。结合型外源化学物由于分子量增大，不能跨膜转运，暂无生物效应，亦不被代谢排泄，可延缓消除过程和延长外源化学物的毒作用。故也有认为血浆蛋白是暂时贮存库。外源化学物与血浆蛋白结合可降低血游离型外源化学物浓度，此可能增加胃肠道或肾小管与血液的浓度梯度，增加从胃肠道或肾小管向血液的扩散。

外源化学物与血浆蛋白的结合是可逆的也是暂时的。其与血浆中游离型外源化学物之间形成动态平衡。游离型外源化学物转运到靶部位产生毒作用，游离型外源化学物浓度与毒作用强度相关。当游离型外源化学物被分布到其他组织和器官、或被排除到体外时，血浆的浓度降低，结合性毒物会与血浆蛋白分离成为游离型。另外，当 pH 值、离子强度和温度改变时，也会影响外源化学物与血浆蛋白的结合。不同的外源化学物与血浆蛋白的结合是有竞争性的，结合力更强的外源化学物可取代已被结合的外源化学物，使之成为游离态而发挥毒性。例如 DDE（DDT 的代谢产物）能将与白蛋白结合的胆红素竞争性置换，使其在血中游离型增多出现黄疸。

2. 肝和肾作为贮存库

肝脏和肾脏具有与多种外源化学物结合的能力，主要源于组织细胞中含有某些特殊的结合蛋白。如肝细胞中的有机阴离子转运多肽（organic-anion transporting peptides，OATP）能与多种有机酸结合；肝、肾中还有一种巯基含量很高的可诱导的金属硫蛋白（metallothionein，MT），能与镉、汞、锌及铅结合。肝、肾既是一些外源化学物贮存的场所，又是体内有外源化学物质转化和排泄的重要器官。

3. 脂肪组织作为贮存库

脂溶性有机物易于分布和蓄积在脂肪组织中，如有机氯农药（氯丹、DDT、六六六）、多氯联苯、多溴联苯和二噁英（TCDD）等。外源化学物在脂肪中的贮存可降低其在靶器官中的浓度对机体有一定保护作用。肥胖者体脂可达其体重的 50%，占消瘦者体重的 20%，因此对脂溶性毒物的耐受力较强。但当脂肪迅速动用时，可使血中浓度突然增高而引起中毒。

4. 骨骼组织作为贮存库

骨骼组织中的某些成分与一些外源化学物具有特殊亲和力，故这些物质在骨骼中的浓度较高，如氟离子可替代羟基磷灰石晶格基质中的 OH^-，使骨氟含量增加，而铅和锶则替代了骨质中的钙而贮存在骨中。外源化学物在骨中的沉积和贮存是否有损害作用，取决于外源化学物的性质，如铅对骨并无毒性，但骨氟增加可引起氟骨症，放射性锶可致骨肉瘤及其他肿痛，故骨骼也是氟和锶的靶组织。此外，外源化学物与骨骼组织的结合是可逆的，可通过晶体表面的离子交换和破骨活动从骨骼组织中释放到血液，使血浆浓度增加。

（三）影响分布的特殊屏障

屏障是阻止或减少外源化学物由血液进入某种组织器官的生理保护机制。较为重要的屏障包括：位于脑部的血脑屏障和血脑脊液屏障，位于母体和胎儿血液循环之间的胎盘屏障等，它们对于保护中枢神经系统和胎儿免受毒物损害具有一定作用，但是这些屏障不能有效阻断亲脂性物质的转运。

1. 血脑屏障和血脑脊液屏障

血-脑屏障（blood-brain barrier）主要由脑内毛细血管内皮细胞构成。这些细胞之间的结合紧密，可有效阻止极性物质通过。毛细血管的内皮细胞具有P-gp、Bcrp、Mrp等转运蛋白，可将阴离子、阳离子、中性分子（包括一些脂溶性物质）和结合反应产物等转运回到血液中。脑内毛细血管大部分被星形胶质细胞的终足所包围，它们既可维持屏障完整性，还可分泌某些化学因子以调节毛细血管内皮细胞的渗透性。因此，只有那些既具有脂溶性、又非转运蛋白底物的化学毒物才有可能进入脑内。

血-脑脊液屏障（blood-cerebral spinal fluid barrier）位于循环血液与脑脊液之间，由脉络丛、蛛网膜和脑室周围部分区域构成。屏障的主要成分是位于脑脊液侧的内皮细胞，它们具有紧密连接和主动转运系统，可防止外源化学物的透过。另外，脑脊液中的蛋白质含量较低，可限制水溶性分子通过与蛋白结合的方式经旁细胞途径转运。位于脉络丛的转运蛋白，如P-gp、Mrp、Oatp、Oat、Oct、Pept等对于调控脑脊液中外源化学物的浓度起着重要作用。

与机体其他部位的转运类似，只有在血液中处于游离型的化学毒物才能在脑中分布并达到动态平衡。此时，化学毒物的脂溶性和解离度决定其通过脑部屏障的转运速度。一般情况，增加脂溶性可以加快化学毒物进入中枢神经系统的速度，而解离则会降低其速度。如无机汞难以进入脑组织，而甲基汞则可通过脑部屏障，造成中枢神经系统损伤。

2. 胎盘屏障

胎盘屏障（placental barrier）通常脂溶性外源化学物经被动扩散通过胎盘。脂溶性越高，则达到母体-胚胎平衡越迅速。胚胎中不同组织的外源化学物浓度则取决取胚胎组织浓集该外源化学物的能力。例如，在胚胎的脑中可以见到较高浓度的铅和二甲基汞，这是因为胚胎的血脑屏障未发育完全。母体和胚胎的组织成分的差别是胎盘屏障的另一个原因。例如，胚胎几乎没有脂肪，因此对于高度脂溶性物质（如TCDD）无蓄积作用，而母体则相反。胎盘屏障是由在母体与胎体血液循环之间的一层或多层细胞构成。胎盘的细胞层数随动物物种不同和不同妊娠阶段而各异。最多的有6层，称为上皮绒膜胎盘，如猪、马、驴；羊、牛为5层细胞，称为联合绒膜胎盘；猫、狗为4层细胞，称为内皮绒膜胎盘；人、猴为3层，称血绒膜胎盘；大鼠、豚鼠仅有1层细胞，称为血内皮胎盘。家兔在妊娠初期有6层细胞，到妊娠末期时仅有1层。目前尚未确定胎盘层数和其通透性的关系，但一般认为细胞层数越少，通透性越强。胎盘屏障的作用有限，药物、农药和重金属、有机溶剂等多种外源化学物均可经过胎盘转运至胎儿体内。

大部分外源化学物通过简单扩散穿过胎盘屏障。但一些与内源性嘌呤和嘧啶结构类似的抗代谢物，是靠主动转运在母体和胎体循环间转运的生理物质。胎盘具有主动转运能力，可防止某些外源化学物质到达胎体。胎体不同组织中外源化学物的浓度取决于胎体组织富集外源化学物的能力。例如，山羊胎体血浆中苯妥英的浓度是母体的一半，是因血浆蛋白浓度和血浆蛋白对苯妥英的亲和力不同所致。此外，某些器官如新生儿和胎体的肝脏对某些外源化学物无富集作用，因此在胎体肝脏中浓度较低。相反，由于胎体的血脑屏障发育不完善，某些化学物如铅和二甲基汞在胎体脑中有较高的浓度。

3. 其他屏障

血-眼屏障、血-睾屏障等可以保护这些器官减少或避免受到外来外源化学物的损害。在性腺，由于有多层细胞将生殖细胞与毛细血管分隔开，故可以阻止水溶性外源化学物进入生殖细胞，如卵母细胞为粒层细胞包绕，精原细胞由支持细胞和血-睾屏障的其他成分所包绕。

四、排泄

排泄（excretion）是外源化学物和/或其代谢物从身体被移出的过程。化学物的排泄途径主要为经肾脏由尿排泄、经肝由胆汁排泄至粪便中。其他的还有肺脏（呼气）、皮肤（汗、皮脂）、乳汁、唾液和泪液等。排泄器官也有可能是外源化学物的靶器官。

（一）经肾脏（尿）排泄

肾脏是排泄外来外源化学物最重要的，也是最有效率的排泄器官。涉及肾小球的被动滤过、肾小管的重吸收和主动分泌。

1. 肾小球滤过

肾小球的毛细管膜孔较大（约 7～10nm）并有滤过压，因此除与大分子蛋白结合的外源化学物外，分子量＜60kDa 的外源化学物分子几乎都能通过肾小球滤过，达到肾小管。与血浆蛋白质可逆结合的外源化学物将不会被滤过。除非他们在肾脏小管中被主动分泌，高度蛋白质结合化学物的消除率将较慢于蛋白质结合度低的化学物。

2. 肾小管重吸收

进入肾小管腔的化学毒物的去路有两条途径：随尿液排出体外或被肾小管重吸收。肾小球滤液中含的重要的机体内源性化学物（如葡萄糖、氨基酸）由载体转运方式被重吸收。脂/水分配系数高的化学毒物可通过简单扩散的方式进入肾小管上皮细胞并被重新吸收入血。而水溶性高的化学毒物则随尿液排泄。脂溶性外源化学物的浓度增高，可经被动扩散从肾小管回到血液中。弱酸、弱碱性物质取决于尿液的 pH 值。因此，尿呈酸性时有利于碱性外源化学物的解离和排出，尿呈碱性时则酸性外源化学物较易排出。如苯巴比妥中毒时可服用碳酸氢钠使尿呈碱性而促进排泄。

因为大约 70%～90%的肾小球滤液在近侧曲管中被再吸收，故可导致外源化学物和/或他们的代谢物在近侧端曲管细胞蓄积而产生曲管损害。肾近曲小管可重吸收经肾小球滤过的小分子量的血浆蛋白。如果外源化学物和这些小分子量的蛋白质结合，就可以被带到近曲小管细胞从而引起毒性。

3. 肾小管分泌

外源化学物也可通过主动转运被分泌到肾小管腔内，经尿液排出体外，或被重吸收。肾脏有多种转运体家族，如有机阴离子转运体（oat）家族，定位于近曲小管的底侧膜上。这个家族在肾吸收有机酸（如 *p*-氨基马尿酸盐）中发挥作用。有机阳离子转运（oct）家族在肾吸收某些阳离子中发挥作用。一旦外源化学物由血液转运进入肾小管细胞，便会通过多药耐受蛋白（mdr 蛋白）和多耐受药物蛋白（mrp 蛋白）排入肾小管管腔。相反，重吸收时，有机阳离子转运体（octn2）和多肽转运体（pep2）从肾小管腔中将化学物质转运至肾小管，再由多耐受药物蛋白（mrp 蛋白）将其输送回血液重吸收。

经肾清除的物种差异可能由于物种间的尿液 pH 差异，常导致弱有机酸/碱经肾脏排泄的差异；由于血浆蛋白质结合差异，经肾小球滤过的化学物也可有肾清除的差异。物种差异也可由肾主动分泌的差异引起。

（二）粪便排泄

粪便排泄是外源化学物从机体排出体外的另一个主要途径。化学物质的粪便排泄是一个复杂的过程，目前相关研究尚不如肾脏排泄清楚。通过粪便排泄的外源化学物来自外源化学物未吸收的部分、胆汁、肠内排泄、肠道菌群。

1. 未吸收的外源化学物

由粪便排泄外源化学物大部分是外源化学物未被吸收的部分，化学物质与未被消化的食物混合，随粪便排泄。

2. 胆汁排泄

经胆汁途径排泄可能是外源化学物及其代谢物经粪便排泄的重要途径。外源化学物主要以特殊转运方式进入胆汁。胆汁排泄可看作为经尿排泄的补充途径，但尚不清楚是哪些因素决定了外源化学物究竟排入胆汁还是尿液。经胆汁排泄的外源化学物分子量存在物种差异。低分子量的分子较少从胆汁排出，分子量大于 325Da 的物质或其结合物可从胆汁排出相当数量，如谷胱甘肽和葡萄糖醛酸结合物主要经胆汁排出。

外源化学物及其代谢物由胆汁进入肠道。一部分可随粪便排出，一部分由于肠液或细菌的酶催化，增加其脂溶性而被肠道重吸收，重新返回肝脏，形成肠肝循环（enterohepatic circulation），致使外源化学物从肠道排泄的速度显著减慢，生物半减期延长，毒作用持续时间延长。例如甲基汞主要通过胆汁从肠道排出，由于肠肝循环，使其生物半减期平均达70d。临床上给予甲基汞中毒患者服巯基树脂，此树脂可与汞化物结合以阻止其重吸收，促进其肠道排出。

3. 肠内排泄

粪便中的许多化学物质可经被动扩散从血液直接转运到小肠内，也可在小肠黏膜经生物转化后排入肠腔。某些情况下，小肠细胞的快速脱落可能使某些化学物经粪便排泄。肠内排泄是一个相对缓慢的过程，仅对于那些生物转化速率低和/或肾或胆汁清除量少的化学物，肠内排泄才成为主要排泄途径。在大肠中存在有机酸/碱的主动分泌。

4. 肠壁和菌群

肠道菌群在经粪便排泄中起重要的作用。估计占粪便干重的30%～42%的物质来源于细菌。外源化学物口服后未吸收部分及胆汁或肠壁通过膜渗透的部分可被这些肠道微生物代谢。在许多情况下，粪便中的外源化学物是来自于细菌的生物转化。

（三）经肺（呼气）排泄和其他排泄途径

体温下以气相存在的物质主要通过肺经简单扩散方式排出。因挥发性液体与其气相在肺泡处于动态平衡，它们也可通过肺排泄。液体通过肺排泄的量与其气体分压成正比。肺排泄的排出速度一般与其吸收速度成反比。在血液中溶解性低的气体如乙烯经肺快速排泄，而在血液中有更高溶解性的三氯甲烷经肺排泄速度则非常慢。在血液中，溶解度低的气体的排出速度是灌注限制的，而在血液中高溶解度的气体的排出速度是通气限制的。

外源化学物还能够以简单扩散的方式“排泄”到乳汁中。脂溶性物质及弱碱性化学物容易在乳汁中浓集。通过哺乳可能使乳儿接触外源化学物及其代谢产物，因此经乳汁的排泄在毒理学上也有重要意义。此外，有些外源化学物可通过汗腺、唾液及毛发排泄。所有的分泌过程都具有排泄化学物质的能力。

第二节　生物转化

生物转化是外源化学物在体内经酶或非酶促反应引起化学结构改变的过程。

外源化学物原形经过生物转化转变成代谢产物，体内外源化学物原形的量随时间降低，而代谢产物的量增加。从毒效学来说，经过生物转化引起外源化学物化学结构改变，导致化学反应性改变，毒性降低（解毒）或毒性增加（活化），毒效应是否发生将取决于在活化作用和解毒作用之间的代谢途径竞争的相对平衡。

机体对外源化学物的生物转化作用，应从两个角度来研究：①从生物体的角度，研究参与外源化学物的代谢酶，其作用机制、变异和影响因素等；②从外源化学物的角度，研究外源化学物的代谢途径和产物。

一、生物转化和毒物代谢酶

（一）生物转化的意义

外源化学物的生物转化通常依赖代谢酶的催化反应，一般分为两类：Ⅰ相反应（phase Ⅰ biotransformation）和Ⅱ相反应（phase Ⅱ biotransformation）。Ⅰ相反应包括：水解反应、还原反应和氧化反应，这些反应涉及暴露或引入一个功能基团，如—OH，$—NH_2$、—SH 或—COOH，通常仅导致水溶性少量的增加。Ⅱ相反应包括：葡萄糖醛酸结合、硫酸结合、乙酰化作用、甲基化作用、与谷胱甘肽结合，以及与氨基酸结合，如甘氨酸、牛磺酸和谷氨酸。

生物转化的结果通常为：①生物半减期降低；②暴露期缩短；③避免化学物在体内蓄积；④生物活性改变，即代谢活化（metabolic activation）或代谢解毒；⑤可能影响生物活性作用期长短。

代谢解毒：化学物(毒性)⟶ 中间产物(低毒性或无毒性)⟶ 产物(无毒性)

代谢活化：化学物(无毒性)⟶ 中间产物(毒性)⟶ 产物(无毒性)

经代谢活化生成的活性代谢产物可以分为 4 类：①生成亲电子剂，最为常见，关于苯并［*a*］芘和 2-乙酰氨基芴的代谢活化；②生成自由基，如百草枯、硝化呋喃妥英经催化还原，四氯化碳还原脱卤，醌经单电子还原，生成自由基等；③生成亲核剂，少见，如苦杏仁苷经肠菌群酶催化生成氰化物，二卤甲烷经氧化脱卤生成一氧化碳；④生成氧化还原剂，少见，如硝酸盐经肠菌群酶催化生成亚硝酸盐，还原酶催化 Cr(Ⅵ）生成 Cr(Ⅴ)，Cr(Ⅴ）再催化生成 HO·。

（二）终毒物和代谢活化

伴随代谢所发生的外源化学物的活性变化是毒理学研究中关键的问题之一。生物转化过程不仅影响到外源化学物的体内动力学，而且也影响着外源化学物的活性。终毒物（ultimate toxicant）是指外源化学物可直接与内源性靶分子反应并造成机体损害时的化学形态，是外源化学物引起毒作用的关键。其大致有三种情况：①外源化学物本身就是终毒物，如强酸、强碱、尼古丁、氨基糖苷类、环氧乙烷、异氰酸甲酯、重金属离子、氰化氢、一氧化碳和蛇毒等；②外源化学物本身相对无毒性，经体内的代谢活化后，毒性增强，转为终毒物；③外源化学物经某种代谢过程激发了内源性毒物的产生，如氧自由基爆发、脂质过氧化物大量蓄积等。

1. 亲电子剂的形成

亲电子剂是指化学物分子中含有一个缺电子的原子。该缺电子的原子中的部分或全部阳电荷使其很容易通过共享电子对的方式与亲核剂中富含电子的原子反应。亲电子剂的形成与多种化学物的增毒作用有关。外源化学物通过插入一个氧原子而生成亲电子剂，插入氧原子从其附着的原子中获得一个电子，使其具有亲电性。另一类亲电子剂的形成过程则涉及共轭双键形成。外源化学物通过氧的去电子作用而被极化，使得其双键碳之一发生电子缺失，继而形成亲电子剂。

2. 自由基的形成

自由基是原子外轨道含有一个或多个不成对电子的分子或分子片段。自由基可由分子（或分子片段）接受或失去一个电子形成，或者通过共价键的均裂形成。

常见的自由基包括：羟自由基（OH·）、超氧阴离子自由基（O_2^-·）、过氧自由基（ROO·）、氯离子自由基（Cl·）和一氧化氮分子自由基（NO·）等。外源化学物通过多种途径形成自由基：①外源化学物通过接受一个电子形成自由基；②亲核外源化学物在过氧化物酶催化作用下丢失一个电子而形成自由基；③电子向分子转移引起的还原性键均裂过程也可形成自由基。

3. 亲核剂的形成

亲核剂的生成是一个较为少见的机制。如氰化物的生成有几种途径，由肠道中苦杏仁苷经细菌 β-葡糖苷酶催化生成，由丙烯腈经环氧化及随后的谷胱甘肽结合生成，还可由经硫醇催化的硝普钠的分解产生。一氧化碳是二卤代甲烷经过氧化脱卤作用形成的毒性代谢产物。在肝脏中经羟化产生的某些亲核代谢物，如氨苯砜羟胺和5-羟基普萘马奎，可通过共氧化作用导致高铁血红蛋白生成。

4. 氧化还原反应物的生成

氧化还原反应物的形成有其特殊的机制。例如，能引起高铁血红蛋白血症的亚硝酸盐，既可以在小肠由硝酸盐经肠道细菌还原生成，也可由亚硝酸酯与谷胱甘肽反应产生。

（三）代谢解毒

消除终毒物或预防其生成的生物转化过程称为解毒（detoxication）。对某些化学物来说，解毒代谢可与活化代谢竞争。解毒可通过多种途径进行，取决于毒物的化学性质。

1. 无功能基团毒物的解毒

一般情况下，不含功能基团化学物的解毒分两相反应。首先，通常由细胞色素 P450 将羧基和羟基等功能基团引入分子中。随后，通过转移酶将内源性酸如葡糖醛酸、硫酸或氨基酸结合到这些功能基团上。除了某些例外，多数化学物的最终产物无反应活性，转化为易于排泄的高度亲水的有机酸。

2. 亲电子剂的解毒

亲电性毒物较为普遍的解毒方式是与巯基亲核剂谷胱甘肽结合。该结合反应可以是自发的，也可由谷胱甘肽 S-转移酶催化。Ag^{+}、Cd_2^{+}、Hg_2^{+} 和 CH_3Hg^{+} 等金属离子易与谷胱甘肽结合而解毒。亲电子剂较为特殊的解毒机制是环氧化物和芳烃环氧化物被环氧化物水化酶催化分别生成二醇类及二氢二醇类化学物。其他的解毒方式还有，由 DL-黄递酶催化氢醌的双电子还原反应；醇脱氢酶催化 α、β-不饱和醛还原成醇，或醛脱氢酶催化 α、β-不饱和醛氧化成酸；金属硫蛋白与有巯基反应活性的金属离子形成复合物；具有氧化-还原活性的亚铁离子可为铁蛋白（ferritin）结合解毒。

3. 自由基的解毒

对抗 HO· 毒性最有效的途径是防止 HO· 的生成，主要途径是将 O_2^{-} · 转化成 HOOH 以及 HOOH 转化成水的反应偶联起来。第一个反应是由位于脑浆（Cu-SOD，Zn-SOD）和线粒体（Mn-SOD）的超氧化物歧化酶（SODs）催化。第二个反应可由位于脑浆的含硒酶（GSH 过氧化物酶）催化，或者由过氧化物酶体中的过氧化氢酶催化。由过氧化物酶催化生成的自由基可从谷胱甘肽获得电子而被消除。氧化型谷胱甘肽再由依赖 NADPH 的谷胱甘肽还原酶还原。因此，谷胱甘肽在亲电子剂以及自由基的解毒过程中起着非常重要的作用。

4. 亲核剂的解毒

亲核剂一般通过亲核功能基团的结合反应进行解毒。羟基化学物与硫酸或葡萄糖醛酸的结合、巯基化学物的甲基化或与葡萄糖醛酸的结合、胺类和肼类化学物的乙酰化都是亲核功能基团通过结合反应进行解毒的典型实例。亲核功能基团与内源性基团结合以防止亲核物转变为自由基和亲电子剂。消除肼类和巯基化学物的另一种途径是黄素加氧酶催化的氧化反应。乙醇等醇类化学物经醇及醛脱氢酶催化氧化成羧酸而被解毒。氰化物的硫氰酸酶作用下生成硫氰酸是亲核物解毒的一种特殊机制。

5. 蛋白毒素的解毒

胞内或胞外的蛋白酶可能在毒性多肽的解毒中起作用。在蛇毒中发现的几种毒素如α、β-环蛇毒素，海蛇毒素（erabutoxin），磷脂酶中含有分子内二硫键，这些二硫键是其保持活性必不可少的。硫氧还蛋白（thioredoxin）是一种可还原二硫键的内源性二巯基蛋白，可使上述几种蛋白质失活。

（四）外源化学物的代谢转化的要点

外源化学物的多样性决定了其代谢方式的多样性。化学毒物经过代谢转化，大部分是毒性减低，但代谢转化对有的化学毒物却为代谢活化。对机体来说，代谢解毒是消除过程的一部分，使毒物的量减少；而代谢活化则使无毒或低毒的化学毒物转变成高毒性的活性代谢物，可直接与生物大分子反应，引起毒作用。因此，毒理学更重视代谢活化的研究。

外源化学物的代谢转化的要点如下。

（1）外源化学物的代谢可能涉及连续的步骤。

（2）很多外源化学物可有多种可能的代谢途径，产生多种生物学活性的不同的代谢产物。在这些途径之间、代谢解毒和代谢活化之间的平衡和竞争对于外源化学物的毒性有重要的意义。

（3）外源化学物的代谢可能是解毒，也可能是活化。代谢活化可涉及几个不同的生物转化酶，可涉及Ⅰ相反应或Ⅱ相反应，并可需要几个组织的配合或转运到特定部位再进行代谢，甚至包含肠道菌群的生物转化。

（4）某些外来化学物的代谢过程中自身并不转变成活性代谢产物，但伴有氧化应激。

（5）机体对外来化学物的代谢能力是有限度的。外源化学物的一种代谢途径的饱和及代谢速率的改变可影响代谢产物在组织中的浓度及化学物原型和代谢产物的半减期，也可引起中间代谢产物的蓄积，并影响其毒性作用。

（五）生物转化酶及特征

1. 分布

外源化学物生物转化酶广泛分布于全身组织，在细胞则分布于几种亚细胞组分。

毒物代谢过程主要在肝脏进行，但肝外组织也有一定代谢能力，如肾脏、小肠、肺脏和皮肤等。在脊椎动物，肝脏是含催化外源化学物生物转化反应酶的最丰富组织，次之为皮肤、肺脏、鼻黏膜、眼及胃肠道。此外，其他组织如肾脏、肾上腺、胰、脾、心、大脑、睾丸、卵巢、胎盘、血浆、血细胞、血小板、淋巴细胞及大动脉等均有生物转化酶。

由胃肠道吸收的外源化学物，在生物转化和排泄过程中，肝脏代谢限制了其生物活性的全身作用，称为首过消除。不同的组织对外源化学物生物转化能力的显著区别对于解释化学物损伤的组织特异性具有重要的毒理学意义。值得注意的是，肠道菌群在某些外源化学物生物转化中同样起着重要的作用。

生物转化酶的亚细胞分布与外源化学物的溶解性相适应，高脂溶性外源化学物的代谢酶多为生物膜酶，高水溶性外源化学物的代谢酶则多分布于胞浆内。在肝脏及大多数组织中，外源化学物生物转化酶主要位于内质网（微粒体）和胞浆，在线粒体、细胞核及溶酶体则分布较少。

2. 特征

生物转化酶的底物特异性广泛，一类或一种酶可以代谢几种外源化学物，而且还可以代谢许多内源性化学物，例如乙醇、丙酮、甾体激素、维生素 A 和维生素 D、胆红素、胆酸、脂肪酸及花生酸等。

生物转化酶在体内持续地表达，称为结构酶（constitutive enzyme）。外源化学物可刺激（诱导）很多生物转化酶类合成，称为诱导酶（inducible enzyme）。

某些生物转化酶具有多态性，其结构（即氨基酸序列）和活性不同。不同个体的生物转化酶多态性，造成外源化学物生物转化速度的个体差异。化学物生物转化酶中氨基酸取代对催化活力的影响通常存在底物依赖性，例如，等位变体可与某些底物及抑制剂正常地相互作用，但对于其他底物则反应异常。

有些手性外源化学物的生物转化具有构象选择性，即一种对映体（或立体异构体）的生物转化速率要快于另一对映体。例如，抗癫痫病药物麦山妥英，它是 *R*-型和 *S*-型外消旋混合物，其在人体 *S*-对映体迅速由细胞色素 P450（2C19）羟化并排泄；而 *R*-对映体则较慢。

二、Ⅰ相反应

（一）氧化作用

1. 细胞色素 P450 酶系

氧化反应一般为外源化学物代谢的第一步，反应部位以细胞微粒体为主。微粒体细胞色素 P450 酶系，又称为微粒体混合功能氧化酶（microsomal mixed function oxidase，MFO）或单加氧酶（monooxygenase）。该酶系主要由三部分组成，即血红素蛋白类（细胞色素 P450 和细胞色素 b_5）、黄素蛋白类（NADPH-细胞色素 P450 还原酶、NADH-细胞色素 b_5 还原酶）和磷脂类，其中以细胞色素 P450（以下简称为 P450）最为重要。

P450 是一个蛋白质超家族，其每一种对底物专一性有特征性谱，其中某些是 P450 结构型的，其他的是诱导型的。这些蛋白质根据结构的相似性组成家族和亚族。P450 酶氨基酸序列相似性＞40％是属于同一家族，如＞59％则属于同一亚族。

P450 催化氧化的总反应为：

$$底物(RH)+O_2+NADPH+H^+ \longrightarrow 产物(ROH)+H_2O+NADP^+$$

P450 的催化机理包括 7 个步骤（图 2-1）：

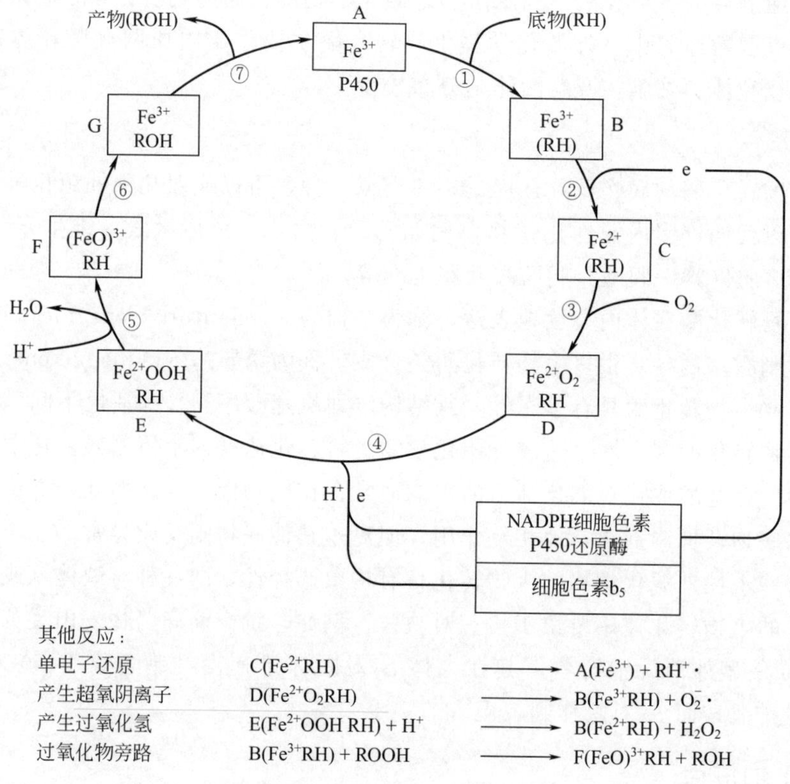

其他反应：

单电子还原	$C(Fe^{2+}RH)$	$\longrightarrow A(Fe^{3+}) + RH^+\cdot$
产生超氧阴离子	$D(Fe^{2+}O_2RH)$	$\longrightarrow B(Fe^{3+}RH) + O_2^-\cdot$
产生过氧化氢	$E(Fe^{2+}OOH\ RH) + H^+$	$\longrightarrow B(Fe^{2+}RH) + H_2O_2$
过氧化物旁路	$B(Fe^{3+}RH) + ROOH$	$\longrightarrow F(FeO)^{3+}RH + ROH$

图 2-1 细胞色素 P450 的催化循环

（1）氧化型细胞色素 P450(Fe^{3+}) 首先与 RH 结合形成一种复合物。

（2）再在 NADPH-细胞色素 P450 还原酶的作用下，由 NADPH 提供一个电子使其转变为还原型细胞色素 P450(Fe^{2+}) 复合物。

（3）此复合物和一个分子氧结合形成含氧复合物。

（4）$Fe^{2+}O_2$复合物再加上一个质子（H^+）和由 NADPH-细胞色素 P450 还原酶或由细胞色素 b_5 提供的第二个电子，转变成 $Fe^{2+}OOH$ 复合物。

（5）第二个质子的加入使 $Fe^{2+}OOH$ 复合物裂解，形成水和 $(FeO)^{3+}$ 复合物。

（6）$(FeO)^{3+}$复合物将氧原子转移到底物生成 ROH，并提供一个电子使其中的 O 活化。

（7）释放 ROH 产物，此时 P450（Fe^{2+}）变为 P450（Fe^{3+}），可再次参与氧化过程。

P450 的催化机理还有些附加反应，如果催化循环在不同的步骤中断（解偶联），则可分别产生单电子还原、生成超氧阴离子、生成过氧化氢和过氧化物旁路。

细胞色素 P450 催化下面几种类型的氧化反应：①脂肪族或芳香族碳的羟基化；②双键的环氧化作用；③杂原子（S、N、I）的氧化和 *N*-羟基化；④杂原子（O、S、N 和 Si）脱烷基作用；⑤氧化基团的转运；⑥酯的裂解；⑦脱氢作用。

在前三种反应类型中，来自 $(FeO)^{3+}$ 复合物的氧与底物结合，否则底物将维持原态。在第四种反应类型，导致胺（*N*-脱烷基）或醚（*O*-和 *S*-脱烷基）裂解的重排反应跟随底物氧化后发生。来自 $(FeO)^{3+}$ 复合物的氧与残留烷基合并，生成一分子醛或酮。第五种反应类型中，底物氧化后，随后发生导致杂原子丢失的重排反应（氧化基团转移）。第六种反应类型中，酯的裂解与杂原子脱烷基相似，功能基团裂解后与来自 $(FeO)^{3+}$ 复合物的氧合并成一个残余基团，生成一分子醛。在第七种反应类型中，两个氢从底物中抽提出来，使底物形成双键的形式（C═C，C═O 或 C═N），而氢与从 $(FeO)^{3+}$ 复合物还原的氧结合生成水。

需要特别指明的是，这一长串反应列表并不包括细胞色素 P450 催化的所有反应。本部分前文指出的，细胞色素 P450 能够催化还原反应（如偶氮还原、硝基还原和还原脱卤化）和异构化反应（如 PGH_2 转变为血栓素和前列腺环素）。在合成类固醇激素的过程中，细胞色素 P450 催化 C—C 键的断裂以及被置换的环己烷的芳香化，C—C 键断裂发生在胆固醇在支链裂解酶（CYP11A1）作用下转变为孕烯醇酮的时候，而被置换的环己烷的芳构化则发生在当雄激素在芳香酶（$P450_{aro}$ 和 CYP19）的作用下转变为雌激素的时候。

2. 微粒体含黄素单加氧酶

肝、肾、肺等组织微粒体含一种或几种黄素单加氧酶（microsomal flavin-containing monoxygenase，FMO）可氧化多种毒物的亲核性氮、硫和磷杂原子。此酶以黄素腺嘌呤二核苷酸（FAD）为辅酶，需要 NADPH 和 O_2。由 FMO 催化的很多反应也可为细胞色素 P450 催化。与细胞色素 P450 酶系的不同之处是，此酶不能在碳位上催化氧化反应。但 FMO 能够催化亲电子的胺氧化生成 *N*-氧化物，催化伯胺氧化生成羟胺和肟。

FMO 的催化机制（图 2-2）：经 NADPH 将 FAD 分子还原成 $FADH_2$ 后，氧化性辅助因子 $NADP^+$ 仍结合在酶上，$FADH_2$ 结合氧产生过氧化物（即 FAD 的 4α-氢化过氧化黄素）。这种过氧化物相对稳定，可能是因为 FMO 的活性中心由非亲核性、亲脂性氨基酸残基组成。在外源化学物氧化期间，4α-氢过氧化黄素蛋白转变成 4α-羟基黄素蛋白，并将黄素蛋白过氧化物的氧转送到底物上，FMO 产生的代谢物是在外源化学物与过氧化物或过酸化物之间化学反应的产物。与细

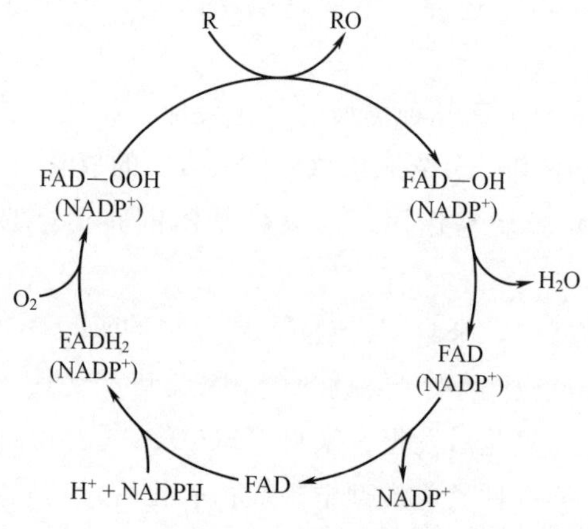

图 2-2 FMO 的催化机制

胞色素 P450 不同，FMO 在与底物结合前就与分子氧结合并使之活化。催化循环的最后一步涉及 4α-羟基黄素蛋白的脱氢作用，并释放 $NADP^+$。因为它是限速反应，且在底物氧化后完成。

3. 醇、醛、酮氧化-还原系统和胺氧化

（1）醇脱氢酶　醇脱氢酶（ADH）是一种含锌酶，位于细胞质，分布于肝脏（含量最高）、肾脏、肺脏及胃黏膜。人 ADH 是由两个 40kDa 亚单位组成二聚体蛋白质，其亚单位有 6 个不同的基因位点（ADH1-ADH6）编码，它们是 α、β、γ、π、和 χ 以及第 6 个亚单位 δ 或 μ。ADH 的命名可在网上查询（Http//www. gene. ucl. ac. uk/nomenclature/ADH. shtml）。

（2）乙醛脱氢酶　乙醛脱氢酶（ALDH）以 NAD^+ 为辅助因子将乙醛氧化成羧酸。几种 ALDH 酶类涉及醛类化学物的氧化过程，亦具有酯酶的活性。在人体中有 12 种 ALDH 基因被鉴定出，即 ALDH1-10，SSDH 和 MMSDH。许多亚洲人在饮酒后易产生红晕综合征，其原因是乙醛的迅速堆积，造成局部血管因释放儿茶酚胺而扩张。其他 $ALDH_S$的遗传缺陷可损害其他醛类的代谢，这是某些疾病发生的基础。

（3）二氢二醇脱氢酶　除几种羟化类固醇脱氢酶和醛糖还原酶外，醛-酮还原酶（AKR）超家族包括几种二氢二醇脱氢酶。

（4）钼水解酶（molybdozymes）　醛氧化酶和黄素脱氢酶/黄素氧化酶（XD/XO）为含钼酶，钼酶的最适底物不是细胞色素 P450 的底物，醛氧化酶能氧化许多取代基团如吡咯、嘧啶、嘌呤、蝶啶及碘离子。由醛氧化酶催化的外源化学物还原反应需要无氧条件或者有还原性底物，如 N'-甲基尼古丁胺，2-羟基嘧啶或者苯甲醛的存在。

（5）单胺氧化酶、二胺氧化酶　在肝、肾、肠、神经等组织的线粒体中有单

胺氧化酶（MAO），胞液中有二胺氧化酶，这些酶能使各种胺类氧化脱氨生成醛和氨。单胺氧化酶有两种形式，称为 MAO-A 和 MAO-B。MAO-A 主要氧化 5-羟色胺，去甲肾上腺素和萘心胺的脱烷基代谢物。Clorgyline 可抑制 MAO-A 的活性。而 MAO-B 主要氧化 β-苯乙胺和苄胺，可受 1-司来吉兰的抑制。MAO-B 是可影响帕金森病易感性的遗传因素之一。二胺氧化酶位于胞浆，是含铜离子的磷酸吡哆醛依赖的酶类。其分布于肝脏、肾脏小肠和胎盘，其选择性底物包括组胺和简单的烷基二胺，具有 4 或 5 个碳原子的支链。

4. 过氧化物酶依赖性的共氧化反应

过氧化物酶催化的外源化学物生物转化。它包括氢过氧化物的还原和其他底物氧化生成脂质氢过氧化物，这一过程称为共氧化。几种不同的过氧化物酶可催化外源化学物的生物转化，它们见于各种组织和细胞内。例如，肾脏髓质、血小板、血管内皮细胞、胃肠道、脑、肺及尿膀胱上皮细胞含有前列腺素 H 合成酶（PHS），乳腺上皮细胞的乳过氧化物酶，以及白细胞的髓过氧化物酶。

肾髓质和膀胱上皮的细胞色素 P450 含量较低，而 PHS 含量相对较高。在肾髓质 PHS 活化黄曲霉毒素和乙酰氨基苯可产生肾毒性，尿膀胱上皮的 PHS 能活化芳香胺。

（二）还原作用

机体中参与还原反应的酶主要是细胞色素 P450 和黄素蛋白酶。在哺乳动物组织中还原反应活性较低，但在肠道菌群内还原酶的活性较高。

1. 硝基和偶氮还原

偶氮还原和硝基还原主要是由肠道菌群和两种肝脏酶，细胞色素 P450 和 NADPH 醌氧化还原酶（一种胞浆黄素酶，也称为 DT-黄递酶）催化产生。在某些情况下，醛氧化酶也参与偶氮还原反应和硝基还原反应。其反应需要 NADPH，可被氧抑制。胃肠道下段的无氧条件很适合偶氮还原和硝基还原反应，所以这些反应主要由肠道菌群催化的。而在低氧分压时，细胞色素 P450 也能催化外源化学物的还原反应。

肠道菌群催化的硝基还原对某些硝基芳香毒物的毒性起重要的作用。如雄性大鼠肝致癌物二硝基甲苯的代谢活化。二硝基甲苯经肝细胞色素 P450 氧化后与葡萄糖醛酸结合成葡糖苷排入胆汁，由肠道菌群进行生物转化，一个或两个硝基被硝基还原酶还原成胺，葡糖苷为 β-葡糖苷酶水解。水解后的代谢物被重吸收转运至肝，新生成的氨基由细胞色素 P450 催化 *N*-羟化，并可乙酰化或与硫酸结合。这些结合物可裂解生成高度反应性的氮宾离子，氮宾离子可攻击 DNA，引起突变和肝癌。因此，某些化学致癌物的代谢活化涉及几个不同的生物转化酶，并可能需要几个器官组织的配合。例如，2,6-二硝苯甲苯与 DNA 反应并引起突变，在大多数评价化学物遗传毒性的短期试验或体外试验中是观察不到的。因为这些体外的遗传毒性试验缺乏肠道菌群的生物转化或者Ⅱ相（结合）酶的作用。

2. 羰基还原作用

某些醛类还原成伯醇和酮类还原成仲醇的过程是经醇脱氢酶和羰基还原酶催化。羰基还原酶是单聚体、依赖 NADPH 的酶，分布于血液和肝脏、肾脏、大脑及其他神经的胞浆中。经羰基还原酶还原的外源化学物有氟哌啶醇（抗精神病药物）、己酮可可碱、乙酰苯磺环乙胺、柔红霉素、利尿酸、华法令、甲萘醌以及 4-硝基苯乙酮等。前列腺素可能是羰基还原酶的生理性底物。

肝脏的羰基还原酶活性主要在胞浆，而在微粒体则有不同的羰基还原酶。胞浆和微粒体羰基还原酶的区别在于它们立体选择由酮还原成仲醇的程度不同。

在大鼠肝脏胞浆，醌的还原作用主要由 DT-黄递酶催化（见醌还原反应）。而在人肝脏胞浆醌的还原作用则由 DT-黄递酶和羰基还原酶共同催化。人肝脏和脑组织的胞浆有一种以上的羰基还原酶。在不同个体中，肝脏胞浆的羰基还原酶低亲和性与高亲和性的活性之差可达 10 倍。在结构上，羰基还原酶属于短链脱氢酶/还原酶（SDR）的超家族（包括某些羟基甾类脱氢酶和前列腺素脱氢酶）。某些醛还原酶属于醛酮还原酶（AKR）超家族（包括其他的羟化甾类脱氢酶和醛糖还原酶）。

3. 二硫化物、硫氧化物和 N-氧化物还原

含硫基团的还原反应在体内较少。二硫化物还原并裂解成巯基毒物，如戒酒硫由肝和肾细胞胞浆中硫氧还蛋白依赖性酶催化还原。

在肝脏、肾脏胞浆中硫氧还蛋白依赖性酶类可还原硫氧化物（如亚砜），硫氧化物又可通过细胞色素 P450 或黄素单加氧酶而形成，推测通过这些相反作用的酶系统的再循环可延长某些外源化学物的生物半减期。

N-氧化物本身毒性不高，由细胞色素 P450 和 NADPH-细胞色素 P450 还原酶催化经单电子还原迅速活化生成氧化性氮氧的自由基，转变成细胞毒性或与 DNA 结合的毒物。

4. 醌还原

醌由 NAD(P)H-醌氧化还原酶催化还原成氢醌，此酶是黄素蛋白，又称为 DT-黄递酶，催化醌双电子还原。氧化应激是某些含醌或可转变为醌的毒物毒作用的重要机理，如阿霉素和柔毛霉素的心脏毒性、百草枯和硝基呋喃妥因的肺毒性、6-羟基多巴胺的神经毒性等。

5. 脱卤反应

有三种机理涉及脱卤素反应，即还原脱卤反应、氧化脱卤反应和脱氢脱卤反

应。还原脱卤反应和氧化脱卤反应由细胞色素 P450 催化，脱氢脱卤反应由细胞色素 P450 和 GSH S-转移酶催化。这些反应在一些卤代烷烃的生物转化和代谢活化中起重要的作用。如肝脏毒物四氯化碳经还原脱卤反应代谢活化，单电子还原生成三氯甲烷自由基（$Cl_3C\cdot$），后者启动脂质过氧化作用并产生各种其他代谢物。

（三）水解作用

外源化学物的水解作用（hydrolysis）主要由酯酶和酰胺酶、肽酶、环氧水化酶催化。

1. 酯酶和酰胺酶

哺乳动物有许多种水解酶，包括各种酯酶（esterase）和酰胺酶（amidase），可水解含有羧酸酯（普鲁卡因）、酰胺（普鲁卡因酰胺）、硫酯（螺甾内酯）、磷酸酯（对氧磷）及酸酐等功能基团的外源化学物。酯类毒物被酯酶催化水解生成醇和酸，酰胺被酰胺酶催化水解成酸和胺，硫酯被分解为羧酸和硫醇。

水解有机磷酸酯的酯酶为 A-酯酶，有机磷酸酯可抑制的酯酶为 B-酯酶，而不能与有机磷酸酯相互作用的酯酶为 C-酯酶。羧酸酯酶和胆碱酯酶属于 B-酯酶，也可称为血清酯酶家族。像对氧磷酶等有机磷酸酯酶则属于 A-酯酶。

羧酸、酰胺及硫酯的水解主要由位于各种组织和血清中羧酸酯酶和血液中真性乙酰胆碱酯酶及假性胆碱酯酶催化。真性乙酰胆碱酯酶位于红细胞膜上，与神经组织中的为同一酶类。有机磷农药及氨基甲酸酯杀虫剂的中毒机制是通过修饰大脑的乙酰胆碱酯酶活性中心的丝氨酸从而抑制其活性，该酶水解神经递质乙酰胆碱。

2. 肽酶

在血液和组织中有许多肽酶（peptidase）可水解肽类。例如，氨基肽酶和羧基肽酶，分别在 N-末端和 C-末端水解氨基酸，而内肽酶则在特定内部部位裂解肽类，如胰蛋白酶水解肽类 C-末端的精氨酸残基或者赖氨酸残基。肽酶可裂解邻近氨基酸之间的酰胺键，因此其功能是酰胺酶。

3. 环氧水化酶

环氧水化酶（epoxide hydrolase，EH）催化由环氧化物与水的反式加成物，其水解产物是具有反式构型的邻位二醇。

在哺乳动物，环氧水化酶有五种形式：微粒体环氧水化酶（mEH）、可溶性环氧水化酶（sEH）、胆固醇环氧水化酶、LTA4 水解酶及 hepoxilin 水解酶，后三种酶似乎仅仅水解内源性环氧化酶。mEH 与 sEH 在氨基酸序列上完全不同，故在免疫化学方面，亦是完全不同的蛋白质。虽然两种酶可以水解广谱化学物，但它们有自己的底物特异性。

三、Ⅱ相反应

Ⅱ相反应（phase Ⅱ biotransformation）又称为结合作用（conjugation）。Ⅱ相反应中，毒物原有的功能基团或由Ⅰ相反应引入/暴露的功能基团（如羟基、氨基、羧基、巯基、羰基、环氧基等），将与内源性辅因子反应。除了甲基化和乙酰化结合反应外，其他Ⅱ相反应显著增加毒物的水溶性，从而促进其排泄。葡糖醛酸结合、硫酸结合、乙酰化作用、甲基化作用等涉及活化的（“高能”的）辅因子，而与谷胱甘肽（GSH）结合和与氨基酸结合则是与活化的毒物反应。

Ⅱ相反应可引起代谢活化，如致癌物2-乙酰氨基芴（2-acetylaminofluorene，2-AAF）和2-氨基芴，可经细胞色素P450和黄素单加氧酶催化形成*N*-羟基芳酰胺和*N*-羟基芳胺，经结合反应，可自发性生成亲电子终致癌物芳基氮宾离子。

（一）葡萄糖醛酸结合

葡萄糖醛酸结合（glucuronidation）是Ⅱ相反应中最普遍进行的一种，对毒物的代谢（解毒和活化）具有重要的作用。凡含有—OH、—COOH、$—NH_2$、—SH等功能基团的外源化学物或Ⅰ相反应代谢产物均可发生此反应。

葡糖醛酸结合反应中葡萄糖醛酸供体是来自胞液的尿苷二磷酸葡萄糖醛酸（uridine diphosphate glucuronic acid，UDPGA）。外源性底物包括羟基、羧基、胺基和巯基毒物。UDP-葡糖醛酸基转移酶（UDP-glucuronyl transferase，UDPGT）催化的结合反应中，UDPGA的葡糖醛酸部分C-1碳原子被活化，受到底物中O、N、S或C原子的亲核攻击，形成有β构型的糖苷酸结合物，并释出UDP。葡糖苷酸结合物是高度水溶性，易于从尿和胆汁排泄。

（二）硫酸结合

硫酸结合（sulfate conjugation）反应的供体是3′-磷酸腺苷-5′-磷酰硫酸（PAPS）在磺基转移酶（sulfo-transferase）作用下，生成硫酸酯：

$$ROH + PAPS \longrightarrow ROSO_3H + PAP$$

此反应从PAPS转移-SO_3^-（不是-SO_4^-）至毒物。结合反应涉及亲核性氧或氮原子攻击PAPS分子中的亲电性硫原子，磷硫脂链断裂。磺基转移酶不被典型的诱导剂（PB和3MC）所诱导。

由于PAPS的前体自由半胱氨酸浓度有限，细胞PAPS浓度（约75μmol/L）显著低于UDPGA（约350μmol/L）和GSH（约10μmol/L）。硫酸结合与葡糖醛酸结合的底物功能基团相似，对于酚类，硫酸结合亲和力高、代谢容量低，而葡糖醛酸结合亲和力低、代谢容量高。因此同一种毒物与硫酸和葡糖醛酸结合的相对量取决于染毒剂量。在低剂量时主要的代谢产物为硫酸结合物，剂量增加则与葡糖醛酸结合的比例增加。外源化学物硫酸结合物主要经尿排泄，少部分从胆汁排泄。毒物与硫酸结合后尿中有机硫酸酯与无机硫酸盐比值明显增加，可以用作一些毒物的接触指标。

（三）乙酰化作用

乙酰化作用（acetylation）是含有芳香胺或肼基团的外源化学物代谢的主要途径，其反应产物分别是芳香酰胺及酰肼。反应的催化酶是 *N*-酰基转移酶（N-acetyltransferase，NAT），主要存在于肝细胞胞液中。乙酰辅酶 A 是反应所需的乙酰基供体，乙酰化作用的利弊取决于解毒与活化反应的相对速度。人类的乙酰化也有多态性，根据对异烟肼乙酰结合反应的速度，将人类分为快乙酰化型和慢乙酰化型。

（四）氨基酸结合

氨基酸结合（amino acid conjugation）涉及两类毒物，即羧酸和芳香羟胺。羧酸必须首先经酰基辅酶 A 合成酶催化，需要 ATP 和乙酰辅酶 A，活化生成酰基辅酶 A 硫酯，再由 *N*-乙酰转移酶催化与氨基酸如甘氨酸、谷氨酸、牛磺酸的氨基反应，形成酰胺键。例如苯甲酸与甘氨酸结合生成马尿酸。羧酸的氨基酸结合是解毒反应。芳香羟胺则由氨酰-tRNA 合成酶催化并需要 ATP，与氨基酸的羧基反应，生成 *N*-酯，后者可形成亲电子的氮宾离子和碳宾离子，因此是活化反应。

（五）甲基化作用

内源性底物的甲基化如组胺、氨基酸、蛋白质、糖和多胺对细胞的正常调节有重要的意义。仅当毒物符合这些酶的底物要求，甲基化作用（mehylation）才有重要性，甲基化反应不是毒物结合的主要方式。甲基化反应由 *S*-腺嘌呤蛋氨酸（SAM）供给甲基。甲基化反应可分为 *N*-，*O*-，*S*-甲基化。这种结合形成的产物虽然可能比母体毒物水溶性降低，但一般都能使毒物解毒。

（六）谷胱甘肽结合

谷胱甘肽结合反应（glutathione conjugation）是亲电子剂解毒的一般机理，并在自由基解毒中也起重要作用。当谷胱甘肽耗竭可导致明显毒性反应。

谷胱甘肽 S-转移酶（glutathione S-transferase，GST）催化还原性 GSH（亲核剂）与含有亲电子 C、N、S、O 的毒物反应，生成结合物。GST 的底物的共同点为：有一定疏水性，含有亲电子原子，并可与 GSH 发生非酶反应。GSH 结合物具有极性和水溶性，可经胆汁排泄，并可经体循环转运至肾。在肾内 GSH 结合物经一系列酶催化反应转变为硫醚氨酸（mercapturic acid）衍生物，经尿排泄。GST 在细胞内含量很高，可高达细胞总蛋白的 10%，主要存在于胞浆中，在微粒体内含量较低。GST是可诱导酶。

四、影响生物转化的因素

代谢是化学物毒作用的决定因素。很多因素可影响外源化学物生物转化，包括机体的遗传生理因素和环境因素两大类。代谢酶的研究也是药物遗传学（pharmacogentics）中非常活跃的领域。

遗传生理因素有动物的物种、性别、年龄等，常常体现在代谢酶的种类、数量和活性的差异上，代谢酶的多态性也是影响毒性反应个体差异的重要因素。各种环境因素主要通过影响代谢酶和辅酶的合成过程以及催化过程来干扰外源化学物的生物转化，如代谢酶的诱导和抑制。另外，其他影响因素还有营养状态、疾病等。

（一）代谢酶基因多态性

外源化学物代谢酶的遗传差异是不同个体间和种族间对外源化学物的毒性和肿瘤易感性差异的原因之一。生物转化的Ⅰ相酶和Ⅱ相酶均存在多态性，已成为毒理学研究的热点。

例如，人类*CYP1A1*基因位于15号染色体15q 22-24，*CYP1A1*基因含7个外显子，全长6311碱基对，而mRNA长2592碱基对，编码含512个氨基酸的蛋白（分子量58151）。*CYP1A1*存在着3种多态性，其等位基因遗传型与3′端限制性内切酶*Msp*Ⅰ位点的存在或缺失有关。基因型A为占优势的纯合体，其3′端*Msp*Ⅰ位点缺失，限制性片段长度多态性（RFLP）特点为2.7kb、2.3kb和0.8kb；基因型C是少见的纯合体等位基因，其*Msp*Ⅰ位点胸腺嘧啶核苷被胞嘧啶核苷取代，RFLP特点为2.7kb、1.9kb和0.8kb；基因型B是基因型A和C的杂合体，RFLP特点为2.7kb、2.3kb、1.9kb和0.8kb。*CYP1A1*基因组在两处可发生突变：m1，即第7外显子下游1.194kb位置的胸腺嘧啶核苷酸被胞嘧啶核苷取代；m2，即第7外显子4.889kb位置腺嘌呤核苷被鸟嘌呤核苷取代，由此导致靠近血红蛋白结合区异亮氨酸被缬氨酸取代。

*CYP1A1*基因非编码区*Msp*Ⅰ限制性内切酶酶切位点多态和第7外显子点突变引起的异亮氨酸（Ile）-缬氨酸（Val）多态与肺癌易感性有关，有关的报告很多。例如，日本正常人群中*CYP1A1*基因型A所占的比例为44%、B为45%、C为11%，而肺癌患者基因型C的比例为22%，高于正常对照组2倍；基因型C肺癌易感性的相对危险度比基因型A和B大7.31倍。皮静波等发现Val/Val患肺癌的危险度是非Val/Val型的2.2倍；胡毅玲等发现*Msp*ⅠC型患肺癌的危险度是其他基因型的2.43～2.91倍，*Msp*ⅠC型可能是非吸烟者肺癌易感性的遗传标志。

（二）外源化学物代谢酶的诱导/激活及抑制/阻遏

人体在生产和生活环境中往往同时接触多种化学物质（包括空气中和大气中、食物中及饮水中），尤其是同时服用某些药物或嗜烟、酒。这些化学物质中如果含有某种能诱导/激活或抑制/阻遏代谢酶，则可改变其他毒物的代谢。很多毒物可有多种可能的代谢途径，产生多种生物学活性的不同的代谢产物，这些途径之间的平衡和竞争对于毒物的毒性有重要的意义。当代谢酶被诱导/激活，如该毒物在体内是经代谢活化，则表现出毒性增强；经代谢转化减毒的毒物，则表现为毒性降低。当代谢酶被抑制/阻遏，则得到相反的结果。

1. 毒物代谢酶表达的诱导和阻遏

有些毒物可使某些毒物代谢酶系合成增加并伴随活力增强，此种现象称为酶的诱导（induction），凡具有诱导效应的毒物称为诱导剂（inducer）。除细胞色素 P450 酶系外，其他一些生物转化酶也可被诱导。

诱导剂分为双功能和单功能诱导剂。双功能诱导剂包括 β-茶黄酮，苯并[*a*]芘、三甲基胆蒽和 TCDD，它们既能诱导Ⅰ相酶（细胞色素 P450 酶系如 CYP1A1），又诱导Ⅱ相酶如 GSH-S-转移酶和 UDP-葡萄糖醛酸转移酶。这些化学物的信号通过两种不同机制转导，一种是涉及 ARE（抗氧化效应因素），也称为 EpRE 亲电子效应因素；另一种是首先 Ah 受体结合，活化 XRE（外源化学物效应因子）（效应因素是 DNA 的短序列，常常位于基因 5′区域的上游，其可结合控制基因表达的转录因子）。有些酶如 CYP1A1 主要由 XRE 调控，而其他的如谷胱甘肽 S-转移酶主要由 ARE 调控，有些酶如 DT-黄递酶可由两种机制调控。单功能诱导剂不与 Ah 受体结合，而是通过 ARE 来诱导Ⅱ相酶的合成。

毒物代谢酶的阻遏（enzyme repression），较酶诱导作用少见。有时对某些毒物代谢酶的诱导的同时也阻遏了另一些毒物代谢酶的阻遏。如某些过氧化物酶体增生剂能显著地降低几种 GST 和 CYP 同工酶的表达，同时诱导了 CYP4Al、UGTl 和 sEH。

2. 毒物代谢酶活性的抑制和激活

毒物代谢酶的激活（activation）是指外源化学物直接作用于酶蛋白，使其活性增加。许多毒物对代谢酶产生抑制作用（inhibition）。抑制作用可以分为几种类型：①抑制物与酶的活性中心发生可逆或不可逆性结合。②两种不同的毒物在同一个酶的活性中心发生竞争性抑制。③破坏酶，如四氯化碳、氯乙烯、肼等的代谢产物可与细胞色素 P450 共价结合，破坏其结构和功能。④减少酶的合成，如氯化钴抑制涉及血红素合成的 δ-氨基酮戊酸合成酶，并增加血红素氧化酶活性，故可抑制细胞色素 P450 酶系活性。⑤变构作用，如一氧化碳可与细胞色素 P450 结合，引起变构作用、阻碍其与氧结合。⑥缺乏辅因子，如马来酸二乙酯可耗尽 GSH，抑制其他毒物经 GSH 结合代谢。

第三节 毒作用机制

机体暴露于外源化学物引起有害作用的程度，取决于外源化学物暴露剂量和途径。外源化学物引起的有害作用可发生在毒动学和毒效学的过程中，并且机体还有一系列的抗损害作用。外源化学物对机体的损害作用和机体抗损害作用，这两个过程也是同时存在的。定性和定量描述外源化学物引起的毒作用及其特征对于评价外源化学物对人类的潜在危害必不可少，阐明外源化学物毒作用机制则至少具有以下两方面重要意义：①阐明外源化学物毒作用机制，为更清楚地解释描述性毒理学资料、评估特定外源化学物引起有害效应的概率、制定预防策略、设计危害程度较小的药物和工业化学物以及开发对靶生物具有良好选择毒性的杀虫剂等提供理论依据；②对外源化学物毒作用机制的深入研究，有利于人们对机体基本生理和生化过程以及人类某些重要疾病病理过程进一步认识。随着机制毒理学研究的深入和风险评估的需要，近年发展形成了有害结局路径（adverse outcome pathway，AOP）的概念。AOP 是一个概念框架，用于描述已有的关于直接的分子起始事件（如外源化学物与特定生物大分子的相互作用）与在生物不同组织结构层次（如细胞、器官、机体、群体）所出现的与风险评估相关的“有害结局”之间的相互联系。

毒作用机制主要包括四个阶段：一是毒物被机体吸收，经循环进入靶器官；二是靶器官的增毒与解毒过程；三是毒物与靶分子发生反应并导致细胞功能的损害；四是毒物引起分子、细胞和组织水平功能和结构的紊乱后，机体启动相应水平的修复机制。

一、终毒物的形成和解毒

毒效应的强度主要取决于终毒物在其作用位点的浓度及持续时间。终毒物是指与内源靶分子（如受体、酶等蛋白质、DNA、脂质）反应或严重地改变生物学微环境、启动结构和/或功能紊乱并表现出毒性的物质。终毒物可分为 4 类：①亲电物（electrophiles）；②自由基（free radicals）；③亲核物（nucleophiles）；④氧化还原性反应物（redox-active reductants）。

鉴定终毒物应有下列证据：①终毒物应该引起与母体化学毒物相同性质的毒效应；②终毒物应该不需要代谢活化，具有高度的反应活性，可直接与靶分子反应；③与相同剂量（以 mol 剂量计）的母体化学毒物比较有更强的毒性；④鉴定终毒物与靶分子反应产物，如为加合物应能发现终毒物残基。

（一）终毒物与靶分子的反应

毒性是由终毒物与靶分子的反应所介导的一系列继发生化事件，导致在不同生物学组织结构和功能失常与损伤。实际上，所有的内源化学物都是毒物潜在的靶分子，毒理学重要的靶分子是大分子，如核酸（特别是DNA）和蛋白质。在小分子中，膜脂质最为常见，此外辅因子如辅酶A和吡哆醛也被涉及。

内源性分子作为一个靶分子必须具有合适的反应性和/或空间构型，以容许与终毒物发生共价或非共价反应。为了发生这些反应，靶分子必须与终毒物接触。因此，接近终毒物形成部位的内源性分子常是靶分子。活性代谢物的靶分子常是催化这些代谢物形成的酶或邻近的细胞内结构。

并非化学物的所有靶分子都发生有害效应。CO通过与亚铁血红蛋白结合而引起毒性，但它也可与细胞色素P450的铁结合而极少出现或不出现显著的有害作用。毒物与细胞内各种蛋白共价结合包括酶和结构蛋白的结合已经被证实，但与哪一种蛋白结合具有毒理学意义，常常是不确定的。因此，为了最终确认引起毒性的靶分子，就必须证实：①终毒物与靶分子反应并对其功能产生不良影响；②终毒物在靶部位达到有效的浓度；③终毒物以某种机制与所观察的毒性相关的方式改变靶分子。

（二）反应的类型

终毒物可能以非共价或共价的形式与靶分子结合，也可能通过去氢反应、电子转移或酶促反应而改变靶分子。

1. 非共价结合

这类结合可能是通过非极性交互作用或氢键与离子键的形成，具有代表性的是毒物与膜受体、细胞内受体、离子通道以及某些酶等靶分子的交互作用。由于这些化学物原子的空间排列使它们与内源性分子的互补部位结合，因而表现出毒性效应。非共价结合通常是可逆的，因为这种结合的键能相对较低。

2. 共价结合

共价结合物的形成常见于亲电毒物，如非离子和阳电子亲电物以及自由基阳离子。这些毒物与生物大分子如蛋白质和核酸中的亲核原子反应，亲电原子对亲核原子表现出某些选择性，取决于它们的电荷/半径比。一般而言，软亲电物较易与软亲核物（二者均具有较低的电荷/半径比）反应，而硬亲电子较易与硬亲核物（二者均具有较高的电荷/半径比）反应。银和汞这样的金属离子被归类为软亲电物，优先与软亲核物反应；锂、钙和钡这样的硬亲电物优先与硬亲核物反应；在这两个极端之间的金属如铬、锌和铅显示出与亲核物的普遍反应性。亲电物的反应性决定了哪种内源性亲核物能与之反应并成为其靶分子。共价结合是不可逆的。

中性自由基如 HO·、NO_2·和 Cl_3C·也能共价结合。Cl_3C·加入到脂质的双键碳或脂质自由基产生含有氯甲基脂肪酸的脂质。羟基自由基加入到 DNA 碱基导致许多产物的形成，包括 8-羟嘌呤、5-羟甲基嘧啶以及胸腺嘧啶和胞嘧啶的乙二醇。

亲核毒物倾向于与亲电内源化学物反应，但这样的反应不常发生，因为在生物分子中亲电物十分罕见。例如，胺类和肼类与一种脱羧酶的共底物醛吡哆醛（pyridoxal）的共价反应；一氧化碳、氰化物、硫化氢和叠氮化物与各种血红素蛋白中的铁形成配位共价键。其他亲核物可以电子转移反应的方式与血红蛋白反应。

3. 脱氢反应

自由基可迅速从内源化学物去除氢原子，将这些化学物转变为自由基。从巯基化学物（R-SH）去除氢形成硫基自由基（R-S·），可再生成氧化产物如次磺酸（R-SOH）和二硫化物（R-S-S-R）。自由基能从游离氨基酸或蛋白质氨基酸残基的 CH_2 基除去氢，转变为羰基化学物，这些羰基化学物与胺类反应，与 DNA 或其他蛋白质的交联。从 DNA 分子中的脱氧核糖去除氢产生 C-4′-自由基，这是 DNA 断裂的最初步骤。从脂肪酸去除氢产生脂质自由基并启动脂质过氧化。

4. 电子转移

化学物能将血红蛋白中的 Fe(Ⅱ) 氧化为 Fe(Ⅲ)，形成高铁血红蛋白血症。如亚硝酸盐、*N*-羟基芳胺（如氨苯砜羟胺）、酚类化学物（如 5-羟伯氨喹）和肼类（如苯肼）。

5. 酶促反应

少数一些毒素通过酶促反应作用于特定靶蛋白上。大多数终毒物取决于其化学反应性作用于内源性分子上，具有一种类型以上反应性的毒物可以通过不同机制与不同的靶分子反应。例如，醌类可以作为电子受体启动巯基氧化或导致脂质过氧化的自由基反应，但也可以作为软亲电物与蛋白巯基共价结合。

（三）毒物对靶分子的影响

终毒物与内源性分子反应可引起功能与结构失常，而且对蛋白质而言，这种反应可使蛋白质变成免疫系统的外源蛋白（即成为抗原）。毒物对靶分子的影响主要包括两种机制：①通过作用于靶分子，引起靶分子功能失调；②破坏靶分子的结构。

1. 靶分子功能失调

某些毒物活化靶蛋白分子，模拟内源性配体，例如吗啡激活鸦片受体，氯苯丁酯是过氧化物酶体增殖物激活性受体的激动剂；佛波酯和铅离子激活蛋白激酶C。更常见的是化学物抑制靶分子的功能。如阿托品、箭毒和番木鳖碱通过占领配体结合部位或通过干扰离子通道的功能而阻断神经递质受体。如河豚毒素和蛤蚌毒素抑制神经元膜电压激活的钠通道开放；而DDT和除虫菊酯抑制它们的关闭；某些毒物阻断离子转运蛋白；一些毒物抑制线粒体电子转移复合物；许多毒物抑制酶结合于微管蛋白（如长春碱、秋水仙碱、紫杉醇、三价砷）或肌动蛋白（如细胞松弛素β）的化学物损害细胞骨架蛋白组装（聚合）和拆装（解聚）过程。

毒物改变蛋白质构型结构，蛋白质的功能即受损害。酪氨酸磷酸酶、甘油醛3-磷酸脱氢酶和丙酮酸脱氢酶，Ca^{2+}泵和转录因子AP-I等蛋白质必需基团巯基对共价和/或氧化修饰敏感。

毒物可干扰DNA的模板功能。化学物与DNA共价结合引起复制期间核苷酸错配。例如，黄曲霉毒素8，9-氧化物共价结合于鸟嘌呤的N-7位使得带有加合物的鸟嘌呤与腺嘌呤配对而不是与胞嘧啶配对，引起*ras*和*p*53基因突变。阿霉素插入在双螺旋DNA中的碱基间，通过移动读码框架引起DNA的模板功能的错误。

2. 靶分子的破坏

除了加合物形成以外，毒物还可通过交联和断裂而使内源分子的一级结构改变。双功能的亲电物如2,5-已二酮、二硫化碳、丙烯醛和氮芥烷化剂能交联细胞骨架蛋白、DNA，或使DNA与蛋白质交联。羟基自由基通过使上述大分子转变为活性亲电物（如蛋白羰基）或自由基也引起交联。交联使被联结的分子发生结构与功能损害。

某些靶分子受化学物攻击后自发性降解。自由基如$Cl_3COO\cdot$和$HO\cdot$可通过从脂肪酸去除氢而启动脂质的过氧化降解，所形成的脂质自由基（$L\cdot$）经氧固化作用转变为脂质过氧自由基（$LOO\cdot$）；并通过去氢反应形成脂质氢过氧化物（LOOH），通过Fe(Ⅱ)-催化的Fenton反应形成脂质烷氧自由基（$LO\cdot$），随后的断裂引起烃（如乙烷）以及活性醛（如4-羟壬醛和丙二醛）的形成。因此，脂质过氧化不仅破坏细胞膜脂质，而且还容易与邻近的分子如膜蛋白质反应，或扩散至核与DNA反应。

毒物可引起几种形式的DNA断裂。例如，DNA碱基受$HO\cdot$攻击可形成咪唑环开放的嘌呤或环收缩的嘧啶，可阻断DNA复制。羟基自由基通过从DNA的核糖提取H，产生C-4′自由基，随后发生O_2^-加成、Griegee重排和磷酸二酯链的断裂而引起单链断裂。电离辐射后，多种羟自由基引起DNA双链断裂，导致细胞致死效应。

3. 新抗原形成

虽然外源化学物或其代谢物的共价结合对于免疫系统的功能通常是不重要

的，但在某些个体，已改变的蛋白质可能成为新抗原并激发免疫应答。某些化学物（如硝基氯苯、青霉素、镍）可能具有足够高的反应性而自发地结合于蛋白质。另外一些化学物可通过自氧化为醌类或通过酶促生物转化而获得反应性。例如，细胞色素 P450 将氟烷生物转化为三氟乙酰氯，作为半抗原而结合于肝脏各种微粒体和细胞表面蛋白质，诱导抗体产生，免疫反应引起肝炎样综合征。药物引起的狼疮、粒性白细胞缺乏症是由药物-蛋白质加合物触发的免疫反应所介导的。某些带有加合物的蛋白质能模拟正常蛋白质，因此抗体也能攻击正常蛋白质。

二、毒性作用的信号转导机制

毒物与靶分子反应可导致细胞功能损害，其毒性机制体现在不同层面，例如受体激活或失活、基因表达上调或下调、能量代谢紊乱、细胞增殖分化或死亡等。为维持稳态平衡，细胞通过信号转导网络对各种生化过程进行调节以应对外源物质的毒性作用，该过程称为细胞应激反应（cell stress response，CSR）。当毒性损伤超出细胞稳态平衡时，则诱发不同层面的改变，而这些不同层面的改变也通过复杂的信号转导网络相互影响。

（一）受体介导的蛋白表达或活化异常

细胞功能受信号分子所调节，信号分子激活细胞受体，而信号转导网络将信号传递给基因的调节区域和/或功能蛋白。受体激活最终可导致：①改变基因的表达，增加或减少特定蛋白的功能；②通过磷酸化使特定蛋白发生化学修饰，从而激活或抑制蛋白质。控制细胞命运的程序主要影响基因表达，而调节瞬息活动的程序主要影响功能蛋白的活性；然而，由于信号网络的分支和交互联系，一个信号常常触发两类应答。

1. 基因转录

遗传信息从 DNA 转录给 mRNA 主要受转录因子（transcription factors，TFs）与基因的调节或启动区域间的相互作用所控制。通过与这一区域的核苷酸序列相结合，激活的转录因子促进前起始复合物（preinitiation complex）的形成、促使所调控的基因转录。转录因子激活状态的改变似乎是最常见的方式。已知有两类功能 TF：配体激活的 TF 和信号激活的 TF。

许多外源性化学物能够特异性地与转录因子结合而影响其下游靶基因的表达。例如，塑化剂邻苯二甲酸酯能够激活过氧化物酶体增殖物激活性受体（PPARs），并与基因组中该受体的反用元件（PPRE）结合，从而启动 *CD*36、*FABP*、*ACSL* 等脂质代谢相关基因的转录表达，并可能诱发小鼠肝脏脂质堆积、脂肪肝、肝癌。类似的受体激活类型还有：玉米赤霉烯酮、DDT 与雌激素受体（ER）结合；TCDD、PCB、PAH 等与芳香烃受体（AhR）结合；地塞米松与糖皮质激素受体（GR）、孕烷 X 受体（PXR）结合等。

细胞外信号分子，如生长因子、细胞因子、激素和神经递质最终能通过细胞表面受体和细胞内信号转导网络激活 TFs。这些 TFs 控制着影响细胞周期进展，决定细胞结局的基因的转录活性。例如，c-Fos 和 c-Jun 以二聚体的形式结合到 DNA 序列中的十四烷酰佛波醇乙酸酯（tetradeconoy phorbol acetate，TPA）应答元件（TRE），从而启动细胞周期蛋白 D 等基因转录表达。另一个是 c-Myc 蛋白，当它与 Max 蛋白二聚化并结合于其同源的核苷酸序列时，能激活细胞周期蛋白 D/E 基因转录，接着细胞周期蛋白通过活化细胞周期蛋白依赖的蛋白激酶而加速细胞分裂周期。因此，促有丝分裂的信号分子诱导细胞增生；相反，TGF-β 诱导细胞周期蛋白依赖的蛋白激酶抑制蛋白（如 p27）的表达，这种蛋白介导着抗有丝分裂作用。

2. 蛋白磷酸化

从细胞表面受体到 TFs 的信号通过连续的蛋白质-蛋白质交互作用和蛋白质磷酸化而级联传递。例如，暴露于细胞表面的生长因子受体实际上是起磷酸化作用的酶（即受体蛋白酪氨酸激酶）。配体诱导相应受体自我磷酸化，磷酸化的受体能结合于连接物蛋白（adapter protein），并通过这些连接物蛋白激活 Ras，活化的 Ras 建立了有丝分裂原激活的激酶（MAPK）级联反应，涉及一系列蛋白激酶的磷酸化，最终到达 TFs。因此，从受体经激酶再到转录因子的许多信号元件的活性受特定丝氨酸、苏氨酸和酪氨酸羟基磷酸化的影响。这些信号转导蛋白一般通过蛋白激酶催化的磷酸化来激活，同时通常是通过由蛋白磷酸酶执行的脱磷酸化反应来使之失活。

特定细胞正常运行的控制是通过作用于膜受体的信号分子来实施的，这些受体通过调节 Ca^{2+} 进入胞浆或刺激细胞内第二信使的酶促形成而转导信号。Ca^{2+} 或其他第二信使最终改变功能蛋白质的磷酸化，改变其活性，随后几乎立即引起细胞功能的变化。毒物可通过中断信号转导过程中的任何一个步骤而影响细胞的瞬息活动。

许多外源化学物影响可兴奋细胞如神经元、骨骼肌、心肌和平滑肌细胞的细胞活动。细胞的功能如神经递质的释放、肌肉的收缩受邻近神经元合成和释放的递质或介质的控制。

（二）其他细胞信使

1. ATP

ATP 是体内生物合成的重要原料和能量的主要来源，在细胞维持过程中起核心作用。细胞耗竭储存的 ATP 后，会剥夺内质网质膜 Ca^{2+} 泵的燃料，引起胞

浆 Ca^{2+} 的升高。随着 Ca^{2+} 内流进线粒体，线粒体跨膜电位下降，ATP 合酶发生障碍。ATP 利用度可能是决定细胞死亡形式的关键。

2. Ca^{2+}

细胞内 Ca^{2+} 水平是受到严格调控的。细胞内 Ca^{2+} 的持续升高有害，可导致：①能量储备耗竭；②微丝功能障碍；③水解酶的活化；④ROS 和 RNS 的生成。Ca^{2+} 激活生成 ROS 与 RNS 的酶的方式有三种：①Ca^{2+} 活化三羧酸循环中的脱氢酶加速氢产生，电子沿电子传递链流动形成 O_2^-·；②Ca^{2+} 激活的蛋白酶通过蛋白质水解使黄嘌呤脱氢酶转变为黄嘌呤氧化酶，其副产品是 O_2^- 和 HOOH；③神经元和内皮细胞表达 Ca^{2+} 激活的 NOS。NO·和 O_2^- 极高的反应性，这些自由基的共同产物是导致高反应性的氧化剂 $ONOO^-$ 的形成。且 $ONOO^-$ 能通过使高敏感性的 Mn-SOD（可清除 $ONOO^-$ 的前体 O_2^-）失活而增加其 $ONOO^-$ 的形成。$ONOO^-$ 能诱发 DNA 单链断裂，导致聚 ADP-核糖聚合酶（PARP）激活。作为修复机制的一部分，激活的 PARP 将来自 NAD^+ 的多个 ADP-核糖部分转移到核蛋白和 PARP 本身，NAD^+ 的消耗严重的危及 ATP 合成，而 NAD^+ 的再合成又消耗 ATP，因此由 $ONOO^-$ 引起的 DNA 损害的主要后果是细胞能量不足。细胞内高 Ca^{2+} 促进 ROS 与 RNS 的形成，而 ROS 与 RNS 使巯基依赖的 Ca^{2+} 泵发生氧化性失活，这反过来又加剧了高 Ca^{2+}。

3. ROS/RNS

氧化还原性反应物和过渡金属等外源化学物可直接生成 ROS 与 RNS。ROS 与 RNS 的过度产生可继发于细胞内高钙。ROS 与 RNS 也能消耗 ATP 储备，NO 是一种可逆的细胞色素氧化酶的抑制剂。NO^+（亚硝基鎓阳离子，一种 NO 的产物）使甘油醛-3-磷酸脱氢酶发生 *S*-亚硝酰化，因而使之失活，损害糖酵解作用，而 $ONOO^-$ 可与 Fe-S 中心反应使呼吸链复合物Ⅰ、Ⅱ、Ⅲ和顺乌头酸酶发生不可逆的失活。因此 NO 和 $ONOO^-$ 抑制细胞 ATP 合成。

三、修复和修复失控

（一）损伤的修复

1. 分子水平

DNA 分子与亲电子剂和自由基极易反应，但期间核 DNA 非常稳定。主要原因包括：一方面它被核蛋白包裹（只有在细胞分裂周期 DNA 复制期中的 DNA 双链才部分暴露），另一方面有多种修复机制（直接修复、切除修复、重组修复等）保证了细胞遗传物质的相对稳定。但线粒体 DNA（mtDNA）由于缺乏组蛋白的保护和有效修复机制，更容易受到损害。

蛋白巯基氧化可通过酶促还原而逆转，内源性还原剂有硫氧还蛋白（thioredoxin）和谷氧还蛋白（glutaredoxin），其活性中心含有两个氧化还原活性半胱氨酸。细胞内可溶性蛋白对各种物理或化学刺激都很敏感，容易变性。诱导热休克蛋白，作为伴侣蛋白能帮助新生蛋白折叠、蛋白细胞内运输、蛋白装配和降解、维持蛋白质构象。受损蛋白质消除可经：溶酶体蛋白质、ATP/泛素依赖性蛋白酶体、不依赖 ATP 的非溶酶体蛋白水解酶等。

过氧化脂质的修复，涉及一系列还原剂以及谷胱甘肽过氧化物酶和过氧化物还原酶，还需要 NADPH 的参与。

2. 细胞水平

机体中大多数组织中的受损死亡细胞可被存活细胞的分裂增殖替代。但因成熟神经元细胞已失去分裂增殖能力，故神经组织例外。当外周神经轴索损伤时，需依靠巨噬细胞和施万细胞（Schwann cell）修复。巨噬细胞吞噬清除细胞受损碎片后产生细胞因子和生长因子，并激活施万细胞增殖并从成髓鞘作用模式反分化为生长支持模式。所产生的神经增殖因子（NGF），可通过一系列过程使周围神经细胞得到修复；哺乳动物中枢神经系统轴索再生被糖蛋白（NI35，NI250）抑制，故中枢神经的损害是不可逆的。

3. 组织水平

凋亡是受损细胞的主动清除过程，而坏死细胞会引发炎症，加剧细胞损伤。凋亡亦可通过清除具有潜在突变的 DNA 受损细胞进而抑制肿瘤的形成。但细胞凋亡仅适用于具有细胞增殖能力的组织，神经元、心肌细胞和雄性精细胞若出现大量凋亡，即会导致器官功能缺陷。

组织由细胞与细胞外间质组成。组织元件通过穿膜蛋白相互锚定，钙黏蛋白（cadherin）可以黏附彼此相邻的细胞。间隙连接蛋白（connexin）通过间隙连接点在内部连接邻近细胞，整连蛋白（integrin）将细胞与细胞外间质连接。损伤组织的修复除了涉及丢失的细胞和细胞外间质的再生外，还涉及新形成元件的重新整合连接。细胞受到损伤后，损伤区域临近的细胞可迅速进入细胞分裂周期，通过有丝分裂取代受损的细胞。

组织损伤的副反应，包括炎症、急性期蛋白产生的变化，全身性反应如发热。

（二）修复失控

1. 炎症

炎症的形成标志为微环境改变及炎性细胞（巨噬细胞和粒细胞）的聚集。启动炎症反应主要依赖于巨噬细胞分泌的炎性细胞因子，如肿瘤坏死因子

(TNF)、白介素-1（IL-1）等，这些细胞因子刺激邻近基质细胞（如内皮细胞等）释放炎性介质，导致诱发局部微血管扩张并引起毛细血管渗漏。激活的内皮细胞也能通过释放趋化细胞因子（chemotactic cytokine）和脂质产物以及细胞黏附分子等，促进循环中白细胞在炎症区域的聚集。巨噬细胞和白细胞经呼吸氧化后再循环至损伤组织时，释放大量自由基和水解酶，损害临近的正常组织。在炎症组织中，自由基的产生涉及3种氧化酶的催化：NAD（P）H氧化酶、一氧化氮合酶（NOS）和髓过氧化物酶（MPO）。

2. 坏死

两种协同修复机制可以终止从细胞损伤到组织坏死的过程：一是细胞的凋亡与增生。受到损伤的细胞启动凋亡的过程，从而阻止损伤细胞的坏死及之后的炎症反应。另一个中止机制是临近受损细胞的正常细胞，在损伤发生后很快被启动分裂增殖过程，阻碍了毒作用的进一步发展。故早期细胞分裂增殖有助于损伤组织迅速和完全恢复并预防细胞坏死。

有效的修复是决定细胞损伤是否进一步发展为组织坏死的重要因素。接触低剂量毒物后，机体主要引起细胞凋亡和增殖；伴随着接触剂量的增加，机体修复的能力被细胞损伤程度超过，细胞损伤则进一步发展为组织坏死。三种修复能力的失效导致细胞坏死：①受损分子修复失效；②凋亡对损伤细胞的清除失效；③邻近细胞分裂替代受损细胞的机制失效。

3. 纤维化

纤维化是以异常成分在细胞外间质过量蓄积为特征的病理损害，亦是受损组织修复不良的一种特殊表现。细胞损伤后，启动急速增加的细胞增殖和细胞外间质生成，这种情况通常在损伤的组织重塑（改建）时终止。细胞间质的过度合成，受非实质性细胞所产生的细胞因子的控制。肝脏星形细胞及肺和皮肤成纤维细胞样细胞在纤维化的过程中起重要作用，这些细胞在细胞因子和生长因子作用下表型发生改变。TGF-β是起主要作用的因子，TGF-α和血小板生长因子也参与纤维化过程。

纤维化的不利影响包括：①瘢痕的收缩对实质性细胞和血管造成挤压；②基膜成分沉积于毛细血管内皮细胞和实质性细胞之间形成扩散屏障，造成组织细胞营养不良；③由于细胞外间质成分的增加，致使组织的柔韧性和弹性降低，影响心肺等脏器机械功能；④改变细胞外环境，通过跨膜蛋白和偶联的细胞内信号转导网络，影响细胞的极性、机动性及基因表达。

4. 化学致癌

化学致癌过程涉及各种修复机制的功能不足，主要包括以下情况。

（1）DNA修复失效　化学性和物理性因素对机体的损害通过两种方式诱发

细胞恶性转化，即遗传毒性机制和非遗传毒性机制。前者引起DNA损伤，其损伤后修复不全可通过DNA复制导致突变固定，同时通过原癌基因活化与抑癌基因失活最终形成肿瘤；后者通过增强遗传毒性致癌物的致癌作用、促进自发性转化细胞形成以及抑制细胞凋亡等途径诱发癌症，此类物质称为非遗传毒性致癌物（nongenotoxic carcinogens）。

（2）凋亡失效 通过细胞凋亡过程，机体可清除DNA损害的细胞和抵抗癌前细胞的克隆扩展。因此，抑制凋亡是有害的，它可促进突变和癌前细胞的克隆扩展。

（3）终止增生过程失效 有丝分裂活性的增高，通过增加突变概率、引起原癌基因过表达、启动细胞克隆扩展形成结节和肿瘤，并破坏细胞-细胞间通讯和细胞间黏附等机制，从而促进致癌。

参考文献

［1］ Fan A M，Change LW. Toxicology and Risk Assessment：Principles，Methods，and Applications. New York：Marcel Dekker Inc，1996：217-293.

［2］ Hayes A W. Principles and methods of toxicology（5th edition）. New York：Infoma Healthcare，2007：232-282.

［3］ 李寿棋．毒理学原理和方法．第2版．成都：四川大学出版社，2003.

［4］ 周宗灿．毒理学教程．第3版．北京：北京大学医学出版社，2006.

［5］ 孙志伟．毒理学基础．第7版．北京：人民卫生出版社，2017.

第三章
毒性作用影响因素

不同化学物对同一生物体产生的毒性作用不同，同一化学物对不同物种、品系、个体，或在不同环境和条件下诱导的毒性作用也存在明显差异。外源化学物或其代谢产物必须以具有生物学活性的形式到达靶器官或靶细胞，并达到有效的剂量或浓度、持续足够的时间，再通过与靶分子相互作用或改变其微环境才能产生毒效应。任何影响这一过程的因素都会影响化学物的毒性作用，主要有以下五个方面的影响因素：①化学物因素；②机体因素；③暴露因素；④环境因素；⑤化学物的联合作用。

第一节　化学物因素

各种化学物的生物学作用各异，这是由其固有特性所决定的。化学物的化学结构直接影响毒性作用的性质和大小，其理化性质可能影响生物转运和转化，而其剂型、纯度和杂质等因素也会影响其毒性。

一、化学结构

化学物的化学结构（chemical structure）决定毒物的化学活性和理化性质，是化学物毒性的物质基础，可直接影响毒性作用的性质和大小，化学结构的细微改变可能导致生物学效应的显著变化。研究化学物的化学结构与其毒性作用之间的关系，找出规律，有助于通过比较、开发高效低毒的新化学物，从分子水平上推测新化学物的毒性作用机理，预测新化学物的毒性效应和安全接触限量。化学结构和毒性的关系十分复杂，化学物的取代基团、异构体和立体构型、同系物的碳原子数和结构、饱和度等都与其毒性密切相关。

（一）取代基团对毒性作用的影响

取代基团不同，化学物的毒性可能不同。苯具有麻醉作用和抑制造血机能的作用，当苯环中的氢被甲基取代后（成为甲苯或二甲苯）抑制造血机能的作用不明显但麻醉作用大于苯；被氨基取代后，有形成高铁血红蛋白的作用；而被硝基

（硝基苯）或卤素取代（卤代苯）后，具有肝毒性。烷烃类的氢被卤素取代时，分子的极化程度增强，更容易与酶系统结合，使毒性增加，其毒性一般按照氟、氯、溴、碘的顺序增强，且取代基愈多，毒性愈大，如 CCl_4＞$CHCl_3$＞CH_2Cl_2＞CH_3Cl。

取代基团的位置不同，化学物的毒性可能不同。一般情况下，带两个基团的苯环化合物的毒性对位＞邻位＞间位，分子对称的＞不对称的。如 1,2-二氯甲醚＞1,1-二氯甲醚；三邻甲苯磷酸酯（TOCP）可导致迟发型神经毒性，但当邻位的甲基转到对位，则失去迟发型神经毒性。但也有例外，如邻硝基苯酚的毒性大于其对位异构体。

（二）异构体和立体构型对毒性作用的影响

分子的空间结构影响生物学效应，如有七种同分异构体的六六六，常用的有α、β、γ和δ等：γ、δ-六六六急性毒性强；β-六六六慢性毒性大；α、γ-六六六对中枢神经系统有很强的兴奋作用；β、δ-六六六则对中枢神经系统有抑制作用。

许多化学物同素异构体存在手征性（chirality），可能含有一个或多个手性中心，因此有两种镜像分子，即立体异构体和对映体。对映体构型的右旋（*R*）和左旋（*S*），对于生物转化和转运都有一定影响，从而影响其毒性。如反应停的 *S*(－) 镜像物比 *R*(＋) 镜像物有更强的胚胎毒性。

化学物的手征性对生物转化的影响主要体现在 3 个方面：①对映体结构影响生物转化反应的位置。丁呋洛尔（bufuralol）作为（＋）体时在 1′位发生羟化，而（－）体时在 4 位或 6 位发生羟化，当进一步发生葡糖醛酸结合时，仅能对（＋）体的 1′位羟化物产生反应。②某些化学物的生物转化存在立体结构的选择性，即一种立体异构体的生物转化速度较其对映体要快。如：苯并［*a*］芘的代谢产物 7,8 二氢二醇-9,10 环氧化物有四种立体异构体，其差别只表现在环氧基团或羟基基团是位于苯并［*a*］芘分子平面的上面或下面。但其中只有（＋)-苯并［*a*］芘 7,8 二氢二醇-9,10 环氧化物有明显的致癌性。③有些外源化学物可经生物转化使对映体从一种构型转变成另一种构型，甚至消失其手征性。如布洛芬（ibuprofen）可经生物转化由 *R*-构型转变为药效更高的 *S*-构型。

化学物的手征性对生物转运也有一定影响。如：L-多巴比 D-多巴更容易从胃肠道吸收；心得安的 *S* 镜像物选择性地储藏在某些组织如心脏的肾上腺素能神经末梢中；特布他林（terbutaline）的（＋）对映体经肾脏排出为（－）对映体的 1.8 倍。

（三）同系物的碳原子数和结构对毒性作用的影响

烷、醇、酮等碳氢化合物与其同系物相比，碳原子数越多则毒性越大（甲醇和甲醛除外），但当碳原子数超过一定限度（7～9 个），其毒性反而下降。如饱和脂肪烃甲烷和乙烷是惰性气体，仅在高浓度时引起单纯窒息作用；直链饱和烃多具有麻醉作用，从丙烷起随着碳原子数的增多其麻醉作用逐渐增强，脂溶性随着碳原子数的增多而增加，但超过 9 个碳原子后，可能由于水溶性下降，不利于经水相转运，在机体内易滞留于最先遇到的脂肪组织而不易到达靶组织，对人体产生麻醉作用的危险反而逐渐降低。而对 ω-氟羧酸系列的比较毒性研究表明，分子为偶数碳原子的毒性大，奇数碳原子的毒性小。

另外，同系物当碳原子数相同时，直链化合物毒性大于异构体，成环化合物毒性大于不成环化合物。如直链烷烃的麻醉作用大于其同分异构体：庚烷＞异庚烷，正己烷＞新己烷；环烷烃的麻醉作用大于开链烃：环戊烷＞戊烷。一般而言，碳原子数相同时分子中不饱和键增加，其毒性增强。如二碳烃类的麻醉作用：乙炔＞乙烯＞乙烷，氯乙烯＞氯乙烷。

（四）化学物结构与营养物和内源性物质的相似性

主动转运特异的载体系统通常是为氨基酸、必需营养物、前体或内源性分子及其类似物服务的，但某些营养物和内源性物质的类似物可借助这些特异的载体系统被机体吸收。如铬和锰通过铁转运机制吸收；铅在肠道经由钙转运系统主动吸收；尿嘧啶类似物抗癌药物 5-氟尿嘧啶被嘧啶转运系统携带。

二、理化性质

化学物的脂/水分配系数、分子量和颗粒大小、相对密度、挥发性、电离度和荷电性等理化性质可影响其在体内的吸收、分布、蓄积、代谢和排泄，以及在靶器官中的浓度，从而影响毒性作用的性质和大小。

（一）脂/水分配系数对毒性作用的影响

脂/水分配系数（lipid/water partition coefficient）是化学物在脂相（油相）和水相中的溶解分配率达到动态平衡时的平衡系数。化学物的脂/水分配系数越大，则易溶于脂，反之易溶于水，呈现出化学物的亲脂性或亲水性。

非解离、无极性的化学物脂/水分配系数较大，脂溶性高，易以简单扩散的方式通过脂质双分子层，易在脂肪组织中蓄积（如 DDT）或易通过血脑屏障侵犯神经系统（如四乙基铅）。但脂溶性极大的化学物不利于经水相转运，故不易排泄，多需要经生物转化成水溶性代谢产物才能排泄。

含有离子化基团的化学物在生理条件下通常具有较高水溶性，不易通过膜吸收，而较易随尿排出体外。一般而言，化学物的水溶性越大则毒性愈大。如砒霜（As_2O_3）在水中的溶解度是雄黄（As_2S_3）的 3 万倍，其毒性远远大于雄黄。铅化物在体液中的溶解度与其毒性呈正比，为一氧化铅＞金属铅＞硫酸铅＞碳酸铅。气态化学物的水溶性可影响其在呼吸道的作用部位，如氯气和氨气等易溶于水的刺激性气体主要溶解于上呼吸道表皮上覆盖的水性黏液，引起局部刺激和损害作用；而不易溶于水的二氧化氮（NO_2）则可深入到肺泡，引起肺水肿。

（二）分子量、颗粒和相对密度对毒性作用的影响

分子量较小（＜200）的亲水性分子如乙醇或尿素能经膜孔（直径为0.4nm）以滤过方式通过膜。而离子化合物，甚至小离子（如钠）因其在水性环境中形成大于正常膜孔的水合物而不能通过。

粉尘、烟、雾等气溶胶，其毒性与粒径大小有关。化学物粒径的大小与分散度成反比，分散度越大粒径越小，其比表面积越大，生物活性越强。如一些金属烟的生物活性大，可与呼吸道上皮细胞或细菌等蛋白作用，引起金属热。气溶胶分散度的大小还可影响其进入呼吸道的深度和溶解度，决定毒物的沉积部位和被呼吸道清除的机制和速率。经口摄入的悬浮物颗粒大小对其毒性也会产生影响。一般情况下颗粒物的溶解度与粒径呈反比，颗粒越大越难以吸收，毒性相对较小。如粉末状的砷化物较颗粒状的砷化物毒性更大。这提示我们，经口染毒时需保证悬浮物粒径大小一致。

外源化学物的相对密度在特定情况下对毒性有重要影响。如在沼气池、地窖、地沟等长期空气不流通的密闭空间，有毒气体可能因相对密度不同而分层，导致中毒事故。又如化学性火灾的有毒烟雾相对密度较轻，应匍匐逃生。

（三）挥发性和稳定性对毒性作用的影响

在常温下挥发性大的液态化学物易形成较大的蒸气压，易于经呼吸道和皮肤吸收，如汽油、四氯化碳等。有些毒物的绝对半数致死剂量或浓度（LD_{50} 或 LC_{50}）相同，但因其挥发性不同，实际毒性不同。如苯与苯乙烯的 LC_{50} 均为45mg/L左右，但苯的挥发性较苯乙烯大11倍，故其经呼吸道吸入的危害性远大于苯乙烯。而易经皮吸收的液态化学物则相反，挥发性强的液态化学物因接触时间较短，比挥发性弱且黏稠不易祛除的液态化学物的危害性小。

毒物在使用情况下不稳定也可影响其毒性，如有机磷酸酯杀虫剂库马福司在储存中形成的分解产物能增加其毒性作用。因此，在进行毒理学实验研究之前，应获得使用情况下外源化学物挥发性和稳定性资料。

（四）气态物质的血/气分配系数对毒性作用的影响

气态物质到达肺泡后，主要经简单扩散透过呼吸膜而进入血液。当呼吸膜两侧气体分压达到动态平衡时，其在血液中的浓度和肺泡气中的浓度之比称为血/气分配系数（blood/gas partition coefficient），该系数越大气态物质越易通过简单扩散跨呼吸膜吸收入血。如乙醇、乙醚、二硫化碳和乙烯的血/气分配系数相应为1300、15、5和0.4，乙醇远比其他三种物质易被吸收。

（五）电离度和荷电性对毒性作用的影响

电离度即化学物的 pK_a 值。许多外源化学物是弱有机酸或有机碱，在溶液中以非电离或电离形式存在。当化学物呈解离状态时，通常脂溶性较低，难以通过膜的脂质双分子层；而非电离态的弱有机酸或有机碱具有一定的脂溶性，易透过膜被胃肠道吸收，且其转运速率与其脂溶性大小呈正相关。因此，弱有机酸或弱有机碱通常在不带电荷或非电离状态时才能以被动扩散的方式通过生物膜。

解离常数 pK_a 值不同的化学物在 pH 不同的局部环境中电离度不同，因此其脂/水分配系数和离子化程度也不同，进而影响其跨膜转运。如在酸性条件下弱酸主要呈非离子化，而弱碱主要呈离子化，故有机酸更容易从酸性环境跨膜转运，而有机碱更容易从碱性环境跨膜转运。值得注意的是，化学结构和电离度相似的化学物可能有明显不同的脂/水分配系数。如戊硫代巴比妥和戊巴比妥在结构和电离度上很相似，但因亲脂性不同而致其在体内的分布也不尽相同。

三、纯度

在化学物的毒性研究中，所用样品的化学成分通常会影响其结果。评价化学物的毒性应尽可能采用纯品。但实际工作中，受检样品中常含有不纯物，包括原料、杂质、副产品、溶剂、赋形剂、稳定剂和着色剂等。这些不纯物可影响受检化学物的毒性，其中存在的杂质毒性甚至比受检化学物的毒性还要高，从而影响对受检化学物毒性的正确评价。例如早期对除草剂 2,4,5-T 进行毒性评价时，由于样本中含有相当量（30mg/kg）的剧毒杂质二噁英（TCDD），其急性经口 LD_{50}（雌大鼠）仅为 2,4,5-T 的万分之一，而致胚胎毒性的剂量相当于 2,4,5-T 经口 LD_{50}（雌大鼠）的 400 万分之一。即 2,4,5-T 的毒性评价结果均为 TCDD 所致。因此，评价外源化学物的毒性时应尽可能明确受检化学物的组成成分及比例，以提高评价的准确性。

第二节　机体因素

毒性作用是外源化学物与机体相互作用的结果，机体自身的多种因素可影响毒物的毒性。某些外源化学物在相同剂量及接触条件下作用于人或动物，个体之间的反应可从无到出现严重损伤甚至死亡，即使在双生子之间亦不例外。

目前认为影响外源化学物毒性的主要机体因素包括：①解剖结构、生理和生化的差异；②代谢转化的差异；③代谢酶的遗传多态性；④修复能力的差异；⑤受体的个体差异；⑥机体其他因素。

一、物种、品系差异对毒性作用的影响

个体和动物的不同种属、品系，对同一化学物的毒性作用有量和质的差异。了解和比较其差异具有重要的毒理学意义。一方面，实验动物和人之间有许多生理学和解剖的类似性，为毒理学评价选择使用动物提供了依据；另一方面，人几乎能够进行其他哺乳动物能进行的所有代谢转化，并且在酶的存在和缺乏方面未显示出特别差异，因此，毒理学研究中可将试验动物结果外推到人。物种和品系的正确选择，对切合实际地评价外源化学物对人类的毒性至关重要。

（一）解剖结构、生理与生化的差异

不同物种的动物因基因组不同，解剖、生理、转运和转化过程均存在明显差异。例如肝脏分叶：人为 5 叶、狗 7 叶、兔 5 叶、大鼠 6 叶、小鼠 4 叶，且大鼠无胆囊。体细胞染色体的数目：人为 46 个、狗 78 个，兔 44 个，大鼠 42 个，小鼠 40 个。将人心脏每分钟输出量占总血量的比值设为 1，则小鼠为 20，故化学物从小鼠血浆中清除的半衰期较人短，相同剂量的化学物对人体的作用时间比小鼠长，这可以部分解释为何人比小鼠对某些毒物更敏感。人每天的尿量（mL/kg BW）为 9～29，狗为 20～100，猫为 10～20，兔为 50～75，大鼠为 150～300，可见大鼠的排尿速度比人快一个数量级，因此经尿排出外源化学物也较人快，如羟甲乙二醛双丙脒腙的排出率大鼠为 65%，人为 25%，可能与此差异有关。

（二）代谢转化的差异

代谢转化的差异是影响化学物毒性的主要因素。代谢酶在量上的差异意味着占优势的代谢途径不同，可导致毒性反应的不同。

解毒机制的差异也可影响外源化学物的毒性作用。如苯胺在猪和狗体内转化为毒性较强的邻氨基苯酚，而在兔体内则生成毒性较低的对氨基苯酚；乙二醇氧化代谢生成草酸和 CO_2 的代谢速率在不同的动物中不同，猫＞大鼠＞兔，其毒性反应也依此递减。

生物活化作用的不同是毒性作用不同的另一个重要原因。如 *β*-萘胺经细胞色素 P4501A2 催化生成相应的 *N*-羟胺。*N*-羟胺被胞质 *N*-乙酰基转移酶转变成高度不稳定的 *N*-乙酰氧萘胺，后者降解成高度反应性的芳基氮宾离子（arylnitrenium）。*β*-萘胺在人体内能迅速有效催化 *N*-乙酰化，狗虽然缺乏胞质 *N*-乙酰基转移酶，但在微粒体 *N*,*O*-乙酰基转移酶和细菌脱乙酰酶的催化下，狗能够进行上述活化作用，而大鼠是慢乙酰化，因此，*β*-萘胺是人和狗较强的膀胱致癌物，对大鼠则不是。

鉴于物种间解剖结构、生理和生化的不同都取决于物种间基因组的差异，对人和动物结构基因组和功能基因组进行比较研究，有助于更深入了解物种间差异对毒性作用的影响，并有利于将实验动物结果应用于人类。

二、个体间的遗传学差异对毒性作用的影响

由于个体间微小的遗传差异，即使在同一物种之间，不同个体对化学物的反应也可存在明显差异。目前认为，遗传多态现象是引起个体毒性作用差异或疾病风险增高的主要原因之一。另外，个体的修复能力和受体与毒性作用关系密切，其对毒性作用的影响也越来越受到重视。

（一）代谢酶的遗传多态性

代谢酶的多态性是指一个基因座位的最常见的等位基因频率不超过 0.99，这个基因即具有多态性。它表明在群体中大于1%的部分存在各自不同的等位基因形式，它们的基因产物或多或少有显著不同的特性。酶的多态性是引起个体间化学物代谢差异的主要原因。目前研究较多的具有多态性的代谢酶有细胞色素P450 酶类（CYP）、环氧化物水解酶（EH）、谷胱甘肽硫转移酶（GST）、*N*-乙酰基转移酶（NAT）、葡萄糖-6-磷酸脱氢酶（G-6-PD）和尿苷二磷酸葡萄糖醛酸转移酶（UGT）等。

1. Ⅰ相酶

外源化学物进入机体后需经Ⅰ相酶如细胞色素 P450 代谢转化后产生作用。细胞色素 P450 简称为 P450 或 CYPs，是微粒体上的一组酶，广泛分布于动植物界，是生物转化中最重要的代谢酶。CYPs 具有遗传多态性，同一种属个体的不同器官组织，甚至细胞内不同亚细胞结构中，其含量、活性和功能都有很大的差异。如在我国人群中，降压药物异喹胍的羟化酶 CYP2D6 极快代谢型（ultrarapid metabolism，UM）占 35.83%、快代谢型（extensive metabolism，EM）占 63.33%、慢代谢型（poor metabolism，PM）占 0.8%，而高加索人中有 5%～10%是 PM。PM 的第 22 条染色体上的 CYP2D6 基因发生了突变或缺失造成 CYP2D6 缺乏正常功能。PM 个体使用冠心平（氯贝丁酯）后 50%的个体可能发生外周神经疾病，且对心律平（普罗帕酮）的毒副作用更敏感。又如，人的 *CYP*1*A*1 基因表达产物芳烃羟化酶（AHH）*CYP*1*A*1 主要催化多环芳烃（PAH）羟化成酚类及环氧化物，并进一步转化成为终致癌物。*CYP*1*A*1 有三种 3′端 *Msp* Ⅰ 多态：*CYP*1*A*1 * 2*A*、*CYP*1*A*1 * 2*B* 和 *CYP*1*A*1 * 2*C*，其分布有种族和地区差异。有报道日本人中 *CYP*1*A*1 * 2*A* 占 44%，*CYP*1*A*1 * 2*B* 占 45%，*CYP*1*A*1 * 2*C* 占 11%。而肺癌患者 *CYP*1*A*1 * 2*C* 占 22%，是正常对照组的 2 倍，其肺癌易感性的相对危险性比 *CYP*1*A*1 * 2*B* 高 7.31 倍。

2. Ⅱ相酶

谷胱甘肽硫转移酶（GST）是体内重要的Ⅱ相解毒酶之一，其 *M*1、*M*3、*P*1、*T*1、*T*2、*O*1、*O*2 和 *Z*1 亚型存在基因多态性。目前认为 GST 的 *M*1、*T*1 和 *P*1 等基因多态性与多种疾病的易感性有关。如 *GSTM*1 基因型缺失的个体，不能表达 *GSTM*1，缺乏 GSTM1 酶活性，对外来化学物的解毒能力降低或消失。GSTT1 与 GSTM1 为同工酶，也具有不能表达 GSTT1 酶活力的缺失基因型。有报道 *GSTM*1 和 *GSTT*1 基因缺失的个体患肺癌、胃癌、结肠癌和膀胱癌等的易感性增加。*GSTP*1 基因有两个多态位点，其中 *GSTP*1 Ala 114 Val 的多态性对酶活性无明显影响，*GSTP*1 Ile 105 Val 的多态性与肺癌、大肠癌和膀胱癌等的易感性有关。

葡萄糖-6-磷酸脱氢酶（G-6-PD）也是一种重要的Ⅱ相解毒酶，具有明显的个体差异。在正常个体，氧化型谷胱甘肽被谷胱甘肽还原酶转换成还原型的反应依赖于 G-6-PD，该酶缺乏或活性低下可导致红细胞中的还原型谷胱甘肽浓度低，氧化性物质易损伤血红蛋白而发生溶血性贫血。在地中海地区的意大利和希腊的白人，以及来自库尔德斯坦的葡萄牙和西班牙犹太人中有 53％存在 G-6-PD 缺乏或活性低下，而在美洲和非洲的黑人中为 5％～10％，我国广东为 8.6％，新加坡华裔为 2.5％。G-6-PD 缺乏或活性低下的人群在接触苯肼、皂角苷萘以及服用伯氨喹类药物后易发生溶血性贫血。摄入能够以相似的方式损害血红蛋白的蚕豆也会引起溶血性贫血，因此该综合征也被称为蚕豆病。

（二）修复能力的个体差异

机体所有的组织、细胞和大分子对化学毒物所致损害都有其相应的修复机制。这些修复过程有各种酶参与，修复酶也有多态性，造成个体对化学物毒性作用损害的修复功能出现明显差异。

着色性干皮病（XP）是修复功能缺陷对毒性作用影响的典型例子。XP 是一种常染色体隐性遗传病，患者有 DNA 损伤的切除修复、光修复和复制后修复缺陷，对紫外线和某些化学物引起的 DNA 损伤敏感，可出现严重的皮肤灼伤、神经系统损伤，甚至皮肤癌高发。人群中 XP 纯合子十分罕见，但杂合子较常见，发病率大约为 1/300。有报道 XP 纯合子对致癌原作用的敏感性比正常人高 100 倍，杂合子比正常人高 5 倍。

O^6-甲基鸟嘌呤-DNA-甲基转移酶（MGMT）是体内一种高效的 DNA 修复酶，能够将 O^6-烷基鸟嘌呤上的烷化基团转移到自身胱氨酸的残基上，使 DNA 上损伤的鸟嘌呤复原。该酶具有明显的组织差异和个体差异，如在肝脏中的活性是 0.34～1.09pmol/mg 蛋白，在脑中的活性为 0.07～0.1pmol/mg 蛋白；一些对烷化剂敏感的瘤株，MGMT 活性会降低或消失。另有研究显示，*MGMT* 基因多态性与食管癌、肺癌等的易感性有关。

聚（二磷酸腺苷一核糖）多聚酶（PARP）是另一类参与DNA断裂的修复酶，它可能是氧化损伤的一种重要修复形式。研究发现，*PARP*-1基因存在多个单核苷酸多态性位点，其多态性被认为与胃癌、肺癌、妇科肿瘤等的易感性有关。

（三）受体的个体差异

生物膜上的受体蛋白，可以敏感地、高度特异性地识别并结合不同的化学物，传导信息，引起正常或异常的机体变化，影响内源化学物的生物活性，它本身也可成为毒性作用的靶分子。在不同个体、不同的生理状态下，受体在细胞表面的分布和数量存在差异，且受体也可出现变异型，致其生物活性发生变化，从而影响机体对相应外源化学物的反应。如有些患者使用卤烷类及琥珀酰胆碱等麻醉剂后出现高热，代谢急剧升高，肌肉僵硬，死亡率高。20世纪90年代初才发现这种病的出现是由于骨骼肌钙释放通道受体的缺陷所致，正常受体内氨基酸序列上的精氨酸变成了半胱氨酸。又如二噁英（TCDD）是一类通过活化受体起作用的物质，它可以结合到Ah受体上使之活化。Ah受体活化后，与转录因子（Ah受体转运蛋白）形成异种二聚体，这种三元复合物能够结合到DNA的调控序列上，使某些与化学物的代谢活化有关的蛋白表达发生改变；TCDD毒性作用的大小还与其结合Ah受体的数量有关。

三、机体其他因素对毒性作用的影响

机体的健康状况、免疫状态、年龄、性别、营养状况和生活方式等因素可对外源化学物的毒性作用产生不同程度的影响。

（一）健康与免疫状态

一般情况下，机体处于非健康状态往往会加重外源化学物对其产生的损害作用。如感冒引起的应激能增加芳香族的羟基化作用；呼吸道疾病（如哮喘）可使患者对空气污染物（如SO_2）更敏感；内分泌失调能改变机体对毒作用的敏感性，如甲状腺功能亢进、高胰岛素血症、肾上腺切除等。另如肝脏作为外源化学物在体内代谢最重要的器官，若有肝脏疾患，可减弱其对化学物的代谢，致使化学物在血浆中的半衰期延长。肾脏作为重要的排泄器官，若出现功能下降或衰竭，亦可延长许多外源化学物的排泄半衰期，进而影响药效和毒效。

免疫状态对某些外源化学物的毒性作用有直接影响，过低或过高都可能带来不良的后果。如患免疫缺陷病的患者易受化学物的侵害；而过敏性反应可出现于接触多种药物或金属化学物时，主要见于少数敏感者，最好能在接触这类致敏物前发现这类敏感者，以便及时采取适当的措施。

（二）年龄

年龄影响机体对化学物的生物转运过程。新生儿和老年人胃酸分泌较少，因此可改变某些外源性化学物或药物的吸收，如对青霉素的吸收增加，而对对乙酰氨基酚的吸收减少。有研究显示，幼儿肠道对铅的吸收能力为正常成年人的4～5倍，对镉的吸收能力为正常成年人的20倍，此可能与乳汁蛋白和金属结合促进其吸收有关。新生儿身体总含水量最多并随年龄的增加而逐渐减少，此可明显影响水溶性化学物质的分布。新生儿由于血脑屏障发育不完善，对吗啡等中枢神经系统毒性作用较敏感。新生儿和老年人肾小球滤过作用和肾小管分泌均较低，其结果是减少外源化学物从身体内清除，延长接触时间，在慢性给药时导致蓄积毒性增加。

年龄是导致机体代谢能力差异明显的重要因素。现有资料表明，幼年动物对许多毒物均有较强敏感性，其敏感性为成年动物的1.5～10倍，主要原因是缺乏各种解毒酶系统。如一次给予10mg/kg环己烯巴比妥后，1日龄小鼠的睡眠时间超过360min，而21日龄小鼠则为27min。但发育过程中不仅解毒酶活性低，活化酶活性也低，因此并不是所有化学物对幼年动物的毒性都大，也有毒性低于成年动物的，如有报道DDT对新生大鼠的半数致死量是成年大鼠的20倍以上。老年动物对某些化学物的代谢能力较正常成年动物低，如老年大鼠肝、肾中葡萄糖-6-磷酸酶、线粒体细胞色素还原酶等的活性下降，导致老年个体对化学物较敏感。

（三）性别

一般情况下，雌雄两性动物对化学物的反应总体相似，但有些化学物毒性作用存在性别差异，成年雌性动物对化学物的敏感性多高于雄性，但也有例外。

通常雄性动物代谢化学物的速率比雌性动物快，如环己烯巴比妥的生物半衰期在雌性大鼠中比在雄性大鼠中长得多，诱导的睡眠时间也比雄性大鼠长；1-萘酚的葡萄糖醛酸结合、磺胺的乙酰化在雄性中都比雌性大鼠更强。因此，一般经过代谢活化的化学物对雄性动物的毒性作用增强，而通过代谢解毒的化学物对雄性动物的毒性作用降低。如经代谢解毒的有机磷化学物巴拉松对雌性大鼠的毒性作用是雄性的2倍；普鲁卡因碱在雄性大鼠中被更多地水解而使其毒性作用降低。

代谢的性别差异与性激素密切相关，因此性别差异通常表现在动物性发育成熟开始，直至老年期。三氯甲烷对小鼠的肾毒性具有典型的性别差异，雄性小鼠明显比雌性对三氯甲烷敏感，阉割雄性小鼠能消除这种差异，随后给予雄激素又可恢复性别差异。

另外，排泄的性别差异可影响机体对外源化学物的毒性反应。如食品添加剂丁基羟基甲苯在雄性大鼠中主要经尿排出，而雌性大鼠则主要经胆汁（粪便）排泄；雄性大鼠对工业化学物2,4-二硝基甲苯的致肝癌作用比雌性大鼠更敏感，是由于在雄性中葡萄糖醛酸结合物更多由胆汁排泄，随后在肠道被解离、还原后再吸收，而此被还原的代谢产物导致肝癌发生。

（四）营养状况与生活方式

营养状况对许多化学物的生物利用度均有较强的影响，如机体缺铁能增强镉的胃肠道吸收，血清铁蛋白水平较低的人群对镉的吸收是正常人群的2倍。饮食生活方式的不同能改变机体对毒物的代谢、机体生理或生化功能以及营养状态，进而影响化学物的毒性作用。因此合理营养和合理膳食至关重要。在毒理学动物实验中，若实验动物缺乏营养素，易患疾病并影响研究结果，故实验中要保证动物的营养素供给完全且充足。

蛋白质缺乏可影响外源化学物在体内的代谢。研究显示，喂饲含5%蛋白饲料与含20%蛋白饲料的动物相比，前者微粒体蛋白质的水平较低，酶活性显著丧失。给予低蛋白质饮食后白蛋白的血浆水平减少，可显著增加非结合化学物的血浆水平，从而增加毒性。

脂肪酸缺乏可降低微粒体酶的水平和活性，使乙基吗啡、环己烯巴比妥和苯胺的代谢减少，可能原因是脂类为细胞色素P450必需的营养素。

矿物质和维生素缺乏也容易降低外源化学物的代谢。矿物质（钙、铜、镁和锌等）缺乏可降低细胞色素P450催化的氧化还原反应，降低其生物转化活性，恢复矿物质摄入水平后，细胞色素P450活性可恢复到生理水平。维生素C、维生素E、B族维生素复合物可直接或间接参与细胞色素P450系统的调节，其缺乏可降低外源化学物的生物转化速率；维生素A缺乏可影响内质网的结构，使混合功能氧化酶活性受损。

饥饿或饮食改变可能减少必要的辅助因子，如Ⅱ相结合反应必需的硫酸盐可能容易被耗损。动物整夜禁食可增加对乙酰氨基酚和溴苯的肝毒性，可能原因是正常水平的谷胱甘肽50%被消耗，导致这些化学物解毒作用所需的谷胱甘肽不足。

近年来，吸烟、酗酒、作息不规律等不良生活方式对健康的影响受到重视。具有这些生活习惯的人在接触某些毒物时对某些毒性作用的敏感性可能增加。另外，社会及心理因素、精神因素等对外源化学物的毒性作用也有一定影响。

第三节　暴露因素

外源性化学物的剂量和暴露特征（暴露途径、暴露持续时间、暴露频率等）

与化学物对机体的毒性作用大小密切相关。

一、暴露剂量与内剂量

剂量是决定外源性化学物对机体是否产生毒性作用的重要因素，任何物质在达到一定剂量或浓度时都可能产生毒性作用。如人们生活生产过程中所必需的水，在正常情况下一般不会出现任何急性或慢性毒性作用，但如果一次性摄入过多的水也可能会引起机体组织或细胞水肿，产生明显的毒性作用。又如脂溶性维生素和药物在正常用量下对防治疾病有益，过量则可造成中毒。另一方面，一些具有较强毒性的物质在极低剂量或浓度下也可能不对机体产生毒性作用甚至为机体正常代谢所必需。如铬、氟等化学元素具有一定毒性，其含量过高会导致机体出现各类疾病（癌症、氟骨症等），然而两者又是机体维持正常功能所必需的微量元素，对机体的新陈代谢等具有重要作用。

外源化学物对机体毒性作用的性质和强度直接取决于其在靶器官中的剂量（内剂量），一般而言，暴露剂量越大，内剂量也越大，所引起的毒性作用也越强（详见第二章）。化学物在高剂量或低剂量时，其代谢特征可能不同。如高剂量化学物往往使正常解毒/代谢途径饱和而产生在低剂量时不会产生的有害作用。高剂量可能诱导更多的酶、生理变化以及剂量有关的病理学变化。

二、暴露途径

外源化学物的暴露途径不同，其吸收速度和吸收率可能不同，从而影响化学物的毒性作用。如经口给药时，外源化学物在胃肠道吸收后经门静脉系统到达肝脏而被代谢称为首过效应（first pass elimination），在肝脏的代谢结果（活化或解毒）将造成其与预期毒性的差异（增毒或减毒效应）；静脉注射时，外源化学物因直接进入血流，通常引起最大的效应和最迅速的反应。一般认为，化学物暴露途径的吸收速度和毒性大小的顺序是：静脉注射≈吸入＞腹腔注射≥肌内注射＞皮下注射＞皮内注射＞经口＞经皮。但也有例外，如农药久效磷对小鼠进行腹腔注射与经口暴露的毒性基本一致，前者 LD_{50} 为 5.37mg/kg，后者为 5.46mg/kg，表明久效磷经口吸收速度较快，且吸收完全。大鼠经口给予氨基氰的 LD_{50} 为 210mg/kg，经皮 LD_{50} 为 84mg/kg，经口毒性反而比经皮毒性低，可能与氨基氰在胃内可被胃酸作用迅速转化，吸收后先到达肝脏被较快降解有关。又如硝酸盐经口染毒后可在胃肠道中还原为亚硝酸盐，从而引起高铁血红蛋白血症，而静脉注射则无此毒性作用。

化学物不同暴露途径的急性毒性参考值比较常可提供其吸收程度的有用资料。如经口或经皮给药的致死量与静脉注射给药的致死量相似时，可推测该化学物容易被快速吸收；相反，若经皮给药的致死量比经口致死量高几个数量级，则提示皮肤可有效阻挡机体对化学物的吸收。

三、暴露持续时间

根据机体暴露于外源化学物的持续时间，可将染毒分为四类：急性染毒、亚急性染毒、亚慢性染毒和慢性染毒。许多外源化学物，急性大剂量染毒与较长时间低剂量染毒的毒性作用表现往往不同。如苯的原发急性毒性显示中枢神经系统抑制，但重复慢性暴露可导致骨髓毒性，如再生障碍性贫血和白血病；无机砷的急性毒性常导致胃肠系统和神经系统的损伤，而慢性砷暴露往往引起典型的皮肤病变及脏器损害。

四、暴露频率

一定剂量的外源化学物，一次全部给予机体时可能引起严重中毒，若分几次给予可能只引起轻微的毒性作用，甚至不引起毒性作用，这主要取决于两次染毒间隔时间、该外源化学物排出速率和已造成损伤的修复能力。任何重复染毒，毒效应的产生可能完全依赖于染毒的频率和剂量而非染毒的持续时间。如果化学物在体内蓄积（暴露频率间隔时间短于其生物半衰期），可引起严重的毒性作用；若机体对毒性损害恢复的间隔时间不够，则可能发生慢性毒性作用。

五、溶剂与助溶剂

溶剂或助溶剂在毒理学实验中常用于溶解或稀释外源化学物，其对化学物毒性的影响不可忽略。

原则上，受试物所选溶剂或助溶剂应该无毒，不与受试物发生反应，不影响受试物的毒性，且受试物在溶剂或助溶剂中应稳定。目前常用的溶剂有水（蒸馏水）、生理盐水、植物油（玉米油、菜籽油）、二甲基亚砜（DMSO）等。常用的助溶剂有吐温-80（Tween-80），但其对某些化学物的吸收速度有影响，且有一定毒性。溶剂或助溶剂选择不当可加速或减缓毒物的吸收、排泄而影响其毒性作用。如分别采用油和水作为溶剂测试有机氯农药 DDT 的一般毒性作用，结果以油作为溶剂的 DDT 溶液对大鼠的 LD_{50} 为 150mg/kg，而以水作为溶剂的 DDT 溶液对大鼠的 LD_{50} 为 500mg/kg，提示油能促进 DDT 的吸收。

外源化学物的毒性作用受到化学物在溶剂或助溶剂中的浓度、溶剂或助溶剂与生物体和/或化学物之间相互作用的影响。一般在同等剂量情况下，浓溶液较稀溶液毒性作用强，如氰化钾和氰化钠，以 1.25％水溶液分别对 20 只小鼠灌胃染毒，前者死亡 9 只，后者死亡 2 只，而 5％水溶液灌胃染毒时，20 只小鼠中前者死亡 19 只，后者死亡 13 只。但也有例外，如 1,1-二氯乙烯原液的毒性不明显，稀释后肝毒性增强。

第四节　环境因素

生活或劳动环境的改变可影响外源化学物对机体的毒性作用，主要包括气温、气湿和气压等气象条件；噪声和辐射等；昼夜或季节节律；动物饲养条件。

一、气象因素

(一) 气温

环境温度可影响机体某些生理功能（通气、循环、体液、中间代谢等）及外源化学物的吸收、代谢和毒性作用。有人比较了 58 种化学物在不同环境温度(8℃、26℃和 36℃）中的大鼠 LD_{50}，结果表明 55 种化学物在 36℃高温环境下毒性作用最强，26℃环境下毒性作用最弱，引起代谢增加的外源化学物如五氯酚和 2,4-二硝基酚在 8℃毒性作用最弱，而引起体温下降的外源化学物如氯丙嗪在 8℃时毒性作用最强。一般在正常生理状况下，高温可引起动物皮肤毛细血管扩张，血循环和呼吸加快，胃液分泌减少，出汗增多，尿量减少，从而使经皮和经呼吸道吸收增加。

(二) 气湿

在高湿环境下，某些化学物如 HCl、HF、NO 和 H_2S 的刺激作用增强，而某些化学物可发生化学反应（如 SO_2，一部分可变成 SO_3 和 H_2SO_4）导致毒性作用增强。高气湿可造成冬季易散热，夏季不易散热，增加机体体温调节的负荷。当高气湿伴高温时，因汗液蒸发减少使皮肤角质层的水合作用增强，进一步增加经皮吸收的化学物的吸收速度，并因化学物易黏附于皮肤表面而延长暴露时间。

(三) 气压

通常情况下，由于气压变化不大故对外源化学物的毒性作用影响相对较小。但在特殊情况下，气压增高往往影响大气污染物的浓度，气压降低可致氧分压减小而增大 CO 的毒性作用。

二、噪声与辐射

噪声与辐射等物理因素与外源化学物共同作用于机体时，可影响该化学物对机体的毒性作用。如噪声可通过影响 2-萘胺的代谢增加其对大鼠的毒性作用强度；紫外线与某些致敏化学物的联合作用可引起严重的光感性皮炎；全身辐照可增强中枢神经系统兴奋剂的毒性作用，降低中枢神经系统抑制剂的毒性作用。

三、昼夜与季节节律

生物体的许多功能活动以24h或季节为单位表现出一贯性、周期性的波动，称为昼夜节律或季节节律。

外源化学物的毒性作用可因每日给药的时间不同而有差异。如夜行动物小鼠，下午2时给予苯巴比妥的睡眠时间最长，而清晨2时给药睡眠时间最短（约为下午2时给药的40%～60%）。人排出某些药物的速度亦有昼夜节律，如早上8时口服水杨酸，其排出速度慢，在体内停留时间最长；而晚上8时口服，排出速度快，在体内停留时间最短。给药季节不同对外源化学物的毒性作用影响有差异，如给予大鼠苯巴比妥盐，其睡眠时间以春季最长，秋季最短（只有春季的40%）。

昼夜节律变化可能受体内某种调节因素所控制，如切除肾上腺后的大鼠其昼夜节律变得不明显；也可能受进食、睡眠、光照、温度等外环境因素所调节，如动物处于24h光照下昼夜节律消失；大鼠对吸入二氯乙烯毒性的感受性有昼夜节律，这与肝脏谷胱甘肽浓度的昼夜节律有关，而谷胱甘肽浓度的昼夜节律又与喂饲活动有关。关于动物对外源化学物的毒性敏感性的季节差异，有学者认为此与动物冬眠反应或不同地理区域的气候有关。

四、动物饲养条件

外源化学物的毒性作用还受动物笼养形式、每笼动物数、垫料和其他因素的影响。如大鼠为群居性动物，单独笼养会使大鼠烦躁易怒、凶猛且具有攻击性。异丙基肾上腺素的急性毒性试验中观察到，单独笼养3w以上的大鼠，其急性毒性明显高于群养的大鼠。另外，观察到饲养于“密闭”笼（四壁和底为薄铁板）内的大鼠与饲养于“开放”笼（铁丝笼）中的大鼠相比，其对吗啡等物质的急性毒性低。为防止环境条件改变影响化学物的毒性作用，应把实验动物置于恒温、恒湿及人工昼夜环境中饲养。

第五节　化学物的联合作用

毒理学通常研究单一化学物对生物体的作用，通过研究得到生物体单独暴露于该化学物时的毒性作用特征。然而在生活和生产环境中，人类往往同时或先后暴露于来自多种环境介质中的不同化学物，多种外源化学物作用于机体所致的生物学效应十分复杂。毒理学将两种或两种以上的化学物同时或先后作用于生物体所引起的毒性作用称为联合作用（joint action）。

一、联合作用的方式

多种外源化学物所产生的联合作用，可分为在外环境和在体内进行两种主要方式。

(一) 外环境中进行的联合作用

该类联合作用指两种或两种以上外源化学物在进入机体前就发生相互作用而改变其作用性质和程度，产生增毒或减毒作用。如烟尘中的三氧化二铁、重金属锰等是二氧化硫氧化成硫酸的最好催化剂，其凝结在烟尘上形成硫酸雾，所产生的毒性作用比二氧化硫大 2 倍；而环境中酸碱共存时引起的酸碱中和作用可产生减毒作用。

(二) 在体内进行的联合作用

有害因素在体内进行的联合作用，往往是通过改变机体的功能状态或代谢能力来实现的。其可发生在毒物摄入、吸收、分布、代谢转化、排泄等多个过程中，或作用于同一靶器官而产生相互作用效应。

二、联合作用的类型

当前公认和普遍应用的联合作用分类仍是世界卫生组织（WHO）于 1981 年提出的分类法，即相加作用、独立作用、协同作用和拮抗作用。根据各化学物生物学活性是否相互影响，又将其分为非交互作用和交互作用。

(一) 非交互作用

非交互作用指两种或两种以上的化学物同时或先后作用于生物体，各化学物的毒性作用互不影响，可通过各化学物的暴露剂量或生物学效应总和直接推算其联合毒性作用。非交互作用包括相加作用（addition joint action）和独立作用（independent action）。

1. 相加作用

相加作用指两种或两种以上化学物各自以相似的方式和机制，作用于相同的靶点，但其毒性作用彼此互不影响，其对机体产生的毒性作用等于各化学物单独对机体产生效应的算术总和，也称为简单的相似作用或剂量相加作用。该联合作用中每个化学物都按各自的相对毒性作用和剂量比例对总毒性作用做出贡献，原则上不存在阈值。多数刺激性气体引起的呼吸道刺激作用，或同分异构物或结构类似物如多氯联苯和二噁英的联合毒性作用，多呈相加作用。

2. 独立作用

独立作用指两种或两种以上化学物，由于其作用模式和作用部位等不同，所引发的生物学效应彼此互不影响，表现出各自的毒性作用，也称为简单的独立作用、简单的不同作用或反应（效应）相加作用。如铅冶炼工人常同时暴露于铅和镉，铅主要损害神经、消化和血液系统，而镉主要损伤肾脏和骨骼，它们的联合毒性作用常表现为独立作用。若不区分产生效应的性质（如不同靶器官受损，不同质的有害效应），只关注出现效应的阳性率（如群体中的中毒或死亡率），则该联合作用也可表现为相加作用。

在机体实际的低剂量暴露中，相加作用和独立作用有很大差别。对于相加作用，各化学物低于无作用水平时也可发生联合毒性作用。而对于独立作用，当各化学物剂量低于无作用水平，即各化学物导致的反应为零时，总联合作用为零。针对低剂量的多重暴露，剂量相加可能导致严重的毒性作用。对于有线性剂量-反应关系的遗传毒性致癌物（假定不存在无作用水平，作用机制是“相似的”），独立作用和相加作用可得到相同的毒性作用。

（二）交互作用

交互作用指两种或两种以上外源化学物作用于机体后造成比预期的相加作用更强或更弱的联合效应，主要表现为协同作用（synergistic effect）和拮抗作用（antagonistic joint action）。但若一种化学物对某器官或系统并无毒性作用，而与另一种化学物同时或先后暴露时可增强或降低另一种化学物的毒性作用则被称为加强作用（potentiation joint action）或抑制作用（inhibition joint action）。如三氯乙烯和异丙基肾上腺素对肝脏并无毒性作用，但两者都能明显增加四氯化碳对肝脏的毒性作用，即为加强作用。

1. 协同作用

协同作用指两种或两种以上化学物对机体所产生的联合毒性作用大于各化学物单独对机体的毒性作用总和，即毒性作用增强。多数的协同作用是同源性化学物作用于相同靶部位，产生相同的效应。如马拉硫磷与苯硫磷联合染毒，毒作用明显增加，可能是苯硫磷可以抑制肝脏分解马拉硫磷的酯酶，使其分解减慢之故；四氯化碳和乙醇对肝脏均有毒性作用，当同时进入机体时，其对肝脏的损害作用要比其单独作用大得多。另如单独接触石棉可使肺癌危险度增高 5 倍，单独吸烟高 11 倍，但接触石棉的吸烟者的肺癌危险度则增高 55 倍。化学结构、作用部位和作用机制均不同的化学物，若其最终效应一致，也可产生协同作用。如一氧化碳使血红蛋白携氧能力下降引起机体缺氧，氰化氢阻止细胞色素氧化酶的电子传递使组织细胞不能摄取和利用氧，表现为细胞内窒息，二者混合暴露时可产生协同作用。

协同作用常出现在吸收被促进、代谢活化酶被诱导或解毒酶受抑制、排泄被延缓等情况下。此外，若两种化学物在体内相互作用后产生新的化学物或其中一种化学物的结构发生改变或产生新的化学物，可能会出现新的有害效应。如亚硝酸盐和胺类单独无致癌性，但两者可在胃内反应生成具有致癌性的亚硝酸胺类化学物。

2. 拮抗作用

拮抗作用指两种或两种以上化学物对机体所产生的联合毒性作用低于各化学物单独毒性作用的总和。拮抗作用按机制不同可分为 4 种主要类型。

① 化学性拮抗　两种化学物通过化学反应产生一种毒性较低的物质，如二巯基丙醇和二巯基丁二酸钠都可与砷、汞、铅等金属和准金属离子络合，而降低这些金属和准金属离子的毒性作用。

② 功能性拮抗　发生于两种化学物对同一生理指标有相反的作用，如中枢神经系统兴奋剂与抑制剂的对抗作用。

③ 配置性拮抗　一种化学物影响另一种化学物的吸收、分布、代谢和排泄，使之较少到达靶器官或在靶器官中作用时间缩短，如活性炭吸附胃肠道中的化学物减少其吸收，代谢酶诱导剂诱导解毒酶或抑制剂抑制活化酶；又如利尿剂加快血液中化学物的排泄等。

④ 受体性拮抗　当两种化学物在体内与同一受体结合时，产生竞争性拮抗，如烯丙羟吗啡酮（naloxone）用于解除吗啡和其他吗啡样麻醉剂对呼吸的抑制作用；当联合作用的双方结合于不同受体则产生非竞争性拮抗，如治疗有机磷中毒的阿托品，其降低有机磷等乙酰胆碱酯酶（AChE）抑制剂的毒性作用并非阻滞 AChE 的受体，而是阻滞胆碱能神经所支配的效应细胞的 M 胆碱受体。

三、联合作用的评价

以现有的毒理学方法可以推测单种外源化学物的暴露剂量或暴露时间对健康的影响，但对混合物的毒性作用评价一直是毒理学面临的难题。评价外源化学物的联合毒性作用对人类健康风险评估具有重要意义，同时可为制定卫生标准和研究防治药物提供客观的毒理学依据。

外源化学物的联合作用评价，首先需要选择或确定有效的统计学设计方案。目前常用的设计为析因设计（factorial design）、正交设计（orthogonal design）和均匀设计（uniform design）等。析因设计是一种多因素的交叉分组设计，可以对各种组合的交互作用进行独特的分析，同时具有直观表达分析结果的优点，最常用的是两因子或三因子的析因设计。但当涉及的外源化学物及其水平数较多时，实验组数急剧增多，不适宜选用此设计。正交设计利用规格化的正交表将各试验因素、各水平之间的组合均匀搭配，能极大地减少试验次数，提供诸多信息，且结果较稳定。当化学物的个数在 3 个以上且化学物之间的交互作用不可忽视时，应选用此设计。均匀设计适用于全部因素为定量因素的试验研究，但其结果缺乏稳定性。在实际工作中，可先用均匀设计筛选可能对试验结果有统计学意义的少数几个试验因素，再用析因设计或正交设计进行确认分析。

关于外源性化学物联合作用的评价，国内外尚未形成统一的评价体系，目前主要采用的方法有联合作用系数法、等效应线图法、等概率和曲线法、共毒系数法、方差分析、logistic 模型、广义三阶多项式回归模型等，这些方法可对联合毒性作用进行定性或定量评价。近年来，随着分子毒理学的快速发展，已开发和建立了一些新的联合作用评价方法。如分类与回归树法（CART）、多因素降维法（MDR）等用于评价基因-基因和基因-环境因素的交互作用。上述方法均可使用统计学软件实现，但每种方法有各自的使用条件和优缺点，因此，进行外源性化学物联合作用评价时，应严格根据条件选择合适的方法。

最后，值得说明的是，在实际生活和生产环境中，人们暴露于包含工业化学品、农业化学品、食品添加剂、饮用水成分、天然毒素、日用化学品、医用化学品和环境污染物等多种化学物质的环境中，为确保这些化学物进入市场足够安全，分析、管理和控制其对人体健康的影响，对化学物进行毒理学安全性评价（safety evaluation）、危险度评定（risk assessment）和危险性管理与交流是毒理学重要的任务。安全性评价是利用规定的毒理学程序和方法评价化学物对机体产生有害效应（损伤、疾病或死亡），并外推在通常条件下暴露化学物对人体和人群健康的安全性。安全性评价表示为确定安全的程序，具有预警性质，它以 NOAEL/LOAEL 或从基准剂量作为外推的起始点，并考虑变异性和不确定性，制定安全限值或暴露指导值。毒理学安全性评价的结果可得到受试物毒性作用的 LOAEL 和 NOAEL，以 NOAEL 作为阈值的近似值。以此为基础可得出安全限值，安全限值＝NOAEL/不确定系数。不确定系数（安全系数）一般采用 100，据认为安全系数 100 是为物种间差异 10 和个体间差异 10 两个安全系数的乘积（图 3-1）。危险度评定是在毒理学安全性评价的基础上发展起来的，是指特定的靶机体、系统或（亚）人群暴露于某一危害，考虑到有关因素固有特征和特定靶

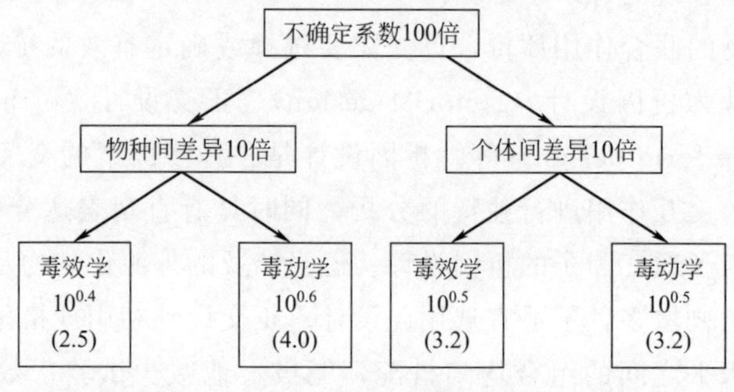

图 3-1　100 倍不确定系数（安全系数）的构成

系统的特征，计算或估计预期的危险的过程，包括确定伴随的不确定性。危险度评定由四个步骤组成：危害识别；危害表征（剂量-反应评定）；暴露评定；危险表征（包括定量的和定性的危险度和不确定性）。危险度评定表示评定危险度的程序，是危险性分析（risk analysis）的一部分。危险性分析的目的是预测危险和控制危险。对于致癌性，一般认为某化学物终身暴露所致的危险度在百万分之一（10^{-6}）或以下，为可接受的危险度（acceptable risk）。相应于可接受危险度的外源化学物暴露剂量称为实际安全剂量（virtually safe dose，VSD）。危险度评定通常在较高暴露范围（即高于安全限值或 VSD 的暴露范围）内进行，为此将暴露水平与剂量-反应曲线比较，并确定实际的危险水平（损害作用的发生率）。

由于外源化学物对机体的毒性作用受以上诸多因素的影响，在对其进行毒理学安全性评价或危险度评定时需根据化学物的种类、使用方式、暴露特点和程度等进行有侧重的评价程序与内容。安全性评价和危险度评定中危害识别阶段的内容基本相同，其考虑了影响外源性化学物对机体毒性作用的众多因素，主要内容包括化学物相关资料收集（和/或定量结构-反应关系）、毒理学研究、人群暴露资料的流行病学研究。

对外源化学物进行安全性评价或危害识别时，首先要收集化学物的名称、结构、理化性质（分子式、分子量、密度、熔点、溶解度等）、组成（包括同分异构体）、用途、使用方式、实验室分析方法、人体可能的暴露剂量和特征等基本信息，并查阅相关文献资料作为试验设计的参考。可能时应进行结构-活性评价。

毒理学试验项目主要包括急性毒性试验、局部毒性试验、重复剂量毒性试验、遗传毒性试验、代谢和药物/毒物代谢动力学试验、亚慢性毒性试验、生殖和发育毒性试验、慢性毒性试验和致癌试验。考虑到暴露持续时间和频率对外源化学物毒性作用的影响，一般毒性评价可分为急性毒性试验（一次接触或 24h 多次接触）、重复剂量毒性试验或亚急性毒性试验（28d 内）、亚慢性毒性试验（约相当于其生命周期的 1/10，啮齿类动物一般指 90d）和慢性毒性试验（啮齿类动物一般至少 12 个月，也可终生染毒）。由于暴露途径影响化学物的毒性作用，故毒理学试验中的染毒途径应为人体可能的暴露途径，可能经皮暴露吸收的化学物还要求进行皮肤、黏膜刺激试验、眼刺激试验、皮肤致敏试验、皮肤光毒和光变态反应试验等局部毒性试验。毒理学试验要求设计不同剂量组和对照组，如急性毒性试验可得到受试物的 LD_{50}，对化学物的急性毒性进行分级，以评价和比较化学物的急性毒性大小；短期重复剂量试验和亚慢性毒性试验要确定长期接触受试物所致毒性作用的剂量-反应（效应）关系并确定其 NOAEL 和（或）LOAEL 值，为制定人类接触的安全限量提供依据；慢性毒性试验阐明受试物慢性毒性的剂量-反应关系和靶器官，并确定慢性毒性的 NOAEL 和（或）LOAEL，预测人类接触该受试物后可能发生慢性毒性的危险性，并为制定人群的接触限值提供依据。因生物机体因素不同，为了对人类的情形作出切合实际的预测，各试验通常要求包含不同种属、年龄和性别的健康动物，其中正确选择物种和品系显得十分重要。此外，各毒理学试验过程中必须保证温度、湿度和气流等气候环境适宜动物生长居住，并注意昼夜节律的调节以及动物饲养条件的科学合理。

毒理学试验结果应用到人存在很多不确定因素，如实验动物资料向人外推、高剂量向低剂量外推、较短染毒时间向长期持续接触外推、少量人群资料向大量人群外推的不确定性等。如果能获得流行病学研究数据或从临床研究获得人体数据，在危害识别及其他步骤中应当充分利用，包括职业性暴露人群的检测、对环境污染区居民的调查、对新药的临床试验、对药物毒性的临床观察、对中毒事故的原因追查和对志愿人员的试验与检测等。

参考文献

[1] 孙志伟．毒理学基础．第7版．北京：人民卫生出版社，2017.

[2] 张立实，李宁．食品毒理学．北京：科学出版社，2017.

[3] 沈明浩，易有金，王雅玲．食品毒理学．北京：科学出版社，2014.

第四章
一般毒性与特殊毒性

第一节　一般毒性

一般毒性是指机体在暴露于外源化学物后在全身引起的一般毒性反应，是与生殖或发育毒性、神经毒性和免疫毒性等特殊毒性相对的概念。一般毒性试验通常需要依据各种毒性作用终点对受试物的毒性效应进行评价，评价指标范围广泛，包括观察性、功能性、生物化学及病理学等毒性终点，其主要目的是确定受试物作用于哪些器官以及如何产生毒性作用。一般毒性试验以最贴近于人体暴露情景的方式进行，例如对于食品中的物质通常采用经口染毒的方法（掺入饲料、灌胃或掺入饮水）给予受试物。

相对地，一般毒性试验在未确定受试物的靶效应前不对生殖和发育毒性、神经毒性和免疫毒性等特殊毒性进行针对性的评价。根据机体对外源化学物持续接触的时间长短，可将毒理学动物试验分为急性毒性、亚急性毒性、亚慢性毒性和慢性毒性试验。亚急性（14～28d）、亚慢性（13w）及慢性（52w）试验期限等术语用于描述一般全身毒性试验，但这些期限并未进行精确限定；更短或更长时间的试验（例如 7d、26w 或两年）同样常见。

一、急性毒性

急性毒性（acute toxicity）是指一次或在 24h 内多次给予实验动物一定剂量的外源化学物后，该动物在短期产生的健康损害作用和致死效应。上述概念中的“一次”，对于经口或经注射途径染毒而言，一般是指通过一次操作（灌胃、注射等）快速给予实验动物一定剂量的受试物，而对经呼吸道或皮肤染毒而言，一般是指在一段规定的时间内使实验动物持续接触化学物的过程。“多次”是指当外源化学物毒性很低或溶解度很低时，即使一次给予实验动物最大染毒容量仍然观察不到明显的毒性作用，且远未达到规定的剂量时，需要在 24h 内多次染毒，但一般 24h 内不超过 3 次，且应有一定的时间间隔，如每次灌胃应至少间隔 4h，达到规定的剂量。

急性毒性研究是毒理学研究的基础工作之一，是了解外源化学物对机体产生急性毒性损伤能力的主要方法。急性毒性试验也是食品安全性毒理学评价的首要工作，对防治食品及食品相关产品所致的急性中毒具有重要的意义。

二、蓄积作用

在实际生活和生产环境中，人体接触外源化学物往往是以较低剂量长期、重复方式，不常发生急性中毒，故利用急性毒性试验的研究方法难以评价低毒或长期低剂量接触可能导致慢性中毒的物质。另外，机体对一次大剂量染毒与多次重复剂量染毒的反应可能不同，故仅有化学物的急性毒性资料是无法预测和评价其慢性毒性的。所以，研究长期重复接触化学物的毒性作用对于其安全性评价尤为重要。

当外源化合物连续、反复地进入机体，且吸收速度/总量超过代谢排出的速度/总量时，该物质就可能在体内逐渐增加和贮存，称为化学物的蓄积作用(accumulation)。蓄积作用是发生慢性中毒的基础，蓄积毒性是评价其是否可能和容易出现慢性中毒的重要指标，也是制订其限量标准时选择安全系数的重要考虑因素之一。化学物可以原形或代谢转化产物的形式蓄积在体内，或与机体中某些物质结合而存在。机体反复多次接触化合物后，可用化学分析方法在体内测量出该物质的原形或代谢产物的蓄积，这种蓄积称为物质蓄积（material accumulation)。如在机体内不能测出其原形或代谢产物的蓄积，却产生了相应的慢性毒性作用，则称为功能蓄积（functional accumulation）或损伤蓄积。随着现代分析技术灵敏度的不断提高，不少原认为是功能蓄积的作用也已证实有物质蓄积。外源化合物或其代谢产物在机体内蓄积的部位称为储蓄库或蓄积器官，某些外源化学物可对储蓄库或蓄积器官造成损害，而有些化学物对其储存库或蓄积器官并无明显的毒性作用。实际上，两种蓄积作用的划分是相对的，它们可能同时存在，难以严格区分。

蓄积作用的检测方法可分为两类：理化方法和生物学方法。理化方法是应用化学分析或放射性核素分析测定化学物进入机体后在体内含量变化的动态过程，从而判断其在体内的蓄积情况、储存库及半衰期等。生物学方法是将重复染毒与单次染毒所产生的生物学效应进行比较分析，判断其是否有蓄积作用。

化学物与机体多次接触后，机体对本来可引起一定毒效应的剂量，可能不再引起反应，故欲产生原有效应，必须增大剂量，这种现象的发生是由于机体对化合物产生了耐受性。机体耐受性的产生取决于化学物的种类、动物种属及接触剂量等因素。一般低于某剂量时，机体便不会产生耐受性，故使用定期递增染毒剂量法可增强机体耐受性。蓄积作用和耐受性是反映化学物与机体相互作用的两个方面。研究表明，机体长期接触化学物后，虽可以接受较高的冲击剂量，但其病理学检查可发现实质器官的明显病变。故一般认为机体出现耐受性，表明已受到毒物的作用并有明显反应，所以耐受性也视为蓄积毒性的表现之一。

三、亚急性、亚慢性和慢性毒性

亚急性毒性（subacute toxicity）实验动物或人连续接触外源化学物 14～28d 所产生的毒效应。OECD《化学品测试方法》、USEPA《健康效应评估指南》以及我国食品安全国家标准中啮齿类动物重复剂量经口毒性试验均规定染毒期为28d。28d 重复剂量毒性试验能提供受试物在短时间内给予引起的毒效应，毒性作用特征及靶器官等有关资料，确定相应的 NOAEL 和（或）LOAEL。由于实验动物与人存在物种差异性，试验结果外推到人有一定的局限性，但可作为初步评价受试物安全性的方法。

亚慢性毒性（subchronic toxicity）是指实验动物或人在约相当于其寿命期限 10%的时间内，连续接触受试物后引起的中毒效应。OECD《化学品测试方法》、USEPA《健康效应评估指南》以及我国食品安全国家标准中啮齿类动物（如大鼠）亚慢性毒性试验均规定染毒期限为 90d。亚慢性毒性试验可基本确定化学物的 NOAEL 和（或）LOAEL，为慢性毒性试验的剂量、观察指标等提供依据，在许多情况下可替代慢性试验。

慢性毒性（chronic toxicity）是指实验动物或人长期重复接触外源化学物所引起的毒性效应。其中“长期”并没有统一严格的时间期限，对于啮齿类动物（如大鼠），一般规定至少为 12 个月，亦可终生染毒。由于慢性试验耗费较大实验动物和人力物力，一般在必要时进行，或倾向于和致癌试验合并进行。

第二节 遗传毒性与致癌性

一、遗传毒性

人们对细胞内遗传物质的毒性作用研究起源于 1927 年 Müller 观察到电离辐射对果蝇的基因诱变作用。对于化学物诱发基因突变的深入关注，开始于 20 世纪 60 年代“超级致突变剂”的发现，例如杂环氮芥 ICR-170、AF-2、羟胺硫蒽酮和 β-丙内酯等化学物能够在不导致生物体死亡的前提下诱发高水平的突变。因此，人们担心这些物质可能在传统的一般毒性试验中未显示出不良作用而被忽视其健康危害。

基因突变在毒理学领域内备受关注的另一重要原因是，通过检测化学物与

DNA 相互作用的潜在能力可以预测其致癌性。Ames 及其同事在 1973 年宣称“致癌剂是致突变剂”，虽然这一断言在此后被证实并不准确，但它成为了毒理学遗传毒性试验的奠基石。

需要指出的是，突变（mutation）是细胞内遗传物质结构发生的可以遗传的变异。致突变作用（mutagenesis）只是遗传毒性中的一个部分，但是当 DNA 损伤等遗传物质改变被细胞修复时，可能不表现为致突变性。

二、遗传毒性试验

遗传毒性试验可以针对 DNA 加合物形成或 DNA 链断裂等 DNA 损伤，作为遗传改变前体的检测终点，例如非程序性 DNA 合成；也可以针对已表现出的遗传损伤进行致突变实验检测，例如基因突变、染色体重排或缺失、染色体片段或整条染色体丢失或增加（非整倍体）。常用实验包括：细菌基因突变试验；体内体外基因突变试验；利用哺乳动物造血细胞检测染色体损伤（包括微核）的体内实验；体内体外染色体畸变试验；检测 DNA 损伤的体内体外实验（如肝脏 DNA 结合、非程序性 DNA 合成或多种组织的彗星实验）；此外，也可以利用酵母、霉菌和昆虫（果蝇）作为实验载体。

对于遗传毒性的评价策略，一般首先选择少数已经得到充分验证的体外实验来覆盖不同的遗传终点。通常采用的试验组合包括一项细菌基因突变实验（即沙门菌/微粒体实验）和一至两项检测点突变或染色体损伤（致断裂性/致非整倍体性）的哺乳动物细胞实验。若体外实验组合得出完全阴性的结果，通常被认为足以得出某物质没有潜在遗传毒性的结论，除非存在需要特别关注的原因，例如人体暴露水平较高，化学结构上存在关注点。但是，一项及以上的体外试验结果阳性则需要进行后续的体内试验进行验证。在选择合适的体内实验时，需要考虑体外实验的结果以及有关该物质的毒代和毒效动力学特点，然后针对个案进行具体分析。对于能被机体充分吸收利用的物质，一般利用啮齿动物的造血细胞或肝细胞进行实验。对于有直接活性、效应期短的物质，选择首要接触部位的组织进行实验。如果初步的体内试验结果为阴性，需要考虑可用数据的质量、靶组织暴露的证据及其他相关信息，然后针对个案具体确定是否需要进行进一步的体内试验。

三、致癌性

学术界对化学物致癌作用机制的研究逐步深入，目前被广泛接受的两种基本作用方式是：①致癌物与 DNA 之间发生化学反应的遗传毒性机制；②涉及细胞内、细胞外效应的非遗传毒性机制，例如表观遗传学事件。目前已知大部分癌变都是一个两阶段或多阶段的过程。一般而言，癌变启动（initiation）是由与

DNA 反应的致癌物引发的，而癌变促进（promotion）是由非遗传毒性致癌物导致的，其主要特征就是促进细胞增殖。细胞增殖加速最终会导致肿瘤的原因还没有得到完全阐明，但是目前所推测的机制是细胞周期时间缩短使 DNA“本底”损伤的修复时间减少，并且增加了突变的可能性。

上述作用方式对于化学物的危害特征描述具有重要影响，对于遗传毒性化学物可能不存在阈值，任何水平的人体暴露都可以产生某种程度的致癌风险。而对于非遗传毒性致癌物，则应充分解释效应阈值与暴露水平之间的对比和关联。

动物试验是识别和验证化学物致癌效应的主要手段。事实上，虽然动物中的肿瘤类型并不一定与暴露人群相同，但大量数据表明与人类癌症有关的化学物均已能增加实验动物的肿瘤发生率。目前，OECD 等国际组织对动物致癌试验的实施方法提供了指导原则，IARC 已经提出在评估此类致癌性结果时使用关于机制信息的指南。IPCS 已经发布了用于评估实验中肿瘤反应的作用方式与人类之间相关性的分析框架。

四、遗传毒性试验对于致癌性的预测

癌症研究发现，肿瘤细胞中包含了一个或多个基因突变位点，然而每个体细胞仅有一个 DNA 拷贝；因此，即使一个 DNA 位点的损伤也有可能诱发基因突变最终形成癌症。有理由推断，DNA 损伤没有一个阈值能够预测致癌后果；所以，对于具有遗传毒性的致癌剂来说可能没有安全的暴露水平。但这一“无阈值”理论不适用于那些不造成 DNA 损伤的遗传毒性物质，例如有些物质影响纺锤体功能和结构、引发非整倍体或者通过抑制拓扑异构酶影响染色体完整性。

具有 DNA 反应活性的化学物通常能够导致多种属动物的癌症，而大多数人类致癌物也都具有明确的 DNA 反应性。因此，遗传毒性评价是化学物致癌作用评价中的一个重要组成部分。然而在实际情况下，遗传毒性与致癌性并非完全一致。在 20 世纪 70 年代早期，人们希望能够通过相对简单的细菌基因突变实验预测某种化学物是否具有致癌作用。Ames 利用包含 283 种化学物的数据库（致癌剂比例为 62%），最初发现沙门菌试验的敏感度（试验中导致阳性结果的致癌剂所占的比例）为 90%而特异度（试验中产生阴性结果的非致癌剂所占的比例）为 87%。然而，后续的实验数据的分析发现敏感度和特异度为 50%～75%。美国 NTP 使用 73 种化学物对体外实验中的四项进行了验证实验，得出了相似的结果。这四项实验是沙门菌/微粒体试验、中国仓鼠卵巢细胞（CHO）检测姐妹染色体交换试验（SCE）、CHO 细胞检测染色体畸变试验和小鼠淋巴瘤 L5178Y 细胞 TK 位点基因突变试验。对于全部四项试验，一致性大约为 60%，敏感度范围为 45%～73%，特异度范围为 43%～86%。然而，由于致癌性研究报道及遗传毒性试验方法的差异，Tennant 等（1987）的某些分析可能仍缺乏严谨。总体而言，这些数据表明遗传毒性的短期试验结果不足以用来预测某种未知化学物对于啮齿动物是否具有致癌作用。此外，遗传毒性试验组合通常表现出较高的敏感度但特异度不足，原因之一是哺乳动物细胞体系所产生的假阳性结果发生率较高。因此，依据遗传毒性试验结果评估致癌性风险时，应当对作用机制的进行深入探讨并采用证据权重的策略。

第三节　发育毒性与致畸作用

一、基本概念和发育毒性的终点

发育毒理学（developmental toxicology）是毒理学的重要分支学科，研究出生前暴露于环境有害因子导致的异常发育结局及有关的作用机制、发病原理、影响因素和毒物动力学。

（一）发育毒性

发育毒性（developmental toxicity）指出生前经父体和（或）母体接触外源性理化因素引起的在子代到达成体之前显现的有害作用。发育毒性的主要表现包括结构异常（畸形）、生长迟缓、功能不全或代谢障碍和/或生物体的死亡；此外，发育毒性还表现为一些成年疾病的风险（如糖尿病、阿尔茨海默病等）升高。能产生发育毒性的物质称为发育毒物（developmental toxicant），发育毒物应是在未诱发母体毒性的剂量下产生发育毒性的物质。

（二）胚胎或胎仔致死作用

胚胎或胎仔致死作用：某些环境因素在一定剂量范围内，可在胚胎或胎仔发育期间对其造成损害，并使其死亡。它包括发育中胚胎死亡或囊胚着床前丢失（种植失败），或着床后发育到某一阶段死亡。孕中早期死亡被吸收或自宫口排出，晚期死亡称为死胎。

（三）生长迟缓

生长迟缓（developmental retardation）是指胚胎或胎仔的发育过程在环境因素干扰下，较正常的发育过程缓慢。一般当胚胎或胎仔生长发育指标低于正常对照组均值的 2 个标准差时，可认定为生长迟缓。

（四）畸形

畸形（malformation）是指由出生前因素引起的发育中生物体的解剖学上形态结构的严重缺陷（异常）。发生畸形的生命体可以存活，也可不能存活。形成的畸形胎仔叫畸胎（terate）。外源性理化因素在妊娠期（出生前）暴露可引起后代结构畸形的特性或作用称为致畸性（teratogenicity）和致畸作用（teratogenic effect）。凡在一定剂量下，能通过亲代对胚胎或胎儿正常发育过程造成干扰使子代出生后具有畸形的环境因素称为致畸物或致畸原（teratogen）。如果诱发的畸形是在无明显母体毒性剂量下出现的，那么该物质才是一种真正的或选择性致畸物。

(五) 功能不全或代谢异常

功能不全或代谢异常：即胎仔的生长、生理、代谢、免疫、神经活动及行为的缺陷或异常。功能不全通常在出生后经过相当长时间才被发现，如听力、视力障碍、生殖功能障碍等。另外，有时把子代对某些疾病的易感性增加也归入发育毒性，如孕期接触己烯雌酚，女性后代易患青春期阴道癌。

(六) 胚胎-胎儿毒性

胚胎-胎儿毒性：从受精卵直到出生的整体发育生物体，包括胚胎（或称胚体）、胎儿（胎体）和胎膜，称为孕体（conceptus）。胚胎毒性（embryotoxicity）通常是指环境因素造成的孕体着床前后直到器官形成期结束的所有毒性，表现为胚胎期染毒而出现畸胎、生长迟缓、着床数减少和吸收胎，也偶有妊娠晚期死胎。胎儿毒性（fetoxicity）指器官形成期结束后至出生前的因素引发的任何毒性表现（包括死亡、体重降低、骨化迟缓、功能缺陷以及结构异常）。

(七) 出生缺陷

出生缺陷（birth defect）：是指婴儿出生前既已形成的发育障碍，包括形态结构异常（畸形）和功能不全（如智力低下、代谢和行为的异常）。

二、发育毒理学的历史

虽然发育毒理学是一门较新的毒理学分支，但是人类对发育异常的畸胎关注由来已久，已形成多种假说，并采用一些科学试验进行论证。

早在几千年前，人类便开始记载所发现的畸胎或出生时的结构异常，如联体儿、腭裂、软骨发育不良等。但由于古代人类科学知识缺乏，认为这些畸形源自天象异常或是未来事件的预兆。最早对畸胎的成因进行科学解释的是希波克拉底和亚里士多德，他们将胎儿发育异常归因于母亲的躯体因素，如子宫损伤或压迫，同时还认为母亲的感觉与情绪可影响胎儿的发育。1649 年，法国外科医生 Ambrois Pare 在亚里士多德理论的基础上，进一步提出出生缺陷由宫腔狭窄、孕妇不良姿势或躯体损伤（如摔倒）造成的；同时，认为胎儿短肢畸形可归因于羊膜束带综合征或脐带扭转，这些推论现已被现代医学研究所证实。自 16、17 世纪起，随着现代生物学的发展，针对出生缺陷起因的现代科学理论也不断涌现。其中，比较经典的是 William Harvey 提出的发育停滞学说，认为畸形的发生是由于特定器官或结构发育不完全而导致的。19 世纪初，众多胚胎学家发现使用不同的物理因素（热休克、震动、颠倒、针刺）和化学因素处理鸡胚，可诱导多种畸形的发生，如神经管畸形、无脑畸形、脊柱裂、独眼畸形、心脏缺陷、内脏反转和连体畸形等，由此开创了现代实验畸胎学。此时，畸胎理论也得到进一步发展，人们已认识到致畸因素的作用时间在决定畸形类型方面比致畸因素本身性质更加重要。

人类最初对环境与畸形之间关系的研究起源于 19 世纪末期，研究者发现多种环境因素（如温度、病原毒素、药物等）可诱导鸟、爬行动物、鱼、两栖类等非哺乳动物产生畸胎，但当时认为哺乳动物胚胎由于有母体的保护，对环境因素的致畸作用有着较强的耐受性，所以没有得到人们太多关注。不过，这一观点很快被颠覆。1935 年 Hale 等做了一项哺乳动物母体营养缺陷实验，在实验中发现母猪维生素 A 缺乏会诱导子代突眼和腭裂畸形。此后，科学家又进行了一系列哺乳动物实验，证明了母体营养不良或其他环境因素均会影响正常的宫内发育过程，此时的研究因素涵盖了氮芥、锥蓝、激素、抗代谢药、烷化剂、缺氧和 X 线等化学或物理因素。

风疹病毒是最先被发现可干扰人类胚胎发育的环境因素。1941 年，澳大利亚暴发了风疹病毒感染大流行。Gregg 发现伴随着风疹流行，该地区出生婴儿的眼睛、心脏和耳缺陷以及智力发育迟缓等出生缺陷的发病率明显增加。经流行病学调查发现，这些患儿的母亲在孕早期多数曾被风疹病毒感染。其中，眼和心脏异常分别与孕第 1 和 2 个月母体感染有显著相关性；而听力、语言和智力发育迟缓与母体孕第 3 个月风疹感染有关联。最终结论是孕妇风疹感染对人类具有明确的致畸作用。尽管此时已发现哺乳动物包括人的胚胎对外环境因素和宫内感染普遍易感，但这些研究结果在当时并没有引起太多的关注。在经历了一系列重大历史事件后，人们才逐渐认识到了先天缺陷与外界环境因素存在着紧密关系，具有标志性意义的就是 20 世纪 60 年代的反应停事件。

1957 至 1961 年间，全球有大量孕妇为了控制早孕反应，服用了反应停，造成胎儿在孕前 3 个月宫内暴露反应停，并引起多种类型的严重出生缺陷，主要表现为短肢或无肢畸形（即海豹儿）；其他表现还包括耳、眼、神经系统的综合征表现。全球有 46 个国家，超过 10000 名儿童因反应停而致畸。这次悲剧事件后，科学家逐步阐明：①由于不确定因素的存在，化学物的毒性在物种之间存有差异；②胎儿暴露化学物的时期是引起畸形的关键；③尽管现代科学对反应停致畸的确切机制仍不明确，但可明确的是其致畸作用可通过多种机制，造成多种毒性表现。目前，临床上仍将反应停用于治疗麻风病、Crohn 病、人类免疫缺陷病毒感染、多发性骨髓瘤和血管疾病等，但是禁用于孕妇或备孕妇女。另一个重要事件就是甲基汞中毒。20 世纪 50 年代至 60 年代中期，日本发生累及 3000 人的甲基汞中毒事件（水俣病）；20 世纪 70 年代，伊拉克发生因食用受甲基汞杀菌剂污染的小麦，而造成上万例汞中毒病例。在两次中毒事件中，甲基汞暴露女性的子代均出现了严重畸形、认知障碍、行为异常等。由于水俣病的灾难性结果，日本因此专门成立了水俣病研究所，负责生物监测和监控汞的暴露水平，防止中毒事件发生。

三、发育毒性效应的流行病学

现有资料表明，人类妊娠中总的流产率大约为 15%～20%，但随着早孕诊断技术敏感性的提高，可识别的流产率可高达 60%～70%。对所有不良发育事件进行综合估计，着床后妊娠丢失约为 31%；严重出生缺陷在出生时为 2%～3%，随着症状的发现 1 岁时为 6%～7%；轻微出生缺陷为 14%；低出生体重为 7%；婴儿死亡率（出生后 1 年内）1.4%；神经功能异常 16%～17%。这些发育异常的致病因素多数尚不明确。从现有资料看，危险因素中 15%～20%可归因于遗传因素；4%来自母体疾病；3%源于母体感染；1%～2%源于机械因素（如脐带缠绕）；不到 1%源于化学物等环境因素；而绝大多数为致病因素不明。目前，已经动物致畸实验测试过的化学物超过 4000 种，其中 66%为无致畸性，7%可在一种以上物种中有致畸性，9%的化学物可在动物实验重复出现毒作用。明确可损害人类宫内发育的化学物及其他因素约有 40 种（见表 4-1）。

表 4-1　部分人类发育毒物及因素

辐射	早期绒毛穿刺(妊娠 60d 内)
放射微尘	克汀病
放射性碘	糖尿病
放疗	叶酸缺乏
感染	发热
巨细胞病毒	苯丙酮尿症
单纯疱疹病毒Ⅰ和Ⅱ	风湿性心脏病与先天性心脏传导阻滞
细小病毒 B-19(传染性红斑)	干燥综合征
风疹病毒	男性化肿瘤
梅毒	**药物和化学品**
弓形虫病	氨基糖苷类
水痘-带状疱疹病毒	雄激素类
委内瑞拉马脑炎病毒	血管紧张素转化酶抑制剂:卡托普利、依那普利
母体创伤与代谢失衡	血管紧张素受体拮抗剂:沙坦类药物
酒精中毒	抗惊厥药物:苯妥英钠、三甲双酮、丙戊酸、卡马西平
羊膜腔穿刺术	白消安

续表

一氧化碳	锂
苯丁酸氮芥	有机汞
可卡因	他巴唑
香豆素类化合物	亚甲基蓝
环磷酰胺	米索前列醇
阿糖胞苷	青霉胺
己烯雌酚	多氯联苯
达那唑	奎宁(高剂量)
麦角胺	类视黄醇类药:异维A酸、依曲替酯、阿利维A酸
乙醇	四环素类抗生素
环氧乙烷	沙利度胺
氟康唑	烟草烟雾
叶酸拮抗剂:氨基蝶呤,氨甲蝶呤	甲苯
碘化物	维生素A(高剂量)
铅	

出生缺陷是指婴儿出生前发生的身体结构、功能或代谢异常，通常包括先天畸形、染色体异常、遗传代谢性疾病、功能异常，如盲、聋和智力障碍等。根据世界卫生组织估计，全球低收入国家的出生缺陷发生率为6.42%，中等收入国家为5.57%，高收入国家为4.72%。我国是人口大国，也是出生缺陷高发国家。根据《中国出生缺陷防治报告（2012）》估计，目前我国出生缺陷发生率在5.6%左右，每年新增出生缺陷数约90万例，其中出生时临床明显可见的出生缺陷约有25万例，见表4-2。出生缺陷是导致早期流产、死胎、围产儿死亡、婴幼儿死亡和先天残疾的主要原因。

表4-2 我国常用出生缺陷类型

顺位	1996年	2000年	2005年	2010年	2011年
1	总唇裂 (14.50)	总唇裂 (14.07)	先天性心脏病 (23.96)	先天性心脏病 (28.82)	先天性心脏病 (40.95)
2	神经管缺陷 (13.60)	多指(趾) (12.45)	多指(趾) (14.66)	多指(趾) (15.91)	多指(趾) (16.73)
3	多指(趾) (9.20)	神经管缺陷 (11.96)	总唇裂 (13.73)	总唇裂 (13.17)	总唇裂 (11.43)
4	脑积水 (6.50)	先天性心脏病 (11.40)	神经管缺陷 (8.84)	神经管缺陷 (6.48)	脑积水 (5.47)
5	先天性心脏病 (6.20)	脑积水 (7.10)	脑积水 (7.52)	脑积水 (6.00)	马蹄内翻 (5.17)

续表

顺位	1996年	2000年	2005年	2010年	2011年
6	肢体短缩 (5.21)	肢体短缩 (5.79)	肢体短缩 (5.76)	马蹄内翻 (5.08)	尿道下裂 (5.03)
7	马蹄内翻 (4.69)	马蹄内翻 (4.97)	尿道下裂 (5.24)	尿道下裂 (4.87)	并指(趾) (4.88)
8	尿道下裂 (3.08)	尿道下裂 (4.07)	马蹄内翻 (5.06)	并指(趾) (4.81)	神经管缺陷 (4.50)
9	并指(趾) (3.08)	并指(趾) (3.95)	并指(趾) (4.94)	肢体短缩 (4.74)	肢体短缩 (4.09)
10	小耳 (2.86)	直肠肛门闭锁 或狭窄(3.43)	小耳 (3.60)	小耳 (3.09)	小耳 (2.79)

尽管出生缺陷的发生机制十分复杂，但其中必定涉及外源化学物、环境因素、遗传因素的综合作用。现代的检测技术可以在生物组织或体液中检测到ppb或PT水平的化学物（药物或环境污染物）。最近研究发现，脐带血中可存在超过200种以上的化学物。虽然，这些化学物的存在不代表一定会对胎体产生危害，但除非经过毒理学检测认为安全，其毒害作用是无法安全排除的。

四、发育毒性作用特征

（一）发育毒性的阶段性

孕体的生长发育表现为体型尺寸、生理生化、结构与功能方面的变化。这些变化受一系列调控基因协调性表达的控制，调控因素可在转录、翻译和翻译后水平上进行调控。由于胚胎/胎体一直处于快速发育过程，毒物暴露后的作用性质也是随时变化着。虽然发育毒物的毒作用同样符合毒理学的一般性原则，但是在描述毒物的发育毒性时，我们优先要考虑是发育毒物的关键敏感期，即孕体所处发育阶段决定了发育毒物的作用性质。所以，我们在研究发育毒性时，要清楚每个发育阶段所处的时间。人类和一些常用实验动物关键发育事件的时间见表4-3。

表4-3　哺乳动物关键发育事件的时间（妊娠天数）

事件	大鼠	兔	猴	人
囊胚形成	3～5	2.6～6	4～9	4～6
胚胎着床	5～6	6	9	6～7
器官发生	6～17	6～18	20～45	21～56
原条	9	6.5	18～20	16～18
神经板	9.5	—	19～21	18～20
第1体节	10	—	—	20～21

续表

事件	大鼠	兔	猴	人
第1腮弓	10	—	—	20
心跳	10.2	—	—	22
第10体节	10～11	9	23～24	25～26
上肢芽	10.5	10.5	25～26	29～30
下肢芽	11.2	11	26～27	31～32
睾丸分化	14.5	20	—	43
心脏中隔	15.5	—	—	46～47
腭闭合	16～17	19～20	45～47	56～58
男性尿道沟闭合	—	—	—	90
妊娠期限	21～22	31～34	166	267

不同化学毒物的发育毒性作用于不同的发育阶段。过早或过迟暴露都可能不产生效应。一般会将人类的发育过程划分为着床前期、器官形成期、胎儿期、围生期和出生后的发育期等阶段。每个阶段又可进一步细分，如着床前期又可分为受精、卵裂和囊胚形成。

1. 着床前期

着床前期又称分化前期，从受精时算起，到完成着床之前。在人类为受精后约前12d；啮齿动物为前6d。生殖周期的起点事件是配子发生过程，形成单倍体的精子或卵子；精子与卵子在输卵管壶腹部，通过受精过程，融合成一个2倍体的合子。卵子受精后，细胞迅速分裂而形成囊胚，并转移至子宫。胚胎细胞是相对未分化细胞，对毒物的作用十分敏感，不过作用结果一般呈“无”或“有”，即要么不表现毒效应或仅轻微影响胚胎生长；要么因胚胎细胞受损而导致死亡，通常表现为着床前胚胎丢失（preimplantation loss），但很少发生特异的致畸效应。不过也有例外，如在妊娠第2d服用醋酸环丙孕酮和醋酸甲羟孕酮可导致畸形。此外，在此阶段可产生致畸效应的化学物还有环氧乙烷、甲基亚硝脲、乙基亚硝脲、乙基磺酸甲烷和三乙烯三聚氰胺等。

配子发生阶段是亲代基因印记建立的关键时期。现代遗传学发现，母系和父系基因组对合子基因组的贡献程度并不一定是同等的，有些等位基因会因所处染色体来源而呈差异性表达。如有些基因在母系染色体表达，而在父系染色体上处于印记沉默状态。基因印记主要涉及DNA双链上胞嘧啶甲基化和染色体构象变化，这些事件本身均对毒物作用敏感。有研究表明，生命早期营养、雌激素类物质如染料木黄酮可通过干扰特定基因的印记机制，诱导特定表型产生。

2. 器官形成期

着床后孕体随即进入器官形成期，直到硬腭闭合。器官形成期之前一般要经历原肠胚形成这个过渡阶段。在原肠胚形成中，孕体将形成外胚层、中胚层和内胚层，细胞沿着胚体中央的原条进行迁移，形成神经板，建立起孕体的基本结构，这是后面各器官形成的重要前奏。此阶段对致畸作用高度敏感，致畸原暴露往往会造成眼、脑和面部畸形，原因是致畸原对神经板前端造成损伤。

随着原肠胚的外胚层神经板的形成，胚体正式进入器官形成期。此阶段将确立大多器官结构的雏形，对致畸作用尤为敏感。在人类大约从妊娠后第 3 周，持续至第 8 周。大鼠、小鼠、兔的着床时间为妊娠第 6～7 天，硬腭闭合时间为妊娠第 15～18 天。在这个短暂的时间窗口，胚体发生急剧的变化，涉及大量的细胞增殖、细胞迁移、细胞与细胞间的相互作用以及组织形态重构等。器官形成期特别容易受致畸原的作用而诱发器官结构的缺陷，即结构畸形，故又称为致畸敏感期或致畸作用危险期（critical period）。当然，器官形成期也可能引起胚胎死亡，一胎多仔动物（如啮齿类）胚胎死亡后被吸收，形成吸收胎，在人和灵长类则形成自然流产。

各个器官发育最旺盛时自然对致畸原的易感性最强，不同器官的敏感期不同，且有交叉重叠。表现为：不同器官致畸高峰时间不同，在器官形成期中不同时间给予致畸原，会诱发不同的器官畸形，如大鼠器官形成期为受精后第 9～17 天，眼的最敏感期为受精后第 9 天，心脏和主动脉弓为第 9～10 天，脑约为第 10 天，头与脊椎骨约为第 11 天、腭为第 12～13 天，泌尿生殖器官约为第 15 天。同一物质不同时间给予可能引起不同的发育毒性：如硝酸铅静脉注射，第 9.5 天给予大鼠引起后部畸形，因为这时胎鼠全身循环还未形成，由卵黄囊供应后部营养，毒物只作用于后部；第 10 天给予大鼠引起死亡，因为此时大鼠全身循环已经建立，毒物作用于全身。即使是同一致畸部位，致畸原的作用时期不同，也可能产生不同的畸形：如小鼠孕第 8～12 天的不同时间给予环磷酰胺 20mg/kg，虽然均引起趾畸形，但随着给药时间的不同分别出现多趾、并趾、缺趾、无趾。由于各器官发育敏感期存在交叉重叠，同一物质同一天染毒可引起多个器官受损，这也很好理解。

3. 胎儿期

器官形成期结束（以硬腭闭合为标志）后即进入胎儿期（人类从第 56～58 天起），直到分娩。胎儿期以组织分化、生长和生理功能成熟为特点。在胎儿期接触发育毒物很可能对生长和功能成熟产生干扰，如免疫系统、中枢神经系统和生殖器官的功能异常，包括行为的、精神的、运动的缺陷和生育力降低等。这些临床表现在出生前不明显，需要出生后对子代仔细观察和测试才能确定。某些结构变化在胎儿期也能发生，但是这些通常是变形（干扰先前正常的结构）或异常而非畸形。在胎儿期毒物暴露的一些效应可能需要多年才能显现。所以，胎儿期外源化学物的不良作用主要表现为全身生长迟缓、特异的功能障碍、经胎盘致癌和偶见死亡。

4. 围生期和出生后的发育期

出生后的各发育阶段产生的发育毒性以免疫毒性、神经行为异常和儿童期肿瘤为主。

妊娠期或围生期接触某些外源化学物，会严重影响出生后 T 细胞、B 细胞和吞噬细胞的发育、迁移、归巢和功能。可能暂时或永久地损伤机体的免疫系统。如氯氰菊酯诱导儿茶酚胺释放，介导 T 细胞迁移和归巢，引起胸腺细胞分布和功能改变；干扰某些细胞因子的产生和释放；损伤 IL-2 的产生并影响其介导的胸腺细胞增殖，最终，会导致子代胸腺细胞数量减少，ConA 诱导的 T 细胞增殖受抑制。

许多化学物具有发育神经毒性，表现为对感觉、运动、自主和认知的影响。如妊娠期饮酒造成的乙醇综合征胎儿（FAS），症状包括小头、颅面畸形、子宫内和出生后生长迟缓、精神、运动和智力发育滞后、智商低（平均 IQ 为 68 并且随时间几无变化）、终身神经行为紊乱等神经发育异常。人类在出生前后从母乳、空气、食物、环境、玩具中摄入铅，会引起幼儿认知功能发育和学习障碍。父母吸烟可改变胎儿中枢神经系统烟碱受体表达，导致出生后的学习、行为和注意力障碍；还引起自发流产，增加婴儿突然死亡综合征和低出生体重的危险。妊娠期接触人类致畸原抗惊厥药丙戊酸盐的妇女，生育脊柱裂的孩子的预期危险高达 1.2%。

围生期是一生对致癌物最敏感的时期，因为这一时期细胞增殖快，药物代谢酶的个体发生不全，免疫监视功能低，许多儿童期高发的肿瘤（急性淋巴细胞性白血病、神经母细胞瘤、骶骨前畸胎胎瘤、胚性腺肌瘤等）都可能与出生前因素有关。动物实验已证明，孕期暴露能诱导子代肿瘤高发的发育致癌物已有 30 多种，如亚硝基化合物。5 岁以下儿童在家庭内暴露菊酯类和有机磷类杀虫剂，脑癌相对危险度增高，此外，该肿瘤与母体经食物摄入亚硝酸盐量也有关。所以，儿童肿瘤的发生与出生前和出生后的暴露有关。

（二）母体毒性与发育毒性

母体毒性（maternal toxicity）是指外源毒物在一定剂量下，对受孕母体产生的损害作用，表现为增重减慢、功能异常、出现临床症状甚至死亡。目前常用增重减慢和死亡率来表示。母体毒性直接（特异）或间接（非特异）影响发育过程，导致发育毒性。

1. 母体因素对发育毒性的影响

影响发育的母体因素包括遗传、疾病、营养和应激等，也可通过胎盘毒性影响发育。

（1）遗传　孕母的遗传结构是孕体发育结果的决定因素。如唇腭裂发病率依赖于母体基因型，白色人种的发病率比黑色人种高。在两个相关的小鼠品系 A/J 系和 CL/Fr 系中，自发唇腭裂分别为 8%～10%和 18%～26%，这种差异同样也是由孕鼠基因型所决定的。

（2）疾病　母体未控制的糖尿病、某些母体感染可间接导致母体变化或直接作用于胎盘（如胎盘感染），对孕体有不利的影响。例如，巨细胞病毒感染与胎儿死亡、小头畸形、心智发育迟缓、眼盲以及耳聋有关。高热是实验动物的强致畸因子，在人类妊娠最初三个月内母体发热与中枢神经系统畸形有关。

（3）营养　蛋白质、能量、维生素、微量元素及辅酶因子的缺乏对妊娠有不利的影响。有研究发现，有生育神经管缺陷（NTD）婴儿风险的孕妇每日补充 400μg 叶酸，神经管缺陷复发率下降 70%。

（4）应激　不同形式的母体毒性可能通过诱导生理学应激反应产生发育毒性。如大鼠和小鼠妊娠期的噪声应激可产生发育毒性。

（5）胎盘毒性　胎盘是母体与孕体进行物质交换的结构，提供营养，进行气体交换和废物排出。胎盘也产生维持妊娠的关键激素，能代谢和（或）储存外源化学物。因此，胎盘也可能是毒作用的靶部位。对胎盘的毒性可能危及上述功能和产物，或加剧对孕体的有害效应。

2. 母体毒性与胚胎毒性的关系

母体毒性与胚胎毒性的关系常有以下几种（图 4-1）。

（1）具有胚胎毒性，但无母体毒性　说明致畸作用有特定的机制，与母体毒性无关。这类化学物（如反应停）最容易被忽视，也是最危险的。

（2）同时具有胚胎毒性和母体毒性　如果发育毒性只在母体毒性存在时才能被观察到的时候，说明发育毒性效应可能是间接的，往往不具有特定的致畸机制。许多已知的人类发育毒物包括乙醇和可卡因，主要在母体毒性水平对胚胎/胎儿产生损害，它们的发育毒性可能部分归咎于母体生理学紊乱的继发效应。如嗜酒者通常营养状态不良，而且酒精影响胎盘的营养物质转运，可增加对孕体的直接效应。

（3）具有母体毒性，但不具有致畸作用　这类物质在妊娠期容易引起警觉。

（4）在一定剂量下，既无母体毒性，也不表现胚胎毒性。

要证明发育毒性是否继发于母体毒性，必须明确发育毒性和母体毒性同时发生，而且发育毒性的严重程度和发生率与母体毒性相关。一般认为胚胎死亡和生

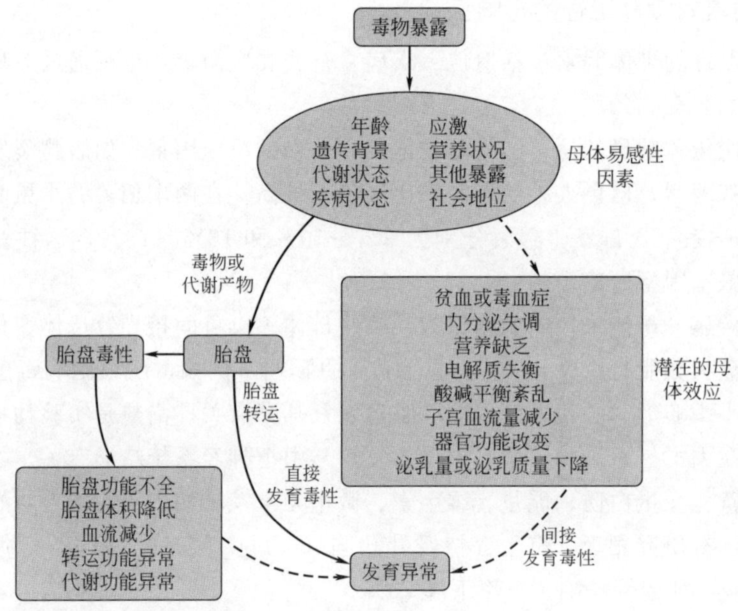

图 4-1　母体暴露和毒性与发育毒性之间的相互关系

长迟缓是母体中毒剂量水平引起的胚胎毒性表现，但先天畸形是否继发于母体毒性还有争论。

(三) 发育毒性的剂量-反应模式和阈值问题

1. 发育毒性的剂量-反应模式

在出生时观察到的出生以前暴露的发育毒性效应包括胚胎致死、畸形、生长迟缓等，剂量-反应（效应）关系十分复杂，并且因化学物类型、暴露的时间和剂量而改变。主要有以下 3 类。

(1) 除了在较高剂量几乎全窝胚胎死亡外，多数是正常胎、生长迟缓、结构畸形和胚胎死亡同时存在。这一类型较常见。对于某些化学物，低剂量可导致生长迟缓；随剂量增加导致畸形乃至致死，这些能代表逐渐增加的毒性效应。

(2) 在远低于胚胎致死剂量下即可出现致畸，甚至全窝致畸。在这一类型中，致畸胎儿常有生长迟缓。当剂量增加到远远超过全窝畸形时才出现胚胎死亡，致死剂量范围常与明显的母体毒性剂量范围重叠。这种模式表示受试物有高度致畸作用，较少见。

(3) 只有胚胎生长迟缓和胚胎死亡，但没有畸形发生。往往生长迟缓首先出现，曲线较平缓，较大剂量才出现胚胎死亡，其曲线较陡，近于“全或无”。表明胚胎的存活有明显的界限值。出现这种曲线时，应在开始出现生长迟缓到致死剂量之间多设几组重复实验，以确证无畸形。除非被证明是由于结构畸形而造成死亡，这类化学物可被认为是有胚胎毒性（包括胚胎致死性）的，但无致畸性。

2. 发育毒性的阈值问题

因为哺乳动物的胚胎具有较强的修复能力、细胞的自我平衡机制、母体的代谢防卫作用等，哺乳动物的发育毒性通常被认为是一种阈值现象。低于假定的阈值（母体的剂量）就不会发生有害效应。但实际上，这种阈值是否真实存在仍有争论。首先，很难用实验找出一个发生率很低的剂量-反应关系，因为这需要极大的样本数，如每个剂量组几百到几千窝的动物；第二，多数发育毒性机制尚不明确，有的已知机制支持阈值的存在，而有些机制则不支持。甚至有人提出，基因突变导致异常发育。理论上，如果化学物的一个分子能到达胚胎中的一个原始细胞，一次击中一个关键基因，导致一个点突变，就可能导致基因产物的有害改变和必然发生的异常发育。

在人类健康的危险评估中，分析个体的阈值和群体的阈值之间的区别十分重要。人群内的差异很大，人群的阈值决定于人群中最敏感个体的阈值。虽然毒作用靶点确实会存在一个阈值，但是背景因素如健康状况、伴随暴露会使一些个体达到阈值水平，甚至超过阈值。

（四）致畸作用的影响因素

1. 致畸敏感期

器官形成期是发生形态结构畸形的关键期。迅速的细胞分裂是畸形发生的重要条件，因为 DNA 复制速度的加快增加了突变发生的可能性。器官形成期正是细胞分裂极旺盛的时期。反应停药物致畸事件就在人怀孕后的 20～35d 内，在无一般毒性的“安全剂量”[1mg/(kg・d)] 下发生的。大多数器官都有其对致畸作用的特殊敏感期，即所谓的“窗口期”。由于不同物种妊娠期长短不同，敏感期的长短也不同，致畸试验染毒时间则随动物种属而变化。

2. 遗传类型

致畸作用存在明显的物种差异，这种差异是由代谢模式、胎盘种类、胚胎发育的速度和方式不同而引起的。致畸物各有其易感物种和品系，易感性取决于机体的基因型。反应停在 4000mg/kg 剂量水平时对大鼠和小鼠尚不致畸，而对人类在 0.5～1.0mg/kg 下就有极强的致畸作用，原因是人、猴和兔能将其代谢成具有致畸性的中间产物，而其他物种则不会产生。因此，在筛选致畸物时，要强调采用包括非啮齿类在内的至少两种动物进行试验，以减少因动物不敏感而出现的假阴性。

3. 化学物的剂量

各种致畸物有其引发致畸作用的阈剂量。不同致畸物又有不同类型的剂量-

效应关系，反映了不同外源化学物胚胎毒性作用的特点。一般地说，高于该化学物致畸作用阈剂量的所用剂量，可使致畸范围扩大、程度加重、靶窗延长。随着剂量升高，则出现胚胎死亡；由于有缺陷的胚胎死亡，畸形率反会降低。随着剂量再进一步增加，则可造成母体的死亡。

4. 其他因素

化学物的理化性质与致畸作用有关。若外源化学物或其代谢产物的分子质量小、极性小、脂溶性高、未与母体血浆蛋白结合，则易穿透胎盘屏障，到达胚胎体内。染毒途径也影响致畸试验结果，大鼠受孕7～14d经口给予EDTA，可引起70%胎鼠畸形，但以同样剂量皮下注射，对母体毒性增加，却未见明显的胎鼠畸形。

五、发育毒性和致畸作用的评价

发育毒性研究的目的是揭示食品、化学品/药品对哺乳动物生长发育的任何有害影响，并将研究的结果与所有可以得到的其他药理学和毒理学资料联系起来，以推测对人可能造成的生育风险。发育毒性的评估多数被纳入生殖毒性评价中实施，评价化学物对生殖和发育的毒性需要三方面的资料，即环境流行病学、动物生殖与发育毒性试验和受控的临床研究。此外，体外筛选试验还可为发育毒性提供初筛和补充。但在一些新化学品和药品开发初期，显然不可能得到流行病学方面的资料，也不可能直接对人体做临床研究，首先要靠动物试验来预测它们对人类生殖与发育的危险。动物试验的主要目的是对药品化学品实施申报管理所必需的安全性评价，也有动物试验是基于探讨发育毒性的机制的需要。

（一）动物试验

动物试验的优点是容易控制实验条件、动物数量、年龄、状态以及选择合适的检测指标。对化学品或药品不可能进行流行病学研究，需要通过动物试验来预测其生殖与发育毒性。

在反应停事件之前，生殖毒性安全性评价的动物试验仅限于少数化学物，观察终点也不完善。但在此之后的1966年，美国FDA推出了更全面的试验方案，即三段试验，应用于更多的化学物评价。在设计生殖发育毒性试验时，关键要保证各个生殖阶段之间不留空隙，三段生殖毒性试验受试药物的暴露时间至少有一天的重叠，并能直接或间接地评价生殖发育过程的所有阶段。最佳联合方案是对成年动物进行染毒，覆盖子代从受精卵到性成熟所有生长发育阶段；观察期应贯穿一个完整的生命周期，以检测近、远期效应。最经典的方案为三段试验如下。

Ⅰ阶段试验：雌雄性交配前-受孕-雌性受精-雌性着床期间染毒，研究对成年雌雄性的生殖功能、配子的发生及成熟、交配行为、受精、胚胎形成和胚胎着床的影响。

Ⅱ阶段试验：从着床到硬腭闭合期间染毒，研究成年雌性生殖毒性，胚胎发育、器官形成期的发育毒性。

Ⅲ阶段试验：从着床到幼仔断乳期间对孕母（乳母）染毒，研究包括从着床到子代性成熟的母体生殖毒性（成熟雌性生殖功能：妊娠、分娩和哺乳）和子代的发育毒性（胚胎、胎儿生长发育、新生幼仔宫外生活的适应性、断乳前后的生长发育、独立生存能力以及性功能成熟）。

经多年数次的国际协调会和众多科学家的协作研究，三段试验方案得到了不断改进，已成为国际接受的标准试验程序，用于检测人用医药产品生殖毒性，即现在的 ICH 三阶段实验指南。表 4-4 给出了美国 FDA 三段试验、ICH 试验程序、经济合作与发展组织（OECD）的生殖毒性评价程序（相对于 FDA Ⅱ段试验）的基本要素。每种试验程序均就实验动物选择、给药途径、给药次数与间隔时间、剂量水平、暴露持续时间、试验样本量、观察技术、统计方法以及报告内容提供了指导意见。

表 4-4　生殖毒性评价程序的基本要素

试验	暴露	观察终点	备注
Ⅰ阶段试验:生育力与一般生殖试验	雄性:交配前 10w;雌性:交配前 2w 至胚胎着床	配子发育、生育力、着床前后胚胎活力、分娩、哺乳	评估一个完整生精周期或几个发情周期暴露后对雄性或雌性生殖能力的影响
Ⅱ阶段试验:致畸试验	胚胎着床(交配)至器官形成期结束	胚胎在宫内的活力以及解剖结构(大体外观、内脏、骨骼)	更短的暴露时间,可防止产生代谢适应;在原肠胚和器官形成期产生高暴露水平。早期染毒适用于具有生殖蓄积性的毒物或对干扰母体营养的毒物。晚期染毒适合观察生殖器官的发育
Ⅲ阶段试验:围生期试验	妊娠最后 3 个月至哺乳期	出生后存活、生长和外部形态结构	观察暴露对围产期主要器官功能发育的影响,此试验对围生期有害作用比较敏感
ICH 1:生育力试验方案	雄性:交配前 4w;雌性:交配前 2w 至胚胎着床	雄性:生殖器官重量和组织学形态,精子计数和活力;女性:妊娠中晚期胚体的活力	改进了雄性生殖能力的评价指标,相对于Ⅰ段试验,处理时间更短
ICH 2:出生前与出生后生长发育及母体功能评估	胚胎着床至哺乳期	妊娠个体相对于非妊娠个体的相对毒性;出生后生存、生长、发育和功能缺陷(行为、成熟、生殖)	与Ⅰ段试验类似
ICH 3:胚胎/胚胎发育评估	胚胎着床至器官期结束	胚胎在宫内的活力以及解剖结构(大体外观、内脏、骨骼)	与Ⅱ段试验类似,通常采用 2 种实验动物(啮齿和非啮齿类)
OECD 414:出生前发育毒性试验	胚胎着床(或交配)至剖腹取仔前 1d	胚胎在宫内的活力以及解剖结构(大体外观、内脏、骨骼)	与Ⅱ段试验类似,通常采用 2 种实验动物(啮齿和非啮齿类)

此后，有关机构对上述程序进行了必要的改进，包括将给药期延伸到发育较早或较晚阶段；将观察期延伸到出生后；选用更为完善的观察终点等。例如，美国环保署 1998 年修订了大鼠发育神经毒性评价程序，将暴露期限定为妊娠第 6 天至哺乳期第 10 天；在出生后的不同阶段观察仔鼠的生长情况、青春期发育的标志（包皮分离、阴道口扩张）、运动能力、听觉、学习与记忆能力以及神经病理学改变等，直到出生后 60d。2006 年，欧盟又发布了化学品注册、评估、授权和限制法规（REACH 法规），要求欧盟市场所有年销量达 1 吨以上的化学物必须接受其毒性评价，该法规也对化学物的生殖发育毒性评价作了要求。这些评价试验的目的不仅在于明确受试物是否有生殖发育毒性，而且要在已知其具有发育毒性时，确定其对后代的 NOAEL 及剂量-反应关系。我国的规范基本仿效发达国家。

目前管理毒理学要求动物发育毒性试验方案有三段生殖毒性试验和一代或多代生殖毒性试验。三段生殖毒性试验主要用于评价药物的生殖发育毒性；一代和多代生殖毒性试验由美国环境保护局（EPA）提出，主要用于评价食品添加剂、农药以及其他化学物。但是，动物试验结果外推到人存在不确定性。在动物选择上必须以哺乳动物为试验对象。一般要求使用与其他毒理学研究中相同的物种和品系，以免进行额外的预试验。原则上，试验动物对受试物的动力学、毒效学及其他有关参数应与人最接近，如代谢过程与生物转化应与人相近、胎盘结构与人相似，此外，还应具备健康、生育力强、多产、孕期短、自发畸形率低、价廉、易得和操作方便等特点。一般首选啮齿类动物中的大鼠。剂量选择应依据从所有已进行的药理学、急性和慢性毒性以及动力学研究中得到的资料。高剂量应该在母体中产生轻度毒性，推荐至少用三个剂量水平和适当的对照组。低剂量不应有任何可归因于受试物的有害作用。中剂量组应在高、低剂量之间按等比级定位，应引起最小的毒作用。动物与人的接触途径相同，如果采用其他接触途径，必须依据动力学的资料。接触频率一般是一日一次，用与试验组相同的最大容量的赋形剂作为对照组。有些药物可能在一生中仅用一次，则不必长期低剂量持续染毒，可采用缩短染毒时间的方案，并采用较高剂量。就雌性个体而言，如果不可能妊娠期用药，则不必试验。仅限于女性使用的药物，如口服避孕药，则Ⅰ阶段不进行雄性染毒。

（二）流行病学研究

1. 人类数据的获得

生殖流行病学是研究父体和母体、孕体特定的暴露与生育结局之间统计学关联的科学。可用流行病学方法来研究环境发育毒物对人类发育的影响，包括其性质、程度以及原因。对不良生殖结果的流行病学研究通常是出于三个目的：①旨在探讨不良生殖结局危险因素的科学研究，涉及病例分析或病例系列分析；②出生缺陷预防，需要在全球范围内对不良生殖结局趋势进行监测，主要依赖于出生缺陷登记制度；③向公众提供生育保健知识。

在某些罕见的病例中，例如德国麻疹所致先天性心脏病、反应停所致短肢畸形，危险度相对较高，而且结局是罕见的事件，可能不需要正式研究就可以识别出异常妊娠结局的原因。特定畸形罕见性和暴露因素的罕见性程度高、涉及人群范围较少、研究期限短或生物相关性高等均有利于流行病学家把特定的暴露因素与特定的病例联系起来。在其他情况下，对久远的污染物或久远的产品的暴露往往只能采用回顾性或横断面调查，除非人群接触剂量很大（如事故性接触——20世纪80年代发生的印度博帕尔联合碳化公司的毒气泄漏事故，使污染地区妇女流产率比对照人群高4.3倍），这类调查较难获得明确的结论。此外，在研究乙醇和丙戊酸的发育毒性时，通常要采用病例对照或队列研究的方法来寻求其关联性。这两种方法都需要准确地定义不良妊娠结局和暴露，需要足够大的毒作用效应和足够多的研究人群，这对流行病学家是个极大的挑战。据估计，要发现有统计学意义的风险增加，大约需要对100万个出生人群进行监测。另外，人类妊娠的丢失比例非常高，可能使与某一特定暴露有关的妊娠失败难以在一般的人群中被发现。由于产前诊断技术的发展，畸形胎儿（特别是神经管缺陷）的妊娠往往在孕中期就被发现，并被选择性提前终止。因此，在出生时异常结局的发生率并不能反映不良结局的真实发生率。

病例报告和出生缺陷监测登记对获得人类发育毒性的证据十分有用，有些发育毒物的流行病学性证据是早于试验动物数据的，如己烯雌酚和锂的发育毒性最早被出生缺陷登记数据证实；酒精、多氯联苯、卡马西平和可卡因的第一手证据是由分析性流行病学研究提供的；化学物丙戊酸发育毒性的证据最先也是来自于对出生缺陷登记数据的分析。人类基因组计划的完成促使出生缺陷的遗传易感性差异信息被大量捕获。对环境诱导的出生缺陷易感性的遗传基因的了解，不但在危险度评估中提供了更多的考虑因素，而且也能更好地理解发育毒物的作用机制。

2. 发育毒性资料的使用

使用发育毒性资料要注意的是药物的摄入是自愿的，通常是高剂量的；环境化学物（食品添加剂、农药以及其他环境污染物）的暴露通常是非自愿的、低水平的。

国际生命科学研究所（international life sciences institute，ILSI）根据动物试验中发育毒性效应的类型、严重性和发生率将化学物分为四类，并规定各类型的不同的安全系数范围，用以评定待测物发育毒性的危险度。

（1）药物　根据药物对人类孕体造成危险的证据，美国FDA（1979年）对于药物在妊娠期的使用采用字母 A、B、C、D 和 X 来进行等级评定和分类管理。ICH 人类用药危险度分级研究中也有类似规定。由于这种分类在实际应用中存在一定混乱，并且不够准确，可导致错误的临床决策。因此，2014 年 FDA 又废止了 A、B、C、D、X 分类方法，并依据“妊娠和哺乳期规则（PLLR）”，发布了“人用处方药和生物制品说明书妊娠、哺乳期和生殖潜能的内容和形式”指导原则，要求在药品说明书中描述妊娠期间的药物风险摘要和对支持这些摘要数据的讨论，这样可给临床医生提供更多有意义的信息；同时，还创建了女性和男性生殖潜能小项，便于医护人员查找妊娠、避孕和不孕信息。最终的临床用药由临床医师根据患者情况综合判定。

（2）环境化学物　对于环境化学物，发育毒性的危险性评价程序的目的通常是要得出一个 NOAEL 值，考虑安全的多变性或不确定因素，最终估算对人类假定是相对安全的暴露水平。要注意的是，未成年人与成年人的毒物暴露情况是存在差异的，如在地上爬、吃手或其他物体、在高灰尘和污垢中游戏等。同时，儿童正处快速的生长发育阶段，更易受到有害影响。因此，基于上述考虑，1996 年美国食品质量防护行动在制定特定发育毒物的允许摄入量时，不仅考虑到了多种来源的同一毒物的联合暴露以及内分泌干扰作用的累积效应，还特别考虑到儿童暴露的特殊性，在计算儿童允许摄入量时，除了考虑其他不确定因素外，还额外地增加 10 倍的安全系数。

（3）确定人类致畸物的标准　人类发育毒物的确定应以流行病学研究和有控制的临床研究结果为主要依据。Wison 曾提出确认人类新的致畸物的标准如下：①一种特殊的缺陷或几种缺陷并发（综合征）的频率突然增加；②缺陷的增加与某种已知的环境改变（如一种新药的广泛使用）相关联；③在妊娠的特殊阶段已知暴露于某种环境的改变，产生有特征性缺陷的综合征；④缺少妊娠时引起特征性缺陷婴儿的其他共同因子。

第四节　内分泌干扰作用

一、内分泌系统的组成与功能

内分泌系统，又称为激素系统，在所有哺乳动物、鸟类、鱼类和许多其他生物体内均有发现。内分泌腺在全身分布，能够合成和存储激素，并将激素直接释放到血液或细胞外液中；内分泌腺是位于细胞外液中的感受和信号装置，能对内外环境的变化产生应答，从而协调各种生理活动，维持内环境的稳定。目前在人类和其他脊椎动物中已经发现了 50 多种激素。激素虽然在体内的数量极低，但却参与控制或调节体内生命时期的诸多生物过程，包括大脑和神经系统的发展、生殖系统的功能、代谢以及血糖水平。

许多激素通过与细胞内产生的受体结合而起作用。激素受体复合物开启或关闭细胞、组织和器官的特定生物过程。激素的分泌周期，其持续时间从几个小时到几个月不等，维持着生理和稳态的控制。一旦受体和激素结合，受体就会通过改变细胞原有的蛋白质或改变基因表达的方式来执行激素的指令。这两种行为都可以在整个身体中产生反应。当一个或多个系统的组成部分不正常工作时，内分泌系统疾病或其他疾病就会发生。例如，激素分泌过多或过少，或没有足够的受体或结合位点时，都可能会导致荷尔蒙失衡。

内分泌系统的主要组成部分如下。

下丘脑——下丘脑将机体的内分泌和神经系统连接在一起。下丘脑驱动内分泌系统。

垂体——脑下垂体接收来自下丘脑的信号。这个腺体有两个叶，后叶和前叶。后叶分泌出由下丘脑产生的激素。前叶产生自己的激素，其中一些激素作用于其他内分泌腺。

甲状腺——甲状腺对脊椎动物的健康发育和成熟至关重要，并调节新陈代谢。

肾上腺——肾上腺是由两个腺体组成的：皮质和髓质。这些腺体会分泌激素来应对压力，调节血压，葡萄糖代谢，以及身体的盐分和水分平衡。

胰腺——胰腺负责产生胰高血糖素和胰岛素。这两种激素都有助于调节血液中葡萄糖的浓度。

生殖腺——即睾丸、女性生殖性腺或卵巢，会产生影响生长和发育的类固醇激素，并调节生殖周期和行为。性腺激素的主要种类是雄激素、雌激素和孕激素，所有这些在男性和女性中都有，只是水平不同。具体见表 4-5。

某些内分泌器官对毒物较为敏感易受损害。靶器官与激素的相互影响常导致机体内多个层次激素平衡的破坏，化学毒物对内分泌腺的毒作用可以是多层次的。

（1）影响下丘脑促垂体激素的分泌活动，使垂体-靶腺-靶器官（靶组织）相互关系发生变化，间接影响内分泌腺。

（2）影响或干扰垂体促激素的生物合成或分泌，间接影响内分泌腺。

（3）直接作用于靶腺，改变激素的生物合成和分泌。

（4）与血循环中的蛋白结合，改变结合激素与游离激素的比值，反馈调节垂体的分泌，改变垂体-靶器官激素的相互关系。

内分泌系统疾病常表现为机体系统的功能紊乱及临床病理性改变，患病的动

表 4-5　主要激素及其性质

下丘脑： -促甲状腺激素释放激素，TRH，三肽 -促性腺激素释放激素，GHIH或SS，十四肽或二十八肽 -生长激素释放抑制激素（生长抑素），GHRH，四十四肽 -生长激素释放激素，GHRH，IN，十四肽 -促肾上腺皮质激素释放激素，CRH，四十一肽 -促黑（素细胞）激素释放因子，MRF，肽 -促黑（素细胞）激素释放抑制因子，MIF，肽 -催乳素释放因子 PRF，肽-催乳素释放抑制因子 PIF，多巴胺 -血管升压素（抗利尿激素），VP（ADH），九肽 -催产素，OXT，九肽	**腺垂体：** -促肾上腺皮质激素，ACTH，三十九肽 -促甲状腺激素，TSH，糖蛋白 -促卵泡激素，FSH，糖蛋白 -黄体生成素 LH，糖蛋白 -促黑（素细胞）激素，MSH，十八肽 -催乳素 PRL，蛋白质 -生长激素，GH，蛋白质 **甲状腺：** -甲状腺素（四碘甲腺原氨酸），T4，胺类 -三碘甲腺原氨酸，T3，胺类 -甲状腺 C 细胞，降钙素，CT，三十二肽 **甲状旁腺：** -甲状旁腺激素 PTH，八十四肽 **胰岛：** -胰岛素，蛋白质 **肾上腺皮质：** -糖皮质激素（如皮质醇），类固醇 -盐皮质激素（如醛固酮），类固醇 **肾上腺髓质：** -肾上腺素，E，胺类 -去甲肾上腺素（NE），胺类	**睾丸：** -（间质细胞）睾酮，T，类固醇 -（支持细胞）抑制素（卵巢也可产生），糖蛋白 **卵巢、胎盘：** -雌二醇，E2，类固醇 -雌三醇，E3，类固醇 -孕酮，P，类固醇 -人绒毛膜促性腺激素，hCG，糖蛋白 **消化道、脑：** -胃泌素，十七肽 -胆囊收缩素-促胰酶素，CCK-PZ，三十三肽 -促胰液素，二十七肽 **心房：** -心房钠尿肽，ANP，二十一肽、二十三肽 **松果体：** 褪黑素，MT，胺类 **胸腺：** -胸腺激素，肽类 **各种组织：** -前列腺素 PG，脂肪酸衍生物 **肾：** 1，25-二羟维生素 D_3，[1，25-$(OH)_2D_3$]，固醇类

物或人的临床改变可能有：皮肤（因甲状腺功能减退引起的脱发）、神经系统（因胰岛素分泌过多引起的癫痫）、泌尿系统（由糖尿病、尿崩症及肾上腺皮质功能亢进引起的多尿症）或骨髓系统（由甲状旁腺功能亢进引起的骨折）。内分泌器官的化学性损害最常发生在肾上腺，其后依次为睾丸、甲状腺、卵巢、胰腺、垂体和甲状旁腺，而肾上腺、睾丸和甲状腺占到全部损害的90%。

二、化学物质对内分泌腺的毒效应及机制

（一）垂体

垂体的毒效应主要表现为垂体细胞的形态改变和增生损害。持续的非代偿性激素紊乱可使垂体激素合成和分泌增加而引起垂体肿瘤。垂体细胞的负反馈抑制消失则引起垂体的无限制增生（灶样增生、腺瘤和癌）。电离辐射和化学致癌物能加强这些效应。

（二）肾上腺皮质

（1）动物的肾上腺皮质容易发生自发的或实验诱导的变性和增生损害。物种间代谢差异和年龄可影响肾上腺皮质对化学毒物损伤的敏感性。

（2）毒性机制 ①大多数动物的肾上腺皮质细胞含有作为合成类固醇底物的脂质，肾上腺皮质毒物多数是亲脂性的，可以在这些细胞中蓄积；②肾上腺皮质细胞含有代谢外源化学物的酶，包括线粒体和内质网细胞色素 P450 家族，一些外源化学物可被代谢成活性毒物，并影响内源性类固醇合成。

肾上腺皮质的网状带和束状带是外源化学物在肾上腺的主要靶点。肾上腺受化学物影响诱导非瘤性损害见体积的增大或减小，通常同时影响双侧。化学物诱导皮质过度增生、腺瘤、腺癌的报道较少。

胆固醇代谢缺陷发生在从血浆和储存通路中摄取胆固醇。外源性化学物质抑制中性胆固醇酯水解酶（nCEH）导致胆固醇酯以脂质小滴形式在胞浆中蓄积，ACAT（催化胆固醇形成胆固醇酯的酶）活性接近正常水平。

（三）肾上腺髓质

肾上腺髓质的增生损害在大鼠中的报道尤为明显，目前证实了有多种不同的作用机制。在大鼠的慢性毒性研究中已证实，腺垂体激素和肾上腺髓质损害存在相关性，一些不良的饮食因素（如无限制性饮食、摄入高钙高磷食物、摄入过多能增加钙离子吸收的其他食物）也可导致大鼠肾上腺髓质增生损害的发生率增加；肾上腺髓质的增生改变包括从弥漫型过度增生到良性或恶性肿瘤的形成。

（四）甲状腺

1. 甲状腺滤泡细胞

一些药物/化学物可引起甲状腺功能紊乱和损害，表现为功能亢进或低下。大多数毒物引起腺体上皮增生、滤泡扩大、胶质留滞，在啮齿类中腺体上皮过度增生可形成肿瘤。少数毒物引起甲状腺萎缩（如铊）。致甲状腺肿大化学物影响甲状腺激素合成及分泌的机制为：

① 抑制甲状腺激素合成 抑制碘吸收、甲状腺过氧化物酶；

② 干扰甲状腺激素分泌 过量碘化物和锂引起甲状腺激素释放障碍；外源化学物所致甲状腺色素沉着或改变；

③ 肝微粒体酶的诱导；

④ 5′-单脱碘酶的化学性抑制。

2. 甲状腺 C 细胞

C 细胞增生性损伤常发生于大鼠，而少见于小鼠。细胞增生分两型：散在性和局灶性（结节性），后者可为 C 细胞腺瘤/癌。

(五) 甲状旁腺

(1) 外源性化学物质所致甲状旁腺的中毒损伤，如L-天冬酰胺酶导致家兔发生低甲状旁腺素症模型。

(2) 甲状旁腺主细胞的增生损害，可发展为主细胞腺瘤。

(六) 胰岛

外源性化学物对胰岛的毒作用可引起低糖血症和高糖血症。

(七) 睾丸

在啮齿动物慢性毒性及致癌性研究中，间质细胞瘤是最常发生的内分泌肿瘤之一。啮齿动物睾丸肿瘤分为5类：源于性腺间质细胞的肿瘤（最常见）、源于生殖细胞的肿瘤、源于睾丸附件结构的肿瘤、源于浆膜的肿瘤以及源于支持结缔组织和睾丸血管的肿瘤。

(八) 卵巢

啮齿动物卵巢肿瘤可分为5种类型，包括上皮细胞瘤、性索基质瘤、生殖细胞瘤、来源于卵巢非特异性软组织的肿瘤和从其他部位转移到卵巢的肿瘤。粒层细胞瘤是最常见的，约占小鼠自然发生卵巢肿瘤的27%。卵巢肿瘤继发于激素失衡的机制。

三、内分泌毒作用检测方法

(一) 内分泌干扰物

世界卫生组织（WHO）对内分泌干扰物（endocrine disruptor）的定义为："通过改变内分泌系统功能，引发生物体或其后代、生物种（亚）群不良健康效应的外源性物质或混合物"；欧洲食品安全局（EFSA）的定义是："任何可以直接或间接与内分泌系统相互作用的化学物质，并对内分泌系统、目标器官和组织产生影响"。内分泌干扰物作为一种外源性干扰内分泌系统的化学物质，它改变了内分泌系统的功能，扰乱机体的激素平衡，并导致在完整的生物体，或其后代/子代中引起不良的健康影响。

内分泌干扰物主要包括有机污染物（如二噁英和二噁英类化合物）、重金属（如汞、镉）、农药（如滴滴涕、多氯联苯）、食品污染物（如增塑剂、双酚A）、药物、植物激素等，这些干扰物对内分泌系统的破坏可以多种方式发生。有些内分泌干扰物通过模仿某种天然激素，诱导机体对该刺激的反应过度（例如，生长激素导致肌肉量增加），或者在不适当的时候做出反应（例如，在并不需要的时候产生胰岛素）；有些内分泌干扰物则通过阻断某些受体（如正常发育所需的生长激素）的影响；还有一些是人为地直接刺激或抑制内分泌系统，导致激素分泌过多或分泌不足（如甲状腺过度活跃或缺乏活性）；也有些药物被用来故意引起一些内分泌功能的改变，比如避孕药。

（二）内分泌毒作用检测方法

内分泌系统对毒物高度敏感，经干扰内分泌调节，毒物在动物体内可能产生多种毒效应。在毒性实验中常见于内分泌系统的效应的例子如：①生长减慢或基础代谢降低，因甲状腺功能降低；②糖代谢改变，因胰腺功能紊乱；③肾脏的功能紊乱，如减少钠和水潴留，因肾上腺损伤；④生育力降低，因生殖腺的效应损伤。

内分泌毒理学应用的主要方法包括：组织病理学方法，免疫组化方法，功能试验（释放、摄入、抑制试验），切除术和体外试验。在毒理学实验中追踪内分泌改变的方法见表 4-6。

表 4-6 在毒理学实验中追踪内分泌改变的方法

筛选特殊测定	内分泌器官重量；形态学（光学显微镜） 免疫化学方法；酶化学和细胞化学（光学和电子显微镜） 监测血/尿中有关激素的浓度；功能测试（释放、摄入、抑制试验） 切除术（肾上腺切除，性腺切除）；体外方法（包括受体交互作用）

增加激素刺激内分泌的器官，例如垂体、甲状腺、胰腺和生殖腺能产生细胞的增殖，有时可能引发肿瘤。在其他情况下，增加激素刺激可能促进在靶器官中肿瘤细胞的生长。

（三）内分泌干扰物测试方案

OECD（2012）测试和评估内分泌干扰物的概念框架见表 4-7。概念框架为如何对评估内分泌干扰物提供了标准试验方法和测试指南，但并不是要提供一个确定的测试方案；而且该概念框架并未涵盖暴露评估的资料，如果需要进一步测试时还应将该部分资料也考虑进来。该框架强调由于试验和评定的水平符合不同水平的生物复杂性，并将可获得的数据资料纳入，包括体内/体外数据，哺乳/非哺乳动物、结构-活性关系、通过生物信息学等新技术获得的数据。在评估某个化学物时，该概念框架以化学物可得的数据或数据需求为基础，可能在任何的步骤进入框架，并且当数据足以进行评定时离开测试框架。

表 4-7 OECD 测试和评估内分泌干扰物的概念框架

试验和评定水平	哺乳动物和非哺乳动物毒理学试验
水平 1：已有资料及相关信息	物理化学性质，如分子量、反应性、挥发性、生物可降解性 所有标准化或非标准化试验已有的毒理学数据 化学物分类、QSARs 分析、生物信息学预测、ADME 模型预测

续表

试验和评定水平	哺乳动物和非哺乳动物毒理学试验
水平 2:体外试验提供内分泌干扰物作用机制/通路的数据(哺乳和非哺乳类动物试验)	雌激素或雄激素受体结合亲和力(TG 493) 雌激素受体转录活化(TG 455 和 TG 457) 雄激素转录活化试验(TG 458) 体外类固醇合成试验(TG456) MCF-7 细胞增殖试验(受体激动剂/拮抗剂) 其他合理的试验
水平 3:体内试验提供内分泌干扰物作用机制/通路的数据(哺乳和非哺乳类动物试验)	子宫增重试验(TG 440) Hershberger 试验(TG 441) 两栖类动物变形试验(TG 231) 鱼类筛选试验(TG 230) 雌性棘鱼雄激素化筛选试验(GD 140)
水平 4:体内试验提供有关内分泌相关终点的不良效应的数据	28d 经口毒性试验(TG 407) 90d 经口毒性试验(TG 408) 一代繁殖毒性试验(TG 415) 雄性发育期试验(GD 150,C4. 3) 雌性发育期试验(GD 150,C4. 4) 成年男性整体内分泌筛选试验(GD 150,Annex 2. 5) 产前发育毒性试验(TG 414) 慢性毒性和致癌性研究(TG 451-3) 生殖筛选试验(TG 421) 联合 28d/生殖筛选试验(TG 422) 发育神经毒性(TG 426) 鱼性别发育试验(TG 234) 鱼的部分生命周期试验 两栖幼虫的生长与发育试验(TG 241) 鸟类繁殖试验(TG 206) 软体动物的部分生命周期试验(TG 242 和 TG 243) 水蚤、蚯蚓繁殖试验(TG 211、TG 222)
水平 5:体内试验提供生物体的(整体和部分)生命周期内有关内分泌相关终点的不良效应的数据	扩展一代繁殖毒性研究(OECD TG 443) 两代繁殖毒性研究(OECD TG 416) 鱼类生命周期毒性试验 虾类生命周期毒性试验 水蚤多代试验

US EPA 提出的内分泌干扰筛选程序（EDSP）是通过一套二级筛选体系来评估农药、环境污染物和其他化学物质对雌激素、雄激素和甲状腺激素系统的潜在影响（见表 4-8）。EDSP 使用经过验证的方法筛选和检测化学物质，以确定潜在的内分泌干扰物，识别其引发的不良反应，并明确剂量-反应关系，开展风险评估，并最终在现行法规下实现风险管理。

表 4-8　EPA 内分泌干扰筛选程序（EDSP）

第一级筛选体系	体外试验 雌激素受体结合试验——大鼠子宫胞液 雌激素受体(hERα)转录活化试验——人源性细胞(HeLa-9903) 雄激素受体结合试验——大鼠前列腺细胞溶质类固醇 合成试验——人源性细胞(H295R) 芳香酶试验——人重组微粒体 体内试验 子宫增重试验(大鼠) Hershberger 试验(大鼠) 雌性发育期试验(大鼠) 雄性发育期试验(大鼠) 两栖动物变态实验(蛙) 鱼短期繁殖试验
第二级筛选体系	日本鹌鹑两代毒性试验 青鳉延长一代繁殖毒性试验 两栖动物幼虫生长及发育试验

第一级筛选试验的目的是识别可能与内分泌系统相互作用的物质，通过第一级筛选出有可能与雌激素、雄激素或甲状腺激素系统相互作用的化学物，这些化学物质才能进入第二级筛选。第二级筛选试验的目的则是明确该物质引起的任何与内分泌相关的不良反应，并在暴露量与不良反应之间建立起定量关系。第二级测试的结果将与该物质的其他危害信息、暴露评估资料相结合，从而对该化学物进行风险评估。如有必要，其风险评估的结果将用于风险告知，并向相关部门提出缓解措施及监管决策。

第五节　神经毒性

一、概述

神经系统是机体主要且最为复杂的功能调节系统，它参与调节机体的所有生理过程，其他的器官和系统功能也可被神经系统直接或间接调控，如情感、运动、内分泌功能及免疫功能等，因此神经系统在全身生理调控方面发挥着重要作用。其他系统（如循环和生殖系统）既可为神经系统提供信息支持，同时又受到神经系统的调节和控制。因此，神经功能障碍所造成的危害远远超出了神经系统本身，会累及到其他器官和系统，而其他系统功能失调反过来也会改变神经系统的功能。

神经系统包括中枢神经系统和周围神经系统两部分。中枢神经系统由大脑和脊髓组成。周围神经系统主要由神经组成，包括脑神经、脊神经和自主神经；其中脑神经和脊神经多属有髓鞘神经纤维，自主神经多属于无髓鞘神经纤维。在细胞层面上，神经系统是由神经细胞（神经元）、神经胶质细胞及其他细胞构成。中枢神经系统接收来自周围神经系统、内分泌系统和免疫系统的信息，然后整合这些信息并且调节这些输入信息，而周围神经系统则传递中枢神经系统和机体其他部分之间的感觉和运动信息。

神经毒理学（neurotoxicology）是神经系统毒理学的简称，是研究外源化学物对神经系统各部分所引起的结构和功能损害作用的一门学科。它主要通过神经解剖、神经病理、神经生理、神经生化和分子生物学等学科的理论和技术，来研究神经毒物在机体内的代谢，毒效应发生的类型、特征、主要临床表现及其生化和分子机制，为中毒防治提供科学依据。

神经系统的结构和功能和其他器官系统相比较存在较明显的差别。与毒理学有关的神经系统的解剖、生理学有如下特点。

（1）各器官系统中，以神经系统的功能最复杂，反应最迅速，和其他器官系统的联系最广泛。所有生理功能均受神经系统影响或控制。毒物作用于神经系统后，临床上较早出现有害作用。可影响机体多个器官系统，而其他系统功能失调反过来也会改变神经系统的功能。

（2）中枢神经系统具有较高的新陈代谢率　正常成人脑只占体重的2.5%，但是脑的供血量和耗氧量却分别占全身供血量的15%和全身耗氧量的20%。因此缺氧、缺血和低血糖也可引起中枢神经系统受损。

（3）神经系统中存在着神经递质体系　包括神经递质前体、合成酶、贮存囊泡、摄取及释放递质因子、受体、灭活和降解酶等，均可成为神经性毒物的靶。

（4）神经系统有其自身的结构特点　中枢神经系统包含血-脑屏障，而外周神经系统存在血-神经屏障系统，这些结构在神经组织物质转运方面具有重要作用。神经元有胞体和突起两部分，神经元内的骨架结构（包括神经细胞中的微管和神经丝）可支持细胞结构和细胞器，并对维持神经细胞的功能和生存至关重要。神经胶质细胞的功能是多方面的，对神经元形态、功能的完整性和维持神经系统微环境的稳定有重要作用。

（5）神经细胞再生能力甚差　已经受外源性化学物损害而死亡的神经元不能再生，受损部位由胶质细胞增殖来填充，但神经元的原有功能无法再恢复。而轴突受损害，如果神经元胞体仍然存活，则轴突可以再生，但速度缓慢。

二、外源化学物对神经系统的毒作用

（一）神经毒物及分类

神经毒物是指引起机体神经系统功能或结构损害的外源性的物理、化学或生物因素。其中，外源性的化学物是引起机体神经系统损伤的主要因素。随着环境化学物和合成化学物的大量出现，神经毒物的种类也越来越多（表 4-9）。

表 4-9　神经毒物的种类（按理化性质、用途分类）

金属	重金属等及其化合物：铅、汞、砷、镉； 非必需金属及其化合物：铝、锑、锡、镍、锂、钡、铍、铋、金； 必需金属等及其化合物：铬、铜、铁、镁、锰、钴、钾、硒、锌
有机物	脂肪族烃类：烷烃、烯烃、炔烃、汽油； 脂肪族环烃类：松节油、环丙烷、环丁烷、正己烷； 芳香族烃类：苯、苯乙烯、甲苯、二甲苯、联苯、萘、苯胺、二硝基苯、三硝基甲苯； 卤化物：四氯化碳、三氯化碳、氯丁二烯、三氯苯、氯乙烯、氯丙烯、三氯乙烯、四氯乙烯、二氯二氟甲烷、氯丹、氯苯、氯甲烷、1，2-二氯乙烷、多氯联苯、三碘甲烷； 醇类、酚类和醚类：乙醇、甲醇、1-丙醇、异丙醇、乙二醇、丙二醇、二乙二醇、丁醇、环己醇、二丙酮乙醇、乙醚； 醛类、酮类和酯类等：甲醛、丙酮、甲基丁酮、烷基苯乙烯聚合物、乙酯、醋酸丁酯、醋酸戊酯、丙烯酰胺等
气体类	一氧化碳、氰化氢、硫化氢、二硫化碳、燃烧产物、汽车尾气、氨、氮氧化物
农药类	有机磷类、拟除虫菊酯、有机氯（开蓬、DDT）
药物	鸦片、可卡因、巴比妥、安定、阿霉素、长春新碱、链霉素、奎宁
天然毒素	蛇毒、蝎毒、蓖麻籽蛋白
按毒物的靶器官分类：	
神经细胞体毒物	汞和汞化合物、锰、铝、氰化物、铅、1-甲基-4-苯基-1，2，3，6 四氢吡啶
神经髓鞘毒物	六氯酚、三甲基锡、铅、碲
神经轴索毒物	正己烷、二硫化碳、长春新碱、丙烯酰胺、氯丙烯、除虫菊酯
神经递质毒物	尼古丁、有机磷化合物、氨基甲酸酯类杀虫剂、兴奋性氨基酸、苯丙胺

（二）外源化学物对神经系统的毒作用

外源化学物中毒引起的神经系统损伤可分为器质性损害、功能性紊乱和行为改变。

1. 中毒性神经官能症

中毒性神经官能症是由毒物引起的以脑功能失调和精神障碍为主的疾病。毒物作用于人体首先引起大脑皮质兴奋抑制功能失调和自主神经功能紊乱。临床上出现不同程度的神经兴奋或神经抑制的症状，但这种变化是可逆的。常见类型有神经衰弱综合征、易兴奋症及自主神经功能紊乱等。由于个体神经类型不同，对毒物的反应也不同。临床表现可有差异，体检和实验室检查往往没有明确的阳性结果，在诊断上缺乏特异性。

中毒性神经衰弱综合征的症状以疲乏为主，包括头痛、头晕、无力、肌肉关节酸痛、失眠、记忆力减退等，是很多慢性中毒的早期症状和轻度中毒的表现。

2. 中毒性脑病

中毒性脑病是由毒物引起的中枢神经系统器质性病变，可出现各种不同的临床表现。脑病理变化可有弥漫性充血、水肿、点状出血、神经细胞变性、坏死、神经纤维脱髓鞘。

急性中毒性脑病常见于神经毒物急性中毒。急性中毒性脑病早期症状变化多样，属弥漫性病变，往往缺乏局限性体征。如有脑局限性损害，多为轻偏瘫、锥体外系体征、运动性失语、皮质性失明。急性中毒性脑病可恢复正常。如恢复不全，可能遗留精神症状、智力减退、呈去大脑皮质状态等。慢性中毒性脑病常由神经毒物慢性重度暴露引起的。临床类型有：①震颤麻痹综合征；②中毒性精神分裂症；③中毒性痴呆。

3. 中毒性神经炎

中毒性神经炎是指毒物损害周围神经而发生的疾病，可表现为单神经炎或多神经炎。由化学毒物所致的周围神经病，累及脊神经多于脑神经，多神经病（炎）多于单神经炎。

单神经炎为毒物损害某一周围神经，如铅中毒的桡神经麻痹，三氯乙烯中毒的三叉神经麻痹。中毒性多发性神经炎可在急性中毒最初几天发生，如铊中毒、一氧化碳中毒。砷、有机磷农药等中毒，多在发病后 2～3 周才出现，称为迟发型神经炎。受累肢体远端感觉异常，运动障碍也以远端为重，也可伴有自主神经功能障碍。

三、神经毒性的作用机制

（一）神经毒性作用的分类和命名

根据作用的部位，外源化学物所引起的神经系统病理反应主要的分类可在毒性反应位置后加“病（-opahy）”（表 4-10）。根据更精确的位置叙述每个损害可进一步分类。毒物可以作用于一个部位，也可以同时作用于多个部位。

表 4-10　依照细胞类型和位置，神经病理学损害的分类

细胞类型和位置	疾病名称
神经元	神经元病 neuronopathy
轴突	轴突病 axonopathy
突触	突触病 synaptopathy
少突胶质细胞	髓鞘病 myelinopathy
施万细胞/星形胶质细胞	星形胶质病 astrocytic gliopathy
血管	神经血管病 neurovasculopathy

在神经系统中，神经元、轴索、成髓鞘细胞或神经递质系统是最常研究的 4

个靶点。根据化学毒物作用的细胞类型及位置的不同，可将神经病理学分为：神经元病、轴突病、突触病、髓鞘病、星形胶质病、神经血管病。

（二）神经毒性作用的特点

神经毒性（neurotoxicity）是指外源性的物理、化学或生物因素引起的生物体神经系统功能或结构损害的能力。神经毒性效应可能涉及一系列的生化、形态、行为和生理异常。化学毒物对神经系统的作用多种多样。神经毒性可发生在生命周期中从受孕到衰老的任何阶段。

根据神经系统的结构特点，神经毒性作用有以下特点。

（1）神经毒性表现可随年龄的增长有所不同　如发育中的神经系统由于血-脑屏障没有发育完全，则在婴幼儿期接触铅，可易发生中毒性铅型脑病。而在成人接触铅，由于血-脑屏障发育完全，则不易发生中毒型铅型脑病，而易损伤周围神经系统。

（2）神经系统中的神经元自身不能增殖，一旦受到损伤，它们是不能再生的。因此，神经系统的损伤常常是持续存在的。

（3）神经细胞最初往往是过量存在的，因此对损伤具有一定的缓冲作用，神经细胞少量损失不会影响神经功能和行为活动。这种细胞过量存在的结果可能会使毒物的作用呈现一个阈值，或呈现非线性的剂量-反应关系。

（4）由于在后半生神经细胞的减少和神经系统的其他改变，神经毒性可以随着年龄衰老逐步增强。

（5）神经毒性反应的表现可能是进行性的，轻微的功能损伤也可能变得异常严重。

（6）某些物质特别是各种药物在不同剂量下，神经系统可产生不同的反应。例如，三环抗抑郁药在低剂量下具有良好的治疗作用，但在高剂量下则产生威胁生命的抗胆碱能效应。

（7）化学物质的联合接触会产生相互作用，职业性和环境接触溶剂混合物也会产生累积性毒性效应。

（三）神经毒性的作用机制

对于神经毒物的作用机制的研究，首先应确定靶细胞和靶器官位置。由于神经系统的复杂性和神经毒物的多样性，目前对于毒作用的机制的认识还不够全面，以下介绍的是几类研究较多的神经毒作用机制。

1. 神经元病

某些毒物可引起神经元损害，甚至出现凋亡或坏死导致神经元的永久性丧失。整个神经元死亡则引起神经元病，同时伴有星形神经胶质细胞增生。神经毒物可引起中毒性神经元病，中毒现象的表现经常是弥漫性脑病，伴发功能障碍。

2. 轴索病

神经毒物引起轴索出现损伤，本身作为毒性原发部位而产生的中毒性神经障碍被命名为轴索病，轴索和包裹轴索的髓鞘产生变性，神经元胞体尚保持完整。只出现染色质溶解。尼斯尔小体靠边，胞核移向细胞周边。毒物对轴索的某一点产生“化学性切断”，断点远端的轴索，在生物学上就是与神经胞体分开，发生变性。

中枢神经系统和周围神经系统的轴索变性有重大的差别。在周围神经系统的轴索变性可以再生，而在中枢神经系统的轴索则不能再生；因此在临床表现上，在周围神经系统中可发生的损害可部分恢复或者完全恢复，而在中枢神经系统的损害则是不可逆的。研究表明，中枢神经系统不能再生是由于不利的神经胶质因子环境以及成熟神经元的性质所决定的。

3. 髓鞘病

毒物破坏髓鞘质或选择性损害成髓鞘细胞，从而引起髓鞘层分离，称为髓鞘水肿或脱髓鞘作用。中枢神经系统的再形成髓鞘过程远少于周围神经系统。在周围神经系统内发生节段性脱髓鞘后，多个施万细胞进行髓鞘再生，使结间长度（相邻郎维耶结间的距离）缩短，成为脱髓鞘变化的永久性记录。

4. 神经传递相关毒性（突触病）

某些神经毒物可以产生神经系统的功能障碍，呈现行为改变或神经学测试的变化，而无细胞结构改变的证据。这类化学物作用的化学基础是损害神经传递过程的毒物，例如：可以通过干扰递质合成酶的活性或递质前体物质的利用从而影响神经递质的合成；可以通过影响囊泡中神经递质的储存和释放、影响神经递质灭活及清除（重摄取或递质分解酶）、干扰神经递质与受体作用或毒物本身直接与受体结合等作用影响神经系统正常功能。

5. 神经毒性相关的其他机制

（1）神经胶质细胞和神经毒性　神经组织由神经元和神经胶质细胞构成，而神经胶质细胞的数量约为神经元的 10 倍，胶质细胞直径与最小的神经细胞大小相近，约为 8～10μm。外周神经系统的胶质细胞包括神经节细胞周围的卫星细胞和形成神经纤维髓鞘的施万细胞，中枢神经系统胶质细胞有星形胶质细胞、少突胶质细胞、小胶质细胞和室管膜细胞等。星形胶质细胞在许多神经毒性损伤中既有防御作用又有促进作用。例如，在中枢神经系统谷氨酸稳态研究中，星形胶质细胞在兴奋性神经递质谷氨酸代谢中具有重要作用。研究表明，缺血或其他因素造成大脑损伤的部分原因是由于谷氨酸过度释放或重摄取减少，活化兴奋性氨基酸受体，引起某些细胞的死亡。而星形胶质细胞与谷氨酸代谢密切相关，具有高亲和性谷氨酸递质摄取系统，它们可通过谷氨酸重摄取或经谷氨酰胺合成酶催化作用将谷氨酸代谢为谷氨酰胺，调节控制细胞外谷氨酸水平。星形胶质细胞还可直接引起中枢神经系统损伤。星形胶质细胞中的谷氨酸-谷氨酰胺通路是脑组织中谷氨酸递质的微型储备库。星形胶质细胞肿胀可引起递质（如谷氨酸、天冬氨酸、牛磺酸和其他一些氨基酸）释放。星形胶质细胞肿胀的病理改变可见于创伤性脑水肿、长时间缺氧、高碳酸血症、急性缺氧、实验性脑损伤、脑缺血、低甘油血症和肝性脑病。星形胶质细胞含喹啉酸合成酶和降解酶，喹啉酸在细胞外液的过剩，作用于 *N*-甲基-D-天冬氨酸受体可引起神经元死亡，与退行性神经疾病有关。星形胶质细胞也参与了中枢神经系统的免疫反应。

（2）神经血管病　中枢神经系统和周围神经系统的血管系统的通透性可能因血压较高或血浆的渗透压较低而增高。暴露某些毒素可引起这种变化。较高的通透性通常可导致细胞外水肿。此外，已知许多神经毒物可引起细胞水肿。除血管通透性增加外，神经内膜水肿可发生于其他生物学作用之后。例如，六氯苯中毒时髓鞘内水肿也能导致神经内膜水肿。引起神经系统损伤的化学物见表 4-11。

表 4-11　引起神经系统损伤的化学物

神经毒物分类	神经毒物名称	神经毒性的细胞基础	神经学变化及临床症状
与神经元损害（神经元病）有关的化学物	铝	皮层海绵层水肿、神经纤维聚集皮层退行性变性	痴呆、脑病、记忆缺陷
	氰化物	神经元变性、阻断细胞色素氧化及ATP的生成	昏迷、惊厥、迅速死亡、迟发性帕金森病
	氯霉素	神经元丧失、轴索变性	视神经炎、周围神经病
	一氧化碳	皮层神经元丧失、阻断血红蛋白氧结合部位及脑离子结合部位	脑病、迟发性帕金森病
	铅	周围神经系统的轴索丧失	脑病、记忆缺失、脱髓鞘神经病
	甲基汞	视觉皮层、小脑神经节的神经元变性及海绵体破坏	共济失调、感觉异常精神活动发育迟缓
	奎宁	视网膜神经节细胞空泡变性	视野缩小
	3-硝基丙酸	基底神经坏死	癫痫样发作、迟发性张力失常
与轴索损害（轴索病）有关的化学物	丙烯酰胺	轴索变性	周围神经病（常为感觉神经型）
	二硫化碳	轴索变性、早期出现神经丝肿胀	精神病、周围神经病
	金	轴索变性、某些节段性脱髓鞘病	周围神经病
	长春（花）新碱	周围神经系统的轴索变性、神经纤维变化	周围神经病，不同的自主神经症状
	呋喃妥英	轴索变性	周围神经病
	紫杉醇	轴索变性、早期微管蓄积	周围神经病
	环氧乙烷	轴索变性	周围神经病

续表

神经毒物分类	神经毒物名称	神经毒性的细胞基础	神经学变化及临床症状
与髓鞘损害（髓鞘病）有关的化学物	胺碘酮	轴索变性和脱髓鞘，施万细胞内出现充满脂质的溶酶体	周围神经病
	六氯苯	中枢神经系统和周围神经系统的髓鞘肿胀	精神错乱、癫痫发作
	三乙基锡	髓鞘内水肿、脑白质海绵曾水肿	头痛、畏光、截瘫
	甲苯	弥漫性脱髓鞘	痴呆、恶心、头痛
	哌克昔林	脱髓鞘神经病、施万细胞内有内膜结合内涵物与神经传递相关毒性有关的化学物	周围神经病
	软骨藻酸	海马、小安奥扁桃体、第5、6层新皮层神经元丧失、红枣氨酸盐样的兴奋毒性	记忆丧失、癫痫发作

四、神经毒理学研究方法与评价

（一）神经毒理学研究方法

在法规毒理学试验中可以发现一些神经毒性相关终点，同时结合重复剂量毒性试验对神经毒性进行筛查，其目的在于确定是否需要进一步的更加深入的神经毒理学试验。潜在的神经毒作用的类型和常用的检测方法见表4-12。

表4-12　潜在的神经毒作用的类型和检测方法

潜在效应	可能预测神经毒性终点的例子
结构或神经学	大体形态学、器官重量、组织病理学
神经化学	神经递质的合成、释放、摄入或降解；与信号转导相关的第二信使；膜结合酶调整系统；神经病相关酶的抑制与老化，神经胶质酸性蛋白质增加
神经生理学	神经传导的速率、振幅和不应期；感觉诱发电位的潜伏期和振幅；脑电图改变
行为/神经学	运动活性改变、运动协调性改变、衰弱、麻痹、运动方式或姿势的变化；震颤。感觉运动反射的潜伏期或大小、各种神经学测量值改变；学习、记忆和注意力改变
发育	行为谱出现时间改变或行为方式/强度改变；结构生长或神经化学成分的改变

1. 功能组合试验（FOB）

美国环境保护署（1994年）设计了一组观察评估神经毒效应的指标。通常这些观察是在整体动物中进行的，如实验大、小鼠，而且能结合在其他的试验中（表4-13）。

2. 神经学检查

神经学检查可说明神经毒性的部位，因而是初步的但也是重要的神经毒性研

表 4-13　成年大鼠神经毒性筛选组合（US EPA，1994 年）

功能观察组合（FOB）	自主体征（流泪、流涎、竖毛、眼球突出、排尿、净化、瞳孔功能、睑闭合）；惊厥，震颤，异常运动；对处置的反应性、觉醒；握力、着陆足张开；痛觉；姿势和步态，非常见/异常行为，刻板症，外观改变；提问
运动功能	自动化仪器，每个动物分别测试直到最后 20%接近基线水平
FOB 和运动功能试验的时间	
急性研究	给受试物前，给受试物 8h 内估计峰效应时间，给受试物后 7d 和 14d
亚慢性研究	首次给受试物前，给受试物第 4 周、第 8 周、第 13 周
慢性研究	首次给受试物前，给受试物后每 3 个月一次
神经毒理学	研究结束，至少 5 只动物/性别/组，以醛固定液原位灌注，周围神经系统组织石蜡和/或塑料包埋，如必须应用特殊染色
1. 定性分析	受试物影响的神经系统的区域，神经病理学改变的类型和严重程度
2. 客观分析	如发现改变，应进行客观分析，确定剂量反应关系，盲法进行评价

究。这些检查多数可在动物和人中进行。精神状态和许多感觉功能的测定则仅能对人作出评价。一些行为试验可适用于动物的检查。

（1）脑神经（Ⅰ～Ⅻ对）对脑神经的检查应针对其功能，因而脑神经检查方法各不相同。例如听神经和视神经的试验是评价对声和光刺激的反应。

（2）运动检查包括肌肉检查，如萎缩、无力、束颤、痉挛、静止性震颤等。

（3）反射检查包括深部腱反射，这种功能包肌梭内的受体、背根神经节、前角细胞及其轴突、神经肌肉接点和肌肉。

神经方面的体征通常在神经病和髓鞘病时迅速发展，而在轴突病时进展缓慢，轴突病通常影响感觉和运动纤维两者。通过对动物的运动功能以及反射、感觉功能的测试，来判断毒物的神经毒性作用。

3. 形态学检查

通过形态学的检查可以确定毒物引发病变的准确解剖学部位；细胞水平和超微水平的检查常有利于神经病的诊断和确定其作用方式。

4. 电生理学检查

通常采用运动神经传导速度的测量和肌电图检查。

5. 生化检查

与葡萄糖代谢有关的酶系统常常是神经毒物的靶标，因此生化检查主要研究这类酶的活性变化；另外神经系统的各种亚细胞结构成分、髓鞘及其他与神经递质有关的生化参数也是检查的对象。

6. 神经细胞培养

利用机械法或酶消化法从神经组织（脑、脊髓和背根神经节）中分离出细胞，在合适的培养基中进行培养；并利用电生理学、形态学和生物法学等方法来评价神经毒物的作用。

7. 迟发性神经病

通常选用遗传背景明确、健康、步态正常的母鸡，来评价有机磷农药和其他农药的迟发性神经毒性。

(二) 行为研究

行为是由神经系统协调的机体对一些内部和外部的刺激的一种适应性反应。一个行为反应代表了多个神经子系统的综合反应，包括感觉、运动、认知、注意力和综合成分，以及一系列的生理功能。因此，行为可以作为神经系统的多个功能组成部分的一个可测量指标。由于行为测试是非侵入性的，它可以反复应用于对一种测试化合物的神经毒性的纵向评估，包括持续或延迟治疗相关的效果。

1. 动物试验

主要测试学习和记忆，包括传统的条件反射和操作性条件反射，如空间辨别试验（避暗试验、跳台试验、迷宫试验）、活动度测试（开阔场地试验、红外线光束切断试验）等。

2. 人的观察

心理功能测定（依据 WHO 的 NCTB）和神经行为评价系统（NES 方法）。

(三) 评价

鉴于毒物对神经系统的作用机制的复杂性，对其毒性评价需要结合一系列的试验方法，才能获得相对全面的评价结果。对于某些特定类型的神经毒性（如迟发性神经毒性）还需要注意试验动物的选择。

在安全性评估中，行为测试已被确定为可靠的毒理学指标。行为测试可以提高评估神经毒性风险的能力。行为功能对内部和外界环境的变异特别易感，动物间和动物个体间的结果也存在很大差异。因此，遵守合适的试验方式尤为重要，例如，足量动物数、严格控制实验环境、结果的统计分析等。

第六节　免疫毒性

一、概述

免疫毒理学（immunotoxicology）是研究外源性化学、物理和生物等因素对机体免疫系统的损害作用与机制、安全性评价以及危险度评定与管理的一门毒理学分支学科。免疫毒理学着重于研究外源化学物对机体免疫系统及其功能的毒性损害作用，揭示这种损害作用在机体其他系统疾病发生发展中的意义，并试图通过毒作用生物学机制的阐明，为毒物危害的预防与控制提供科学依据。免疫毒理学是在免疫学和毒理学基础上发展起来的学科，免疫学的研究与发展，则是研究和把握外源化学物免疫毒性作用及其机制的重要基础。

免疫毒理学在食品毒理学中的应用，主要是探讨食品中外源化学物对人和动物免疫系统及其功能的毒性作用及生物学机制，为全面评价食品安全和预防、控制毒物作用提供科学依据。

(一) 机体免疫系统及免疫功能

人体和哺乳动物的免疫系统由免疫器官和组织、免疫细胞和免疫分子组成（表 4-14），具有免疫防御、免疫自稳及免疫监视的三大功能。①免疫防御（immune defense）是机体抵御病原体入侵和清除已入侵的病原体及其他有害物质的一种免疫保护功能。②免疫自稳（immune homeostasis）是机体通过自身免疫耐受和免疫调节两种机制来达到免疫系统内环境稳定的功能，机体对自身成分不产生免疫应答即为免疫耐受，同时免疫系统存在着极其复杂而有效的精细调节网络，避免应答的失控。③免疫监视（immune surveillance）是机体及时识别和清除体内的“非己”成分（突变的肿瘤细胞，衰老、凋亡的细胞）的一种生理功能。

表 4-14　人和哺乳动物免疫系统的组成

免疫器官和组织		免疫细胞	免疫分子	
中枢	外周		膜型分子	分泌型分子
胸腺	脾脏	固有免疫的组成细胞	TCR	免疫球蛋白
骨髓	淋巴结	吞噬细胞	BCR	补体
	黏膜相关淋巴组织	树突状细胞	CD 分子	细胞因子
	皮肤相关淋巴组织	NK 细胞	黏附分子	
		NKT 细胞	MHC 分子	
		其他（嗜酸性粒细胞和嗜碱性粒细胞等）	细胞因子受体	
		适应性免疫应答细胞		
		T 细胞		
		B 细胞		

1. 免疫器官和组织

免疫器官按其发生和功能不同，分为中枢免疫器官（central immune organ）和外周免疫器官（peripheral immune organ），二者通过血液和淋巴循环相互联系。中枢免疫器官发生较早，是免疫细胞发生、分化、发育和成熟的场所，包括骨髓和胸腺。骨髓是重要的造血器官，也是 B 淋巴细胞分化成熟及体液免疫应答发生的场所；胸腺是 T 淋巴细胞分化、发育及成熟的场所。外周免疫器官主要包括淋巴结、脾脏和黏膜相关淋巴组织，是成熟 T、B 淋巴细胞定居的场所，也是接受抗原刺激后启动初次免疫应答的主要部位。

2. 免疫细胞

免疫细胞包括参与固有免疫和适应性免疫应答的各种细胞，这些细胞均起源于骨髓中的造血干细胞。

固有免疫细胞主要包括吞噬细胞、树突状细胞、自然杀伤细胞、γδT 细胞、粒细胞和 B1 细胞等。①血液中的单核细胞穿过血管内皮迁移到不同组织，分化为组织特异性的巨噬细胞（macrophage），包括结缔组织的巨噬细胞、骨组织的破骨细胞、肝脏中的 Kupffer 细胞、神经组织的小胶质细胞、肺中的尘细胞、肾小球系膜细胞和游走巨噬细胞等。②树突状细胞（dendritic cell，DC）包括表皮和胃肠上皮组织中的朗格汉斯细胞、结缔组织中的间质树突状细胞、胸腺中的并指树突状细胞和外周免疫器官中的滤泡树突状细胞。③自然杀伤细胞（natural killer，NK）主要分布在外周血和脾，可直接杀伤某些肿瘤细胞和病毒感染细胞，在机体抗肿瘤、抗病毒和胞内寄生菌感染的免疫应答中起重要作用。巨噬细胞和树突状细胞能够捕捉、加工和处理抗原，并将抗原肽提呈给 T 淋巴细胞启动适应性免疫应答。

淋巴细胞是执行适应性免疫应答的主要细胞群体。淋巴细胞的形态与功能十分复杂，根据淋巴细胞发生和表面标记不同，可将淋巴细胞分成 T 淋巴细胞、B 淋巴细胞和自然杀伤淋巴细胞。①血液中的 T 淋巴细胞占淋巴细胞总数的60%～75%，按表面特异性抗原受体（TCR）不同，可分为 αβT 细胞和 γδT 细胞，γδT 细胞识别抗原无 MHC 限制性，具有抗感染和抗肿瘤作用，αβT 细胞不能直接识别结合抗原分子，识别经抗原提呈细胞加工处理后，形成的抗原肽-MHC 分子复合物；按免疫效应功能不同，可分为辅助性 T 细胞（helper T cell，Th）、细胞毒性 T 细胞（cytotoxic T cell，CTL）和调节性 T 细胞（reguletary T cell，Treg）。T 淋巴细胞主要作用是介导细胞免疫应答，并辅助体液免疫应答。②B 细胞占淋巴细胞总数的 10%～15%，B 细胞通过表面 BCR 直接识别结合相应的抗原分子，无需抗原提呈细胞参与，在辅助 T 细胞作用下，增殖分化形成浆细胞，分泌抗体介导体液免疫应答，活化的 B 细胞也作为抗原提呈细胞，提呈可溶性抗原给 T 细胞，诱导相应的免疫应答。

3. 免疫分子

免疫分子主要包括抗体、补体、细胞因子和表达于细胞膜表面的各种膜型分子。①抗体（antibody，Ab）是 B 细胞受抗原刺激，增殖分化为浆细胞分泌的一种具有免疫功能的糖蛋白，通过与相应抗原特异性结合，发挥体液免疫功能。②补体（complement，C）是存在于血清、组织液和细胞膜表面的一组不耐热蛋白质。多种微生物成分、抗原-抗体复合物以及其他外源性或内源性物质激活补体后，发挥调理吞噬、溶解细胞、介导炎症、调节免疫应答和清除循环免疫复合物等生物学作用。③细胞因子（cytokine，CK）是由免疫原、丝裂原或其他因子刺激细胞所产生的小分子可溶性蛋白质，具有调节固有免疫和适应性免疫应答，促进造血，以及刺激细胞活化、增殖和分化等功能。④细胞膜表面的各种膜型分子包括主要组织相容性复合物（major histocompatibility complex，MHC），人的MHC称为人类白细胞抗原（human leukocyte antigen，HLA），广泛分布于有核细胞表面，主要功能是结合、提呈抗原肽，启动适应性免疫应答；白细胞分化抗原（leukocyte differentiation antigen）是指造血干细胞在分化成熟为不同谱系、各个谱系分化不同阶段，以及成熟细胞活化过程中，出现或消失的细胞表面分子，按其执行功能主要分为受体、共刺激（抑制）分子以及黏附分子等，是参与免疫应答、炎症反应和肿瘤转移等生理和病理过程的分子基础（见表4-14）。

4. 免疫应答过程

机体的免疫应答是非特异性和特异性的识别并排除异己成分以维持自身稳定的全过程。非特异性免疫应答也称为固有免疫应答，是指体内固有免疫细胞和固有免疫分子识别、结合病原体及其产物或其他抗原性异物后，被迅速活化，并产生相应的生物学效应，从而将病原体等抗原性异物杀伤、清除的过程。非特异性免疫应答进一步启动特异性免疫应答，即适应性免疫应答。适应性免疫应答由免疫器官、免疫细胞和免疫活性物质共同完成，包括细胞免疫效应和体液免疫效应。T/B淋巴细胞接受特定抗原性异物刺激后，在细胞因子协同作用下，活化、增殖、分化为免疫效应细胞，发挥细胞/体液免疫效应。与固有免疫应答相比，适应性免疫应答有三大特点：①具有耐受性，可识别自身和非己，有效排除体内抗原性异物，但却不针对自身成分产生免疫反应。②具有特异性，各种淋巴细胞通过识别并清除相应的病原体。③具有记忆性，当再次接触相同抗原时，可出现潜伏期短、强度大及持续时间长的再次免疫应答。

（二）免疫毒理学研究展望

近四十年来，随着免疫学和毒理学研究的不断深入，免疫毒理学有了迅速的发展。从国内外发展趋势来看，免疫毒理学未来的研究范畴和内容可能出现一些明显的变化：化学物和药物的非临床免疫毒性评价的规范或内容将不断得到完善或更新；随着新技术，如分子免疫生物学技术的广泛应用，免疫毒性机制研究会不断深入；临床免疫毒理学和人群免疫毒理学研究可能会受到更多的关注；随着新化学物、生物制品、转基因产品相关免疫毒性资料的不断增多，免疫毒性危险度评估和野生动物的免疫毒性评价工作将广泛开展。

二、免疫毒性作用及其机制

正常生理状态下，免疫系统通过识别“自己”和“非己”抗原，有效清除非己成分，对自身成分产生天然免疫耐受，保持内环境稳定（homeostasis），对机体具有保护作用。此外，免疫系统与神经系统和内分泌系统相互联系、相互作用、相互调节，共同构成了复杂的神经-内分泌-免疫网络，参与机体整体调节和免疫系统自身调节。食品中某些天然毒素、农药、食品添加剂及环境污染物等外源化学物可通过直接或间接作用使机体产生不适当的免疫反应，长期持续地刺激甚至引起免疫性疾病。

（一）外源化学物的免疫毒性

外源化学物可以直接损伤免疫器官以及免疫细胞的结构和功能，影响免疫分子的合成、释放和生物活性，或通过干扰神经-内分泌-免疫网络系统的作用，使免疫系统对抗原产生不适当的应答，即过高或过低的应答，或对自身抗原的应答都会导致免疫病理过程，发展为免疫性疾病。应答过低可引起免疫抑制（immunosuppression），导致机体对病原体或肿瘤的易感性增加，严重时可发展为免疫缺陷（immunodeficiency）；应答过高会导致超敏反应（hypersensitivity）的发生；若自身免疫耐受状态被打破，免疫系统对自身抗原产生病理性免疫应答，则可引起自身免疫性疾病（autoimmune diseases）。

外源性化学物对机体的免疫毒性具有以下三个特点。

1. 免疫系统反应的易感性

外源化学物对机体的免疫毒性具有反应的灵敏性，由于免疫系统对周围环境变化极为敏感，机体免疫系统功能变化常发生在一般毒性症状出现之前，尤其是影响细胞增殖/分化过程，使得外源化学物造成不良反应的剂量往往低于它们的作用剂量。如小鼠长期接触低剂量的甲基汞、四乙基铅和砷酸钠，在出现明显毒性反应之前已经有免疫功能的改变；真菌毒素中的单端孢霉烯族化合物中的呕吐毒素——脱氧雪腐镰刀菌烯醇（deoxynivalenol，DON）可影响细胞中的核糖体合成过程，产生免疫毒性作用。动物实验中，通常增殖更新较快的骨髓、血液系统和胸腺中淋巴细胞的变化是免疫毒性作用的较明显信号。

2. 免疫系统反应的复杂性

鉴于机体免疫系统结构与功能的多样性及系统内复杂的免疫调节网络，食品中外源化学物质对机体的免疫毒性往往是复杂的。有些化学物的作用呈现免疫反应的双重性和作用的选择性，即对机体可产生免疫增强或免疫抑制两种效应，实验动物在接触某些化学物后，其免疫功能抑制的程度取决所接触化学物质剂量的大小、进入机体途径以及检测时间，例如，给抗原前给实验动物腹腔注射镉，可观察到动物抗体生成细胞（PFC）增加，但在给抗原后2d给镉，则PFC明显减少。氨基硫羰基咪唑啉酮在一定剂量下具有免疫抑制作用，但当剂量加大时免疫抑制作用反而不明显。很多外源化学物可选择性地损伤免疫反应的一个方面或某种免疫细胞的亚类。例如皮质类固醇损伤辅助T细胞，而环孢菌素对各类T细胞均有损伤作用，环磷酰胺主要对活化增殖的细胞有毒性，而且对B细胞的毒性比T细胞大；铅可降低$CD4^+$淋巴细胞/$CD8^+$淋巴细胞的比例，即对不同亚类的淋巴细胞作用不同；四氯二苯并二噁英（TCDD）对小鼠胸腺尤为敏感，围生期暴露于TCDD会影响胸腺的发育，导致细胞免疫持续性抑制。有的化学物可以引起多种异常的免疫应答，如铅、汞等重金属既可以引起免疫抑制，又可以引起超敏反应和自身免疫反应。

3. 免疫毒性表现的个体差异

外源化学物引起的免疫毒性作用存在明显的个体甚至群体差异。如超敏反应，发达国家人群的食物过敏发生率明显高于发展中国家，儿童发生食物过敏高于成人。世界过敏组织（world allergy organization）于2012年发起的调查研究发现，参与研究的89个国家中，发达国家的学龄前儿童的食物过敏流行率高达10%，中国的食物过敏现象在过去并不常见，而目前学龄前儿童对至少一种食物过敏的发病率约为7%。外源化学物引起自身免疫也存在明显的个体差异，如某些品系的小鼠（如新西兰黑小鼠）自身免疫病的发病率特别高；肼屈嗪易在MEg-DR4特异性抗原人群中诱发系统性红斑狼疮。

（二）免疫抑制作用

免疫抑制（immunosuppression）即对免疫应答的抑制作用，是由于外来物对机体的体液免疫或/和细胞免疫功能产生抑制，造成机体对各种感染因子（细菌、病毒、寄生虫等）的防御功能降低和对肿瘤免疫监视功能的降低。

1. 食品中引起免疫抑制作用的外源化学物

多种食品中的外源化学物可以引起免疫抑制作用，主要包括嗜好品、食品添加剂、农药、霉菌毒素、食品中污染的有机物及重金属污染物等。

① 嗜好品　乙醇、烟草、大麻、鸦片及可卡因等。

② 农药　DDT、敌百虫、对硫磷、甲基对硫磷、氨基甲酸酯类等。

③ 霉菌毒素　小麦、玉米、花生等谷物及奶制品中的黄曲霉毒素、镰刀菌毒素、精曲霉毒素、赭曲霉毒素等。

④ 食品中污染的有机物　水产品、肉类及乳制品等食品的加工副产物多卤代芳烃类如多氯联苯（PCB）、多溴联苯（PBB）、六氯苯（HCB）、四氯二苯呋喃（TCDF）、四氯二苯并二噁英（TCDD）等，淀粉类食品经高温烹饪产生的丙烯酰胺，利用酸水解植物蛋白工艺生产酱油和相关调味品产生的3-氯-1,2-丙二

醇(3-Chloro-1,2-propanediol,3-MCPD)，烧烤鱼、肉等蛋白食品中的多环芳烃化合物如苯并［a］芘等，污水中的二甲基亚硝胺等。

⑤ 重金属等污染物　铅、镉、砷、汞、铬、镍、锌、铜、甲基汞、有机锡等。

2. 免疫抑制作用机制

外源化学物对免疫功能的抑制作用机制复杂，包括抑制体液免疫功能、细胞免疫功能、巨噬细胞功能及 NK 细胞功能等。如乙醇及其代谢产物可通过抑制自然杀伤细胞和淋巴细胞的成熟和活性从而抑制固有免疫及适应性免疫功能；丙烯酰胺能够引发小鼠的胸腺、脾脏重量降低以及病理性萎缩，且能引起外周血淋巴细胞亚群比例的失调，以及细胞因子水平的下降，说明丙烯酰胺可能诱发了免疫组织的细胞凋亡产生免疫抑制。在多卤代烃类对啮齿类动物免疫功能的影响的相关研究中，对多种免疫项目进行检测，结果发现：多氯联苯（PCB）对啮齿类动物具有多种免疫抑制作用，可导致宿主对细菌、病毒、内毒素、寄生虫及肿瘤细胞的抵抗力降低，具体表现为影响淋巴细胞增殖及抗体的合成，而多溴联苯(PBB)、四氯二苯并二噁英（TCDD）及四氯二苯并呋喃（TCDF）对宿主免疫功能也具有不同程度的损害（见表 4-15）。

表 4-15　多卤代烃类对啮齿类动物免疫功能及宿主抵抗力的影响

检测项目	化学物质			
	多氯联苯(PCB)	多溴联苯(PBB)	四氯二苯并二噁英(TCDD)	四氯二苯并呋喃(TCDF)
宿主抵抗力				
细菌	↓	—	↓	ND
内毒素	↓	—	↓	ND
病毒	↓	ND	↓	ND
寄生虫	↓	—	ND	ND
肿瘤细胞	↓	ND	↓	ND
细胞免疫				
迟发型超敏反应	↓	ND	↓	↓
淋巴细胞增殖	↓	↓	↓	↓
体液免疫				
PFC	↓	↓	↓	ND
抗体滴度	↓	↓	↓	ND
巨噬细胞功能	ND	—	—	ND

注：↓下降，↑增强，—无影响，ND 未检测。

免疫抑制就作用方式而言，可分为直接损伤免疫器官、免疫细胞和免疫分子，影响免疫细胞的增殖和分化以及免疫分子的合成、释放及生物学活性的直接作用，以及通过影响神经内分泌系统的调节功能造成免疫功能紊乱，或者继发于其他靶器官毒性引起免疫抑制的间接作用（见表 4-16）。

表 4-16　外源化学物引起免疫抑制的可能机制

作用类型	作用机制	举例
直接作用	功能改变	改变抗体介导的反应 改变细胞介导的反应 改变组胺等介质的释放 改变宿主抵抗力 一种或多种细胞不能发挥以下功能： 产生抗体； 释放细胞因子； 处理和提呈抗原； 增殖和分化； 受体介导的信号传导
	结构改变	表面受体或配体改变 受体或配体的表达改变 淋巴器官的组织病理学改变
	混合改变	改变脾淋巴细胞 $CD3^+$、$CD4^+$、$CD8^+$、$B220^+$ 和/或 Ig^+ 改变胸腺淋巴细胞 $CD4^+$、$CD8^+$、$CD4^+/CD8^+$ 和/或 $CD4^-/CD8^-$ 改变血液细胞学参数 改变循环免疫球蛋白 改变骨髓祖细胞集落(CFU)组成
间接作用	代谢活化	转化为活性代谢产物
	继发于其他靶器官的毒性	肝损伤诱导的急性期反应蛋白(如 C 反应蛋白)
	激素水平改变	肾上腺释放皮质激素增加 改变神经内分泌调节 改变中枢神经系统的自律性输出 改变性腺释放的甾体激素

近年来，随着外源化学物的免疫损伤相关研究越来越深入，人们对免疫抑制的具体分子机制有了进一步的认识。如外源化学物可以作用于转录核因子（nuclear factor kappa B，NF-κB）或活化 T 细胞核因子（nuclear factor of activated T-cell，NF-AT）引起免疫抑制。正常情况下，胞浆中 NF-κB 与其抑制蛋白 IκB 结合形成无活性的 NF-κB-IκB 复合物，当细胞受到某些免疫因子刺激后，导致

NF-κB-IκB解离，游离的IκB被降解，NF-κB活化进入细胞核，激活淋巴细胞靶基因的转录，包括编码IL-1、IL-2、IL-3、IL-6、IL-8、TNF-α、IFK-r、GM-CSF、MHCⅠ、MHCⅡ、ECAM-1、ICAM-1、IgK轻链等重要免疫调节基因的转录。如糖皮质激素、对苯二酚及二甲基二硫代氨基甲酸盐等可以通过抑制NF-κB，引起免疫抑制。糖皮质激素不仅可以抑制NF-κB的转录，还可以通过诱导IκB，使游离的NF-κB减少，抑制NF-κB的活性。有些外源化学物可通过诱导免疫细胞发生凋亡，引起免疫抑制。例如，较低浓度的三丁基锡（TBT）50μmol/L可引起胞内钙离子浓度的升高，从而导致大鼠胸腺细胞发生凋亡；脱氧雪腐镰刀菌烯醇（DON）刺激人外周血白血病T细胞（Jurkat细胞）后，导致内质网应激/氧化应激、钙离子外流至胞浆，最后诱导细胞凋亡。

另外，在淋巴细胞增殖分化的过程中，细胞因子也起到重要的作用，特别是IL-2及其与IL-2受体的相互作用。如二甲基苯并［a］蒽（DMBA）不仅可以通过改变淋巴细胞钙稳态，干扰钙的信号传递，还可通过干扰IL-2/IL-2受体介导的信号传递而发挥其免疫抑制作用；苯并［a］芘也可通过影响IL-2/IL-2受体的作用产生免疫抑制作用。

（三）超敏反应

超敏反应（hypersensitivity reaction）又称变态反应（allergy），是指机体受到某些抗原刺激后，出现生理功能紊乱或组织细胞损伤的异常适应性免疫应答。

1. 超敏反应的分类

根据超敏反应的发生机制和临床特点，将其分为Ⅰ、Ⅱ、Ⅲ和Ⅳ型(见表4-17)。

表4-17　四种类型超敏反应的比较

反应类型	参与细胞和分子	反应机制	临床表现
Ⅰ型	IgE、肥大细胞、嗜碱性粒细胞	变应原与致敏肥大细胞、嗜碱性粒细胞表面的IgE抗体结合并发生交联，引起细胞活化，释放生物活性介质，使血管通透性增强、平滑肌收缩、黏膜腺体分泌增加	鼻炎、支气管哮喘、胃肠变态反应、荨麻疹、过敏性休克等
Ⅱ型	IgG或IgM、补体、Mφ、NK细胞	IgG或IgM与靶细胞结合，活化补体，Mφ吞噬、NK细胞ADCC杀伤作用	溶血性贫血、粒细胞减少、血小板减少性紫癜、输血反应等
Ⅲ型	IgG、IgM或IgA、补体、中性粒细胞、嗜碱性粒细胞	中等大小的可溶性抗原抗体复合物沉积组织，通过活化补体、中性粒细胞集聚和活化血小板导致炎症性组织损伤	慢性肾小球肾炎等自身免疫性疾病、血清病、类风湿性关节炎等
Ⅳ型	Th1细胞、CTL细胞、巨噬细胞	致敏Th1细胞释放细胞因子活化CTL细胞和巨噬细胞，导致局部组织损伤；CTL也可直接识别细胞性抗原杀伤靶细胞	接触性皮炎、结核性损伤、移植排斥等

2. 引起超敏反应的外源化学物

引起超敏反应的外源化学物或混合物至少有数百种，可以来自食物、药物以及职业或生活环境中接触物，下表列举了常见的引起超敏反应的外源化学物（见表 4-18）。

表 4-18　常见的引起超敏反应的外源化学物

来源	种类
药物	青霉素类、磺胺类、新霉素、哌嗪、螺旋霉素、盐酸安普罗铵、抗生素粉尘、抗组胺药、奎尼丁、麻醉药、血浆替代品
食品	蓖麻籽、生咖啡豆、木瓜蛋白酶、胰腺提取物、谷物和面粉、食品添加剂、霉菌
化妆品	美容护肤品、香水、染发剂、脱毛剂、指甲油、除臭剂
工业化学物	乙(撑)二胺、邻苯二甲酸酐、偏苯三酸酐、二异氰酸酯类(TMI、HDI、MDI、TDI)、金属盐类、有机磷、染料(次苯基二胺等)、重金属(镍、汞、铬酸盐等)、抗氧化剂、增塑剂、鞣革制剂(甲醛等)
植物	毒常青藤、橡树、漆树、豚草、樱草、花粉等
混合物有机体	棉尘、木尘、动物产品(如骨粉、鱼粉及饲料等)

3. 食物过敏

食物过敏（food allergy）又称食物的超敏反应，指所摄入人体内的食物中的某组成成分作为抗原诱导机体产生免疫应答而发生的一种变态反应性疾病。食物过敏可引起一些不适症状，如荨麻疹、哮喘、肠病综合征，严重时可致过敏性休克，危及生命。食物过敏分为 IgE 介导的免疫反应、非 IgE 介导的免疫反应以及 IgE 和非 IgE 混合介导的免疫反应。

食物过敏原是指存在于食品中可以引发人体食品过敏的成分，已知结构的过敏原都是蛋白质或糖蛋白。食物过敏原包括植物性过敏原和动物性过敏原。

（1）植物性过敏原　根据 Pfam 蛋白质数据库对植物性食物过敏原序列进行分类，可分为醇溶谷蛋白超家族、Cupin 超家族以及 Bet V1 家族。

① 醇溶谷蛋白超家族　醇溶谷蛋白超家族包括 2S 白蛋白、非特异性磷脂转移蛋白和谷物 α-淀粉酶/胰蛋白酶抑制物三类。这些过敏原是具有相似的三维空间结构，α-折叠较多，对热处理和蛋白水解稳定，含有 8 个半胱氨酸残基的小分子蛋白质。2S 白蛋白主要存在于双叶子植物，如巴西坚果、胡桃、芝麻以及芥末等。非特异性磷脂转移蛋白在植物抗真菌和细菌感染中发挥重要作用，广泛存在于水果、蔬菜以及坚果等中。谷物 α-淀粉酶/胰蛋白酶抑制物对昆虫虫害有一定的抗性作用，主要存在于多种谷物如小麦、大麦、水稻及玉米中。

② Cupin 超家族　Cupin 超家族包括 7S 豌豆球蛋白样（7S Vicilin-like globulins）和 11S 豆球蛋白样（11S legumin-like globulins）两类，结构上具有高度

保守性，由一系列反平行的β-折叠与α-螺旋形成桶状中心结构域，主要存在于豆类和坚果类中，如花生、大豆、胡桃、芝麻、榛子等。这种结构也存在于疏水配体结合的脂质运载蛋白家族中，如牛奶的β-乳球蛋白。

③ Bet V1 家族　Bet V1 家族由 8 个超家族组成，包括植物病程相关蛋白 10 (pathogenesis related protein 10，PR10)、多种乳胶蛋白及生物碱合成相关蛋白质。Bet V1 家族对热加工和水解酶极不稳定，其氨基酸表面残基具有能与 IgE 结合的表位，它也是桦树花粉的主要过敏原，花粉过敏者在进食水果（如苹果、草莓、杏、梨等）或蔬菜（如芹菜、萝卜等）后，容易发生水果-蔬菜-花粉交叉反应，出现过敏症状。

(2) 动物性过敏原　Pfam 蛋白质数据库对动物性食物过敏原序列进行分类，主要分为原肌球蛋白、EF-Hand 蛋白和酪蛋白。与植物性食物过敏原不同，动物性食物过敏原几乎都能在人体中找到相应的同源物，是否致敏取决于与人类同源物的相似性，相似性越高发生过敏的概率越小。若动物蛋白质序列与人类同系物相似性小于或等于 54%，提示为过敏原的可能性大；若相似性在 54%～63%，提示可能为过敏原；若相似性大于 63%，提示其导致过敏的概率很小。脊椎动物的原肌球蛋白有 4 种，与人类原肌动蛋白序列相似性超过 90%，该类蛋白较少引起人类食物过敏。引起食物过敏的原肌球蛋白主要存在于无脊椎动物，与人类同系物序列相似性只有 55%，可能成为食物过敏原。EF-hand 蛋白主要是小白蛋白，包括α-白蛋白和β-白蛋白。鱼类、两栖动物和哺乳动物的肌肉中普遍含有丰富的α-白蛋白，一般不会引起食物过敏。但许多鱼类也可成为食物过敏原，可能的原因是其表达的多种β-白蛋白，在人类体内并未发现。酪蛋白包括αs1-酪蛋白、αs2-酪蛋白和β-酪蛋白，主要存在于哺乳动物奶类中，是导致人类发生食物过敏的常见过敏原。

(3) 引起过敏的常见食物　国际食品法典委员会（Codex Alimentarius Commission，CAC）公布的常见含有过敏原食品的清单，认为在世界范围内临床上 90%以上的过敏反应由八类食物引起：①花生；②大豆；③含有麸质的谷物；④奶类，特别是牛奶；⑤禽蛋类；⑥鱼类（包括海水鱼、淡水鱼）；⑦甲壳类水生动物（虾、对虾、螃蟹、大/小龙虾、蛤蜊等）；⑧坚果类。我国《食品安全国家标准　预包装食品标签通则》（GB 7718—2016）也列出了这八种致敏物质，并要求当其被用作配料时，宜在配料表中使用易辨识的名称，或在配料表临近位置加以提示。

花生过敏是食物过敏导致死亡的首位因素。美国人群花生过敏的发病率高达 1.1%。花生过敏原包括多种高度糖基化的蛋白质组分，花生中有 12 种蛋白质成分能够与花生过敏患者血清 IgE 结合，12 种蛋白质成分中有 2 种属于 Cupin 超家族，4 种属于醇溶谷蛋白超家族，另外 6 种分别为肌动蛋白抑制蛋白、Bet V1

样蛋白、油体蛋白和防御素。

大豆过敏比花生过敏的发生率低，主要发生于儿童，目前发现 16 种蛋白质致敏成分，主要包括种子贮存蛋白 P34、大豆球蛋白、β-伴大豆球蛋白、抑制蛋白及孔尼兹抑制蛋白。另外，还有 2 种吸入过敏原蛋白质，分别为 Glym1（有两个同系物）和 Glym2。引起的过敏症状包括特应性皮炎、小肠结肠炎和其他 IgE 介导的多系统症状。大豆过敏患者常伴有其他食物过敏反应。

大麦、小麦和燕麦通过饮食和吸入的途径均可导致食物过敏，尤其与乳糜泻有关。在欧洲发病率约为 0.5%，美国约为 0.4%。谷物中共发现 16 种能够与过敏患者血清 IgE 结合的蛋白，包括 26kDa 的小麦蛋白、4kDa 的黑麦蛋白、26kDa 和 46kDa 的大麦蛋白及 60kDa 的燕麦蛋白等。

牛乳过敏在儿童中的发生率为 0.1%～7.5%，主要见于较小的婴幼儿，一般随着年龄的增长会自动消失。牛乳中的酪蛋白、β-乳球蛋白、α-乳白蛋白为主要过敏原，而牛乳中的微量蛋白如牛血清蛋白、免疫球蛋白、乳铁蛋白等在过敏反应中也起着非常重要的作用。牛乳与水牛乳、山羊乳等均存在免疫交叉反应，对牛乳过敏者也可能对其他乳过敏。

鸡蛋过敏的发生率占婴幼儿和儿童食物过敏的 35%，占成年人食物过敏的 12%。鸡蛋中引起过敏的蛋白主要有 5 种，其中卵类黏蛋白（Gal d 1），卵白蛋白（Gal d 2），卵转铁蛋白（Gal d 3）和溶菌酶（Gal d 4）存在于蛋清中，α-卵黄蛋白（Gal d 5）存在于蛋黄中。

婴幼儿对鱼过敏的发病率为 0.1%，成年人为 2%，且过敏反应不易随年龄的增长而消失，主要通过饮食和呼吸道致敏。最重要的过敏原蛋白为 Gadc1，是一种与 Ca^{2+} 结合的小白蛋白，超过 95%的过敏患者血清 IgE 能够与 Gadc1 结合。

甲壳类水产动物过敏发生率，婴儿为 0.2%，成年人为 2%。其主要过敏原成分是原肌球蛋白。不同种属的甲壳类水产动物蛋白质同源性非常高，存在较强的免疫交叉反应。

坚果类的杏仁、核桃、腰果、榛子、松子、栗子及开心果等均可引起食物过敏，这些种类中的蛋白质过敏原具有同源性和交叉性。

4. 外源化学物引起超敏反应的机制

关于外源化学物引起超敏反应的机制，主要有以下两方面。

（1）外源化学物本身作为抗原或半抗原引发超敏反应　大部分致敏因子是小分子的半抗原，当它们进入机体后可与某些蛋白或其他大分子载体结合形成复合物后才具有抗原性，如氯乙烯、TDI、三硝基氯苯、重金属镍及铂等。

（2）通过改变抗体免疫应答的敏感性或强度而导致超敏反应　有的外源化学

物可通过调节机体识别、处理抗原的能力或免疫应答的强度，使机体处在高敏感状态，对更多种物质过敏或使超敏反应的强度增加。如职业性接触铅的工人过敏者血清 IgE 抗体高于非过敏者。汽车尾气、石英及炭黑等粉尘可作为佐剂，导致机体对其他抗原的免疫反应增强。

(四) 自身免疫

自身免疫（autoimmunity）是机体免疫系统对自身细胞或自身成分所发生的免疫应答，存在于所有的个体。短时的自身免疫应答是普遍存在的，通常不引起持续性的损害。当机体的免疫系统不能或不易清除自身的细胞或自身成分，而是持续不断地对其进行免疫攻击时，可造成细胞的破坏或组织的损伤，引起自身免疫性疾病（autoimmune diseases）。

1. 引起自身免疫的外源化学物

很多能诱发Ⅱ型、Ⅲ型和Ⅳ型超敏反应的外源化学物都可以引起自身免疫，尤以药物多见，下表列举了部分引起人类自身免疫病的外源化学物（见表 4-19）。

表 4-19　引起人群自身免疫性疾病的外源化学物

外源化学物	自身免疫性疾病
重金属	
金	免疫复合物性肾小球肾炎
镉	免疫复合物性肾小球肾炎
汞	免疫复合物性肾小球肾炎
药物	
锂	自身免疫性甲状腺病
青霉素	自身免疫性溶血性贫血
甲基多巴	自身免疫性溶血性贫血、自身免疫性肝炎
吡啶硫胺素	天疱疮
氟烷	自身免疫性肝炎
有机溶剂、工业化学物	
联苯胺	系统性红斑狼疮
多溴联苯	自身免疫性甲状腺炎
多氯联苯	自身免疫性甲状腺炎
氯乙烯	全身性硬皮病
食品中的化学物、食品添加剂	
酒石酸	系统性红斑狼疮
掺假的菜籽油	全身性硬皮病

2. 外源化学物引起自身免疫的机制

目前认为外源化学物引起自身免疫的机制有以下几种。

（1）外源化学物可引发机体针对自身抗原产生自身抗体进行免疫应答，其机制类似于Ⅱ型、Ⅲ型和Ⅳ型超敏反应。如多氯联苯、碘、锂等可引发产生抗促甲状腺激素受体的自身 IgG 抗体，可刺激甲状腺细胞过度分泌甲状腺素，引起甲状腺功能亢进。

（2）外源化学物引发机体产生针对自身抗原的自身应答性 T 细胞进行免疫应答。

（3）外源化学物可以造成自身隐蔽抗原的暴露或释放、改变自身抗原或形成新的自身抗原，从而引起自身免疫。

（4）某些药物改变血细胞或其他组织细胞的抗原性，这种改变了的抗原刺激机体产生自身抗体，如甲基多巴能改变红细胞膜上 Rh 系统的 e 抗原，使机体产生抗红细胞抗原。

（5）外源化学物还可以影响正常的免疫调节功能，如激活对自身抗原处于耐受态的 T 细胞，或通过抗原提呈细胞表面辅助刺激因子异常表达，或引起 Th1 和 Th2 功能失调，引起自身免疫。动物实验提示，汞及其化合物引起的自身免疫性肾小球肾炎与 Th1 和 Th2 功能失调有关。

此外，许多细胞因子，如 TNF-α、干扰素、多种白细胞介素，以及一氧化氮等前炎症因子在自身免疫性疾病的发病机制中也有重要作用。虽然自身免疫疾病是免疫系统疾病，但也受到许多非免疫因素的影响，包括 T 细胞受体多态性、药物代谢表型等遗传因素和感染、应激、膳食等非遗传因素。如汞及其化合物引起的自身免疫性肾小球肾炎具有明显的遗传特异性，在实验动物中表现为敏感性的种属差异。

（五）免疫缺陷

免疫缺陷（immunodeficiency disease，IDD）是免疫系统先天发育不全或后天损害而使免疫细胞的发育、增殖、分化和代谢异常并导致免疫功能不全所出现的临床综合征，根据主要累及的免疫系统成分不同，分为体液免疫缺陷、细胞免疫缺陷、联合免疫缺陷（体液免疫及细胞免疫同时发生缺陷）、巨噬细胞缺陷及补体系统缺陷。按病因不同分为原发性免疫缺陷病和获得性免疫缺陷病。前者是由先天性免疫系统遗传基因异常（如常染色体隐性遗传或 X 连锁隐性遗传等）导致的，后者与感染（如 HIV）、药物作用、外源化学毒物接触、罹患疾病或营养不良等有关。

免疫出生缺陷（birth immunodeficiency）是指婴儿出生前已形成或存在免疫系统功能不全。免疫出生缺陷除了先天性遗传基因异常外，也可因妊娠期（出生前）接触外源性理化因素所引起。导致胎儿出现免疫缺陷的作用又称为免疫致畸作用。

免疫出生缺陷的临床表现复杂多样，与免疫缺陷相关的主要临床特征如下：

高度可疑：①反复感染；②慢性感染；③偶见的传染因子；④感染与治疗效果间的关系不甚明确。

中度可疑：①皮疹（湿疹、念珠菌疹等）；②慢性腹泻；③严重发育不良；④反复性脓肿；⑤反复性骨髓炎；⑥肝脾大。

特殊的免疫缺陷症状：①共济失调；②毛细血管扩张；③短肢侏儒；④软骨、毛发发育不全；⑤特发性内分泌病；⑥局部白化病（白痣）；⑦血小板减少；⑧湿疹；⑨抽搐或肌强直。

外源因素引起的免疫出生缺陷的研究近年来引起了人们的关注。妊娠期或围生期接触某些外源化学物会影响胎儿出生后 T 细胞、B 细胞、吞噬细胞的发育、迁移、归巢及其功能，可能暂时或永久性地损伤机体的免疫系统。如氯氰菊酯可以诱导儿茶酚胺释放介导 T 细胞迁移和归巢，引起胸腺细胞分布和功能改变，同时抑制胸腺细胞增殖，导致子代胸腺细胞数量减少。芳基烃受体（AhR）是碱性螺旋-环-螺旋蛋白超家族的成员，是组织和生物体发育过程中基因调控和细胞生长的关键介质。四氯二苯并二噁英（TCDD）是 AhR 中最有效的已知激动剂，影响多种器官发育各个阶段，研究发现：啮齿动物单次妊娠暴露于 0.1mg/kg TCDD之后，可永久性抑制子代的免疫功能。动物实验已经证实妊娠期（尤其是围生期）接触能引起子代肿瘤高发的外源化学物有三十余种。这些儿童高发肿瘤（如急性淋巴细胞性白血病、神经母细胞瘤、胚性腺瘤等）的发生与化学物导致机体免疫监视功能低下或缺陷有关。

三、免疫毒性作用常用检测方法

近年来，国内外已建立了一些免疫毒性检测方法，评价免疫毒性的指导原则也在不断改善。但由于免疫系统的复杂性，以及外源化学物免疫毒作用靶器官、靶细胞及靶分子的广泛多样性，目前认为仅依据一种免疫毒理试验方法去确定和评价外源化学物的免疫毒作用尚十分困难，需要制定一整套的方案，通过一系列试验组合才能更加全面地评价外源化学物毒性或了解免疫毒性的作用机制。

（一）外源化学物免疫毒性的检测方案

1. 美国国家毒理学计划推荐的小鼠免疫毒性检测方案

美国国家毒理学计划（National Toxicology Program，NTP）主要是依据分层实验的原则，第一级试验为筛选实验，即筛选确定可能的免疫毒性物质，评价内容包括免疫病理、非特异性免疫应答、体液免疫应答及细胞免疫应答等。第二级试验是针对在第一级试验中显现出对一个或多个试验有影响的化合物，采用进一步试验进行免疫毒性作用特性的研究，以确定免疫应答改变的类型、影响细胞的类型、作用的可恢复性和对适合的模型产生的宿主抵抗力的改变，评价内容包括免疫病理、非特异性免疫应答、体液免疫应答、细胞免疫应答及宿主抵抗力模型（见表 4-20）。

表 4-20　NTP 推荐的小鼠免疫毒性检测方案（USNTP，1988）

检测项目	检测内容
筛选(一级)	
免疫病理	血液学——白细胞总数及分类
	脏器重量——体重、脾脏、胸腺、肾脏、肝脏
	细胞学——脾脏
	组织学——脾脏、胸腺、淋巴结
体液免疫	对 T 淋巴细胞依赖性抗原(SRBC)IgM 抗体形成细胞数
	对有丝分裂原 LPS 反应
细胞免疫	对有丝分裂原 ConA 反应及混合淋巴细胞反应
非特异性免疫	NK 细胞活性
全面试验(二级)	
免疫病理	脾脏中 T、B 淋巴细胞数
体液免疫	对 T 淋巴细胞依赖性抗原(SRBC)IgG 抗体形成细胞数
细胞免疫	细胞毒 T 细胞(CTL)的溶细胞作用
	迟发型变态反应(DTH)
非特异性免疫	巨噬细胞功能
宿主抵抗力	对不同肿瘤和感染因子的抗性(选择 2～3 种)

2. WHO 推荐的人群免疫毒性检测方案

有些啮齿类免疫毒性试验方法在人群中不宜或无法进行，世界卫生组织（WHO）提出了一个外源化学物人群免疫毒性检测方案（见表 4-21）。

3. 我国免疫毒性检测规范和标准

目前，我国有关外源化学物的免疫毒性鉴定已经开始引起重视，并已出台相关的标准与方法。2011 年，我国发布了《化学品　免疫毒性试验方法》（GB/T 27817—2011），规范了我国化学品的免疫毒性评价方法。国家食品药品监督管理总局发布的《化妆品安全性规范》（2015 年版）中，对特殊用途化妆品要求进行皮肤变态反应试验。

表 4-21 WHO 推荐的人群免疫毒性检测方案（WHO，1992）

检测项目	检测内容
全血细胞计数及分类	
体液介导免疫(检测一项或多项)	对蛋白抗原的初次抗体反应 血清中免疫球蛋白水平(IgM,IgG,IgA,IgE) 对蛋白抗原的二次抗体反应(白喉、破伤风或脊髓灰质炎) 对回忆抗原的增殖反应
细胞免疫	用试剂盒检测皮肤迟发型过敏反应 对蛋白抗原(KLH)的初次 DTH 反应 对血型抗原的天然免疫(如抗 A,抗 B) 自身抗体和炎症 C-反应蛋白 自身抗体滴度 对过敏原产生的 IgE 水平
用流式细胞仪分析淋巴细胞的表型	分析淋巴细胞表面标志 CD3,CD4,CD8,CD20
非特异性免疫的检测	NK 细胞数(CD56 或 CD60)或对 K562 细胞的溶解活性 吞噬作用(NBT 或化学发光) 临床化学指标检测

（二）外源化学物免疫毒性作用的检测方法

1. 免疫病理学检查

外源化学物对免疫系统的毒性作用可表现为淋巴器官重量或组织学的改变、淋巴组织及骨髓细胞的量或质的变化、外周血淋巴细胞数目以及淋巴细胞表面标志改变等。首先需观察免疫器官的大小（重量）和大体形态，然后进行组织病理学检查，主要观察胸腺、脾脏、淋巴结和骨髓的组织结构和细胞类型，同时要注意检查局部黏膜相关淋巴组织，如鼻黏膜相关淋巴组织、支气管黏膜相关淋巴组织、肠黏膜相关淋巴组织、皮肤黏膜相关淋巴组织等。一般先用常规苏木素-伊红染色，再根据需要选择免疫组化等特异性方法。组织病理学的检查只能作为半定量分析。利用荧光标记单克隆抗体和流式细胞仪观察淋巴细胞表面标记是目前检查淋巴细胞表型的可靠方法。根据细胞表面标记可以发现淋巴细胞亚群的改变，这往往是免疫功能完整性受损的表现。但是，免疫功能试验检测外源化学物免疫毒性的敏感性更高。因此，分析细胞表面标记结合 2～3 种免疫功能试验，可以大大提高外源化学物免疫毒性作用的检测能力。

2. 免疫功能检测

免疫功能检测包括固有免疫应答和适应性免疫应答的评价。固有免疫应答主要评价 NK 细胞活性和巨噬细胞功能，适应性免疫应答主要评价体液免疫功能和细胞免疫功能。

NK 细胞活性测定主要观察 NK 细胞对敏感的肿瘤细胞（小鼠 NK 细胞敏感的 YAC-1 细胞株或人 NK 细胞敏感的 K562 细胞株）的溶解作用。检测 NK 细胞活性的方法主要有同位素（^{51}Cr）释放法和乳酸脱氢酶（LDH）释放法。^{51}Cr 释放法是检测细胞杀伤能力的传统的“金标准”，原理为淋巴细胞与^{51}Cr 标记的靶细胞共同孵育，NK 细胞溶解肿瘤细胞，通过测定培养上清的^{51}Cr 可判断靶细胞的活性。^{51}Cr 释放法需价格昂贵的仪器，且放射性同位素对环境造成污染。国内常用 LDH 释放法，无上述缺点，也能得到较为客观和准确的结果。

巨噬细胞功能检测是指在体外或体内接触外源化学物，检测吞噬、胞内杀伤及抗原摄取和处理等功能。有多种方法，如碳粒廓清试验、巨噬细胞溶酶体酶测定、巨噬细胞促凝血活性测定、巨噬细胞表面受体检测以及同位素标记法等。经典的方法为同位素（^{51}Cr）标记的鸡红细胞吞噬法。为避免同位素导致的放射性污染，可采用在显微镜下直接观察巨噬细胞对鸡红细胞的吞噬情况，计算得到吞噬百分比和吞噬指数。

体液免疫功能检测一般是用特异性抗原免疫动物，刺激脾 B 细胞活化并分泌抗体，然后观察抗体生成量（抗体滴度）或抗体形成细胞数。前者用酶联免疫吸附试验（ELISA）、免疫电泳法及血凝法等直接测定血清抗体浓度，后者常用空斑形成细胞（plaque forming cell，PFC）试验。PFC 试验是一种灵敏且常用的方法，可反映宿主对特异性抗原产生抗体的能力。

细胞免疫功能检测最常用的方法为淋巴细胞增殖试验、T 细胞毒性试验（CTL）及迟发型超敏反应（DTH）。淋巴细胞增殖试验是测定 B 淋巴细胞和 T 淋巴细胞功能的简便方法，重复性好。利用有丝裂原刺激体外培养的淋巴细胞，观察淋巴细胞增殖情况，常用的丝裂原有细菌脂多糖（LPS）、植物血凝素（PHA）、刀豆素（ConA）等，LPS 主要刺激 B 细胞，PHA 和 ConA 主要刺激 T 细胞。经刺激后观察增殖的淋巴细胞常用形态法、放射性核素掺入法和比色法。DTH 试验先用某种抗原致敏，再用相同抗原做皮肤试验，观察局部出现的以红肿为特征的迟发型超敏反应。致敏的方法可采用局部涂抹或皮内注射，常用小鼠足趾肿胀实验。CTL 试验是评价脾 T 淋巴细胞识别和溶解经抗原处理后的靶细胞的能力，常用的方法有^{51}Cr 标记法，将靶细胞与脾淋巴细胞共同孵育，CTLs 识别靶细胞并增殖。5d 后收集致敏 CTLs，与放射性标记的相同靶细胞共同孵育，此时 CTLs 具有记忆性，可特异性识别靶细胞，靶细胞溶解后，^{51}Cr 释放到培养液中，测定上清中放射性强度，与对照组比较可反映 CTLs 的活性。

此外，还可配合选用宿主抵抗力试验。宿主抵抗力试验检测外源化学物对不同病原体和同种移植瘤细胞的处置能力，宿主抵抗力降低表示有免疫功能损害。一般来说，B 淋巴细胞缺损，可使机体对细菌敏感性升高；T 淋巴细胞缺损，可使机体对病毒、寄生虫、肿瘤的敏感性升高。常用的宿主抵抗力试验有细菌感染模型、病毒感染模型、寄生虫感染模型和同种移植瘤攻击模型等。

3. 免疫细胞因子的检测

免疫细胞因子的水平及其活性功能的检测，也是反映机体免疫状况的重要方面。目前，检测细胞因子的方法主要有生物学测定、免疫学测定、分子生物学测定和流式细胞仪测定等。免疫学测定是目前使用最为广泛的方法，主要利用细胞因子蛋白或多肽的抗原性，获得特异性血清或单克隆抗体，利用抗原抗体特异性反应的特性，用免疫学技术定量检测细胞因子。其中最常用的是酶联免疫吸附试验（ELISA），其他常见检测方法还有放射免疫试验（RIA）和免疫印迹（immunoblot）等。

(三) 超敏反应和自身免疫反应检测方法

1. 超敏反应的常用检测方法

目前超敏反应的检测主要针对Ⅰ型和Ⅳ型超敏反应。Ⅰ型超敏反应采用被动皮肤过敏试验（PCA）、主动皮肤过敏试验（ACA）和主动全身过敏试验（ASA），但多用于检测蛋白质或多肽物质的致敏性，而在检测小分子致敏原方面并没有得到充分验证。用小分子化学物处理后的动物血清，在 PCA 或 ACA 中出现阳性反应，提示可能有致敏性，但阴性结果并不排除其致敏性。另外，小鼠局部淋巴结试验（LLNA）与小鼠给药后血清 IgE 和细胞因子检测联合应用，可用于检测呼吸道致敏性。检测Ⅳ型超敏反应最常用的是 Buecher 试验（BA）、豚鼠最大值试验（GPMT）和豚鼠迟发型皮肤超敏反应（DHR）。这些方法与人皮肤致敏试验有良好的相关性，值得注意的是，通过肉眼观察，动物试验皮肤变化仅见红斑和水肿，而人类皮肤试验还可见瘙痒、丘疹、小水疱或大疱。

预测药物自身免疫反应的标准和方法目前还没有统一，鼠腘窝淋巴结（PLNA）试验和其他局部淋巴结试验（LLNA）可以用来预测药物引起的自身免疫。

2. 食物过敏的检测方法

目前食物过敏评价方法主要有生物信息学分析、模拟胃液消化、血清学分析、动物模型试验和细胞模型试验。其中生物信息学分析主要是对过敏原抗原表位进行预测，是目前国际上公认的一种评价蛋白质致敏性的方法，也是 FAO/WHO 推荐的外源蛋白质致敏性评价方法之一。动物模型试验是评价食物潜在致敏性最有效的方法，狗、幼猪、豚鼠、BALB/c 小鼠及 BN 小鼠等作为食物过敏动物模型均有报道，但由于不同动物的遗传背景和对食物过敏原的敏感性不同，目前仍未建立食物致敏性评估的标准动物模型。对于已知食物过敏原一般结合临床资料评价其致敏性，对于未曾摄入过的食物，则通过生物信息学与人类已知过敏原进行结构和组分的比对，以及测定其体外消化率来进行致敏性评估。大部分致敏食物蛋白质通过胃肠道途径引发超敏反应，应具有消化降解耐受性，才能保持完整的抗原性成为潜在的致敏原。故蛋白质消化稳定性是评价其潜在致敏性的重要参考依据，与食物过敏原类别、食物基质和食物加工过程等有关。

（四）免疫毒性检测的新技术方法

免疫毒性检测方案和方法的发展对食品中化学物安全性评价和风险评估的工作具有重要作用。近年来，随着免疫学研究的发展，免疫毒性评价程序得到进一步的发展和完善，新检测技术方法也在不断增加。利用体外替代法快速对大量食品化学物的免疫毒性进行初筛是目前的重要研究方向之一。欧洲替代方法验证中心（European Centre for the Validation of Alternative Methods，ECVAM）工作组提出的免疫抑制分层检测方案中，将骨髓毒性作为第一步测试实验，阳性物质可能具有免疫毒性，随后根据需要进行淋巴细胞活性和功能的检测（见图 4-2）。

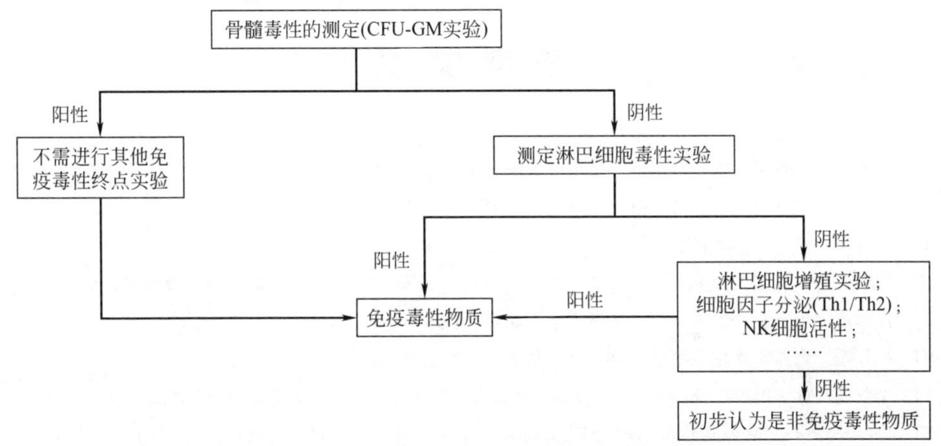

图 4-2　ECVAM 提出的免疫毒性体外分层检测方案

体外免疫毒性试验研究应使用原代人类细胞为首选，也可应用来源明确的人或动物的细胞株，同时，建立一个人类免疫毒性的关于药物和化学物的体内实验数据库进行比对。在非特异性免疫应答方面，对巨噬细胞采用体外毒性检测逐渐受到推广。常用的如小鼠单核巨噬细胞株 J774A.1 和 RAW264.7。现已发现一些与巨噬细胞代谢相关的生物学标志物，如诱导性一氧化碳合成酶及 NO 等分子。为保证体外系统的全面性和系统性，人类全血细胞测试系统（多用于细胞因子的检测）也逐渐受到重视，因为其可最大限度地模拟体内环境，对过敏性、抗原性物质和免疫抑制物都有较好的指示作用。

免疫生物学标志物的高通量检测方法也发展较快，如流式细胞术，可一次性检测细胞亚型，表面标志及多种细胞因子，逐渐替代 ELISA。流式细胞因子微珠阵列（CBA）亦可一次性检测多种细胞因子，具有快速、简便、准确的特点，而且灵敏度高，可以准确反映 Th1/Th2 平衡状态。活体荧光染料 CFSE（CFDA-SE）在活体细胞中，它的荧光强度会随着细胞的分裂而逐级减半，结合流式细胞术进行淋巴细胞增殖试验，可提示淋巴细胞的分裂和增殖，与传统的 3H-TdR 掺入法检测 T 淋巴细胞功能试验相比，避免了放射性污染，同时可对特殊淋巴细胞亚群设门并检测其增殖，具有省时省力的优点。

此外，转基因动物在免疫毒理学中的应用可以为外源化学物的免疫毒性检测和毒作用机制提供重要工具。如利用转基因技术可以建立对免疫毒物更为敏感的动物模型，用于免疫毒性的筛检和试验；通过对某个目的基因上调或下调、敲除或插入，可以了解这些基因在免疫毒作用中的作用机制；将一个或几个人的基因转入实验动物基因组，得到“人源化”转基因动物模型，进行免疫毒性试验，更有利于实验结果的外推。

参考文献

[1] 孙志伟．毒理学基础．第 7 版．北京：人民卫生出版社，2017.

[2] 曹雪涛．医学免疫学．第 6 版．北京：人民卫生出版社，2013.

[3] 张立实，李宁．食品毒理学．北京：科学出版社，2017.

[4] 国家卫生和计划生育委员会．GB 15193.1—2014 食品安全国家标准-食品安全性毒理学评价程序.

[5] 沈明浩，易有金，王雅玲．食品毒理学．北京：科学出版社，2014.

[6] 孙长颢．营养和食品卫生学．第 8 版．北京：人民卫生出版社，2017.

[7] 中华人民共和国卫生部．GB 7718—2016 食品安全国家标准　预包装食品标签通则.

[8] Prescott S L，Pawankar R，Allen K J，et al. A global survey of changing patterns of food allergy burden in children. World Allergy Organization Journal，2013，6（1）：21.

[9] Katika M R，Hendriksen P J M，Loveren H V，et al. Characterization of the modes of action of deoxynivalenol（DON）in the human Jurkat T-cell line. Journal of Immunotoxicology，2015，12（3）：206-216.

[10] Breiteneder H，Clare Mills E N. Plant food allergens-structural and functional aspects of allergenicity. Biotechnology Advances，2005，23（6）：395.

[11] Masilamani M，Commins S，Shreffler W. Determinants of Food Allergy. Immunology & Allergy Clinics of North America，2012，32（1）：11-33.

[12] Jenkins J A，Breiteneder H，Mills E N. Evolutionary distance from human homologs reflects allergenicity of animal food proteins. Journal of Allergy & Clinical Immunology，2007，120（6）：1399-1405.

[13] 李寿棋．毒理学原理和方法．第 2 版．成都：四川大学出版社，2003.

[14] 周宗灿．毒理学教程．第 3 版．北京：北京大学医学出版社，2006.

[15] 周宗灿，付立杰．现代毒理学简明教程．北京：军事医学科学出版社，2012.

[16] 李敏，傅桂平，吕宁．EPA 内分泌干扰物研究进展．农药科学与管理，2016（4）：16-24.

[17] Ames B N，Durston W E，Yamasaki E，et al. Carcinogens are mutagens：a simple test system combining liver homogenates for activation and bacteria for detection. Proceedings of the National Academy of Sciences of the United States of America，1973. 70 (8)：2281-2285.

[18] Ames B N，McCann J，Yamasaki E. Methods for detecting carcinogens and mutagens with the Salmonella/mammalian-microsome mutagenicity test. Mutation research，1975. 31 (6)：347-364.

[19] Tennant R W，Ashby J. Classification according to chemical structure，mutagenicity to Salmonella and level of carcinogenicity of a further 39 chemicals tested for carcinogenicity by the U. S. National Toxicology Program. Mutation research，1991. 257 (3)：209-227.

[20] Tennant R W，Margolin B H，Shelby M D，et al，Prediction of chemical carcinogenicity in rodents from in vitro genetic toxicity assays. Science，1987. 236 (4804)：933-941.

[21] Hayes A W. Principles and methods of toxicology (5th edition). New York：Infoma Healthcare，2007：232-282.

[22] IARC. The use of short-and medium-term tests for carcinogens and data on genetic effects in carcinogenic hazard evaluation. Consensus report. IARC Sci Publ，1999 (146)：1-18.

[23] IPCS. Principles and Methods for the Risk Assessment of Chemicals in Food (EHC 240). Geneva：WHO，2009.

[24] OECD. Test No. 451：Carcinogenicity Studies. 2018.

[25] OECD. Test No. 424：Neurotoxicity Study in Rodents. 1997.

[26] OECD. Revised Guidance Document 150 on Standardised Test Guidelines for Evaluating Chemicals for Endocrine Disruption. 2018.

第五章
急性毒性试验方法

一、实验目的

（1）通过急性毒性试验可以得到受试物的一系列毒性参数，包括：

① 绝对致死剂量或浓度（absolute lethal dose，LD_{100} 或 absolute lethal concentrate，LC_{100}），即能使所有动物死亡的受试物剂量或浓度；

② 半数致死剂量或浓度（median lethal dose，LD_{50} 或 median lethal concentrate，LC_{50}），即一次或 24h 内多次给予受试物后，能够引起动物死亡率为 50％ 的受试物剂量，该剂量为经过统计得出的计算值。其单位是每千克体重所摄入受试物质的毫克数或克数，即 mg/kg BW 或 g/kg BW。LD_{50} 也是最重要的急性毒性试验系列参数，可根据 LD_{50} 对化学物的急性毒性进行分级；

③ 最小致死剂量或浓度（minimum lethal dose，MLD/LD_{01} 或 minimum lethal concentrate，MLC/LC_{01}），即能使个别动物死亡的剂量或浓度；

④ 最大耐受剂量或浓度（maximum tolerated dose，MTD/LD_0 或 maximum tolerated concentrate，MTC/LC_0），或称为最大非致死剂量（maximum non-lethal dose，MNLD），即未引起动物死亡的最大剂量。

以上参数是外源化学物急性毒性上限参数，都是以死亡为终点的参数。此外，还可以得到急性毒性下限参数，包括：

① 急性毒性观察到有害作用最低水平（LOAEL）即在规定的条件下，受试物引起实验动物组织形态、功能、生长发育等有害效应的最小作用剂量；

② 急性毒性未观察到有害作用水平（NOAEL），即通过动物试验，以现有的技术手段和检测指标未观察到任何与受试物有关的毒性作用的最大剂量。

以上两个参数则是以非致死性急性毒作用为终点。

（2）通过观察实验动物的中毒表现和死亡程度评价化学物对实验动物的危险性大小、初步估计毒作用的靶器官、毒效应的特征和剂量-反应（效应）关系等。

（3）为进一步毒性试验和其他毒理学研究提供剂量选择和观察指标的依据和建议。

（4）为毒作用机制研究提供初步线索。

二、急性毒性试验方法要点

食品及食品相关产品涉及的化学品种类繁多，不同化学物的急性毒性试验方法不尽相同，但基本原则和方法要点是相似的。在我国和其他许多国家、国际组织相应的毒理学评价方法或标准、规范和指南中，对各类化学品的急性毒性试验方法均有详细描述，以下主要以经口急性毒性试验为例，就一般原则和方法要点做简要介绍。

（一）经典急性毒性试验

1. 基本方法

根据经济合作发展组织（Organization for economic cooperation and development，OECD）毒性评价方法指南中关于急性毒性试验（传统的 LD50）的规定是：实验动物首选大鼠，个体体重变异不超过平均体重 20%；设置足够剂量组，至少 3 组，一般为 5～7 组，组间有适当剂量间距，可产生一系列明显的毒性和死亡率，得到剂量-反应关系并求得 LD_{50}。每组至少同性别动物 5 只，如用雌性动物应未产和未孕。

限量试验剂量为 2000mg/kg BW，用雌雄各 5 只动物进行试验。根据受试物的特性、毒性反应、症状发生的时间和恢复期长短等确定观察期，一般至少观察 14d。临床观察每天至少一次，观察皮肤、被毛、眼睛和黏膜改变、呼吸、循环、自主和中枢神经系统、四肢活动和行为方式的变化，要特别注意有无震颤、惊厥、腹泻、嗜睡、昏迷等现象，记录每种症状发生的时间、症状发展过程、死亡前特征，并准确记录死亡时间。于染毒前、染毒后每周和死亡时测定体重。所有的动物均应进行大体尸体解剖，并记录观察到的全部病变，必要时进行组织病理学检查。

2. LD_{50}的计算方法

LD_{50}是经统计学计算得到的毒性参数，并可报告其 95%可信限范围，是最重要的急性毒性参数，也用来进行急性毒性分级。其计算方法可分为两大类，即曲线拟合法和插值法。曲线拟合法的基本原理是将反应率转换为概率单位，剂量转换为对数，然后拟合剂量-反应关系的线性方程，常称为概率单位（对数）法。最早由 Bliss（1934）提出，也称 Bliss 法，此方法采用最大似然法进行拟合，需反复多次校正。其他方法还有图解法、加权最小二乘法、简化概率单位法和加权近似法等。插值法包括累积法、面积法（寇氏法）、点斜法（改良寇氏法）、移动平均法，以及霍恩法和 Weil 查表法等。我国常用改良寇氏法和霍恩法。

3. 经典的急性毒性试验的局限性

（1）使用的动物量较大　按经典法的要求测定 LD_{50}，一次实验通常需要

60～100 只实验动物。

（2）获得信息有限　LD_{50}值并不等同于急性毒性，死亡仅仅是评价急性毒性的观察终点之一。受试物一次大剂量染毒所致的急性中毒，动物多死于中枢神经系统及心血管功能障碍，不能够很好地体现毒性作用和靶器官病变。

（3）测得的 LD_{50}值实际上仅是近似值，且具有较大的波动性。动物种系、性别、年龄、健康状况和环境条件等许多因素都可能影响 LD_{50}值，所以不同实验室对同一种受试物测得的 LD_{50}值有可能存在较大差异。

（二）急性毒性替代试验

从动物保护和动物福利的角度考虑，开展动物学试验都应遵循“3R 原则”，即替代（replacement）、减少（reduction）和优化（refinement）。2001 年 OECD 对急性经口毒性试验方法进行了较大改动，并发布了 3 种测定急性经口毒性的新方法，即固定剂量法、急性毒性分级试验法和上-下法。美国环境保护局（USEPA）《健康效应测试指南》推荐使用的方法包括 OECD 推荐的上述三种方法以及限量试验和传统的急性毒性试验。

1. 限量试验法（limit test）

如有关资料显示受试物的毒性极小或未显示毒性，给予动物一定剂量的受试物，仍然不出现死亡，可采用限量法。一般使用啮齿类动物（大鼠或小鼠）20 只，雌雄各半。经口灌胃剂量要求至少为 10g/kg BW，如不能达到该剂量，则应给予动物最大剂量（最大灌胃浓度和最大灌胃体积）。染毒后连续观察 14d，如动物无死亡，则认为受试物对该动物的急性经口毒性耐受剂量大于灌胃剂量，即其 LD_{50}大于该剂量。若动物出现死亡，则应选择其他方法做进一步试验。

2. 固定剂量法（fixed dose procedure）

该方法分 2 个阶段进行，通常固定剂量：5mg/kg、50mg/kg、300mg/kg 或 2000mg/kg。观察指标是明显毒性而非死亡，故结果不是具体的 LD_{50}。预试验使用单一性别每次 1 只动物循序进行，前后 2 只动物间隔至少 24h。如 1 个剂量无明显中毒表现，其上一个剂量动物死亡，则需在其间插入剂量。根据预试验结果进行正式试验，一般只需 1 个剂量，使用 5 只动物（包括预试验在该剂量水平做过的动物）。如果 2000mg/kg 预试验和正式试验都未出现明显中毒表现，则终止试验。

OECD 组织对固定剂量法国际性的验证，11 个国家的 33 个实验室用固定剂量法和 OECD（1981）规定的经典急性毒性试验法进行实验。结果表明：毒性分级的一致性约为 80.2%，从毒性反应的类别、毒性作用出现、持续和消失时间等多方面分析，两种方法未显示明显差异。实验所用动物数：LD_{50}经典急性毒性试验平均每个化合物用大鼠 24.2 只，而固定剂量法平均用大鼠 14.8 只，后者明显比前者少。

3. 急性毒性分级试验法（acute toxic class method）

该方法的原理是生物统计学，并已通过 OECD（1994）国际性研究验证。该法也是分阶段试验法，每阶段 3 只动物，根据死亡动物数，平均经 2～4 阶段即可判定急性毒性。所用动物少，仍可得到可接受的结论。此法应用啮齿类，首选大鼠，利用固定剂量 5mg/kg、50mg/kg、300mg/kg、2000mg/kg 其中之一，3 只单一性别动物开始进行试验，确定动物的生存死亡情况再进行下一步。根据实验结果：①不需要进一步试验可进行分级；②下一阶段降低一档或升高一档剂量进行；③下一阶段以相同剂量再做 3 只动物，根据结果决定是否终止，或升高一档，或降低一档。根据在某一染毒剂量下发生死亡的数量来判定大致的 LD_{50} 值范围，直接进行毒性分级。

4. 上-下法（up-and-down procedure）

该方法主要适用于纯度较高、毒性较大、摄入量小且在给予受试物后动物 1～2d 内死亡的受试物，对预期给予受试物后动物在 5d 及以后死亡的受试物不适用。该方法通常以死亡为终点，也可观察其他毒性终点，适用于“全或无”的反应。根据资料确定第 1 只动物的接受化学物的剂量，观察 48h。第 2 只动物接受的剂量由第 1 只动物染毒后的反应决定，如动物死亡，则下一剂量降低，按此序贯进行；每只存活的动物都需观察 14d，后期死亡的动物在统计分析时记为死亡。实验需要选择一个比较合适的剂量范围，使得大部分的动物所接受的化学物剂量都会在真正的平均致死剂量左右。如果剂量范围过大，则需要有更多的动物来进行观察。Lipnicki 等（1995）比较了上-下法、固定剂量法和经典 LD_{50} 法，根据 EEC 分级系统对化学品急性毒性分级，上-下法和经典法一致性为 23/25，上-下法与固定剂量法一致性为 16/20。上-下法需单一性别 6～10 只动物，少于另两种方法。

三、急性毒性作用观察

观察并详细记录实验动物出现的中毒症状、发生时间和症状发展的经过，如神态、行为，五官、肛门和生殖孔，排泄物、分泌物等，机体对毒物作用的反应可以表现出各个系统的特征。表 5-1 为啮齿类动物急性中毒各系统的主要中毒表现，表中所列为主要和常见的中毒症状。急性毒性试验通过观察到的毒性表现可初步确定该受试物的急性毒性靶器官。如血尿则反映毒性靶器官为肾脏；鼻孔血性分泌物，则可能是肺损伤、肺出血；出现侧倒（侧卧），则中枢神经和神经肌肉系统受累；发绀往往是心肺循环障碍、肺损伤的表现；管状尾则提示神经肌肉系统受累。如发现动物处于濒死或表现出严重和持续的疼痛或痛苦状态，应及时处死动物。死亡时间记录应尽可能精确。所有动物，包括试验期间死亡、人道处死和试验结束处死的动物都需进行大体解剖检查，记录每只动物的大体病理学改变，出现大体解剖病理改变时应做病理组织学观察。

表 5-1 啮齿动物中毒表现观察项目（GB 15193.3—2014）

器官系统	观察及检查项目	中毒后一般表现
中枢神经系统及躯体运动	行为	体位异常,叫声异常,不安或呆滞
	动作	痉挛,麻痹,震颤,运动失调
	各种刺激的反应	易兴奋,知觉过敏或缺乏知觉
	大脑及脊髓反射	减弱或消失
	肌肉张力	强直,弛缓
自主神经系统	瞳孔大小	扩大或缩小
	分泌	流涎,流泪
呼吸系统	鼻孔	流液,鼻翼扇动
	呼吸性质和速率	深缓,过速
心血管系统	心区触诊	心动过缓,心律不齐,心跳过强或过弱
胃肠系统	腹形	气胀或收缩,腹泻或便秘
	粪便硬度和颜色	粪便不成形,黑色或灰色
生殖泌尿系统	阴户,乳腺	膨胀
	阴茎	脱垂
	会阴部	污秽,有分泌物
皮肤和被毛	颜色,张力	发红,皱褶,松弛,皮疹血
	完整性	竖毛
黏膜	黏膜	流黏液,充血,出血性发绀,苍白
	口腔	溃疡
眼	眼睑	上睑下垂
	眼球	眼球突出或震颤,结膜充血
	透明度	混浊
其他	直肠或皮肤温度	降低或升高
	一般情况	消瘦

四、急性毒性分级

急性毒性试验的主要目的之一是对化学物的急性毒性实验进行分级，以评价和比较化学物的急性毒性大小，并为化学物的安全性评价和危险性管理提供一个共同的尺度。许多国家和国际组织都制定了急性毒性分级标准，但除一般工业化学品外，尚未统一。联合国世界卫生组织（WHO，2003）推荐了一个五级分类标准（表 5-2）。我国除参考使用国际上几种分级标准外，也制定了我国食品急性毒性分级。2014 年颁布实施的《食品安全国家标准》中提出急性毒性分级的五级标准（表 5-3）。

表 5-2　外源化合物急性毒性分级（WHO，2003）

毒性分级	大鼠急性经口（LD_{50}）/(mg/kg BW)	6 只大鼠吸入 4h，死亡 2～4 只的浓度/(mg/kg)	兔急性经皮（LD_{50}）/(mg/kg BW)	对人可能致死的剂量	
				(mg/kg BW)	(mg/60kg BW)
剧毒	＜1	＜10	＜5	＜0.05	0.1
高毒	1～	10～	5～	0.05～	3
中等毒	50～	100～	44～	0.5～	30
低毒	500～	1000～	350～	5～	250
微毒	5000～	10000～	2180～	＞15	＞1000

表 5-3　我国急性毒性（LD_{50}）剂量分级表（GB 15193.3—2014）

级别	大鼠急性经口（LD_{50}）/(mg/kg BW)	相当于人的致死量	
		(mg/kg BW)	(g/人)
极毒	＜1	稍尝	0.05
剧毒	1～50	500～4000	0.5
中等毒	51～500	4000～30000	5
低毒	501～5000	30000～250000	50
实际无毒	＞5000	250000～500000	500

按急性毒性分级标准评价毒性大小是一种相对粗略的分级方法，不论我国还是国际上急性毒性的分级标准都还存在不少缺点和不足，实际应用中应注意急性毒性试验结束时，除报告该毒物的 LD_{50} 值和急性毒性级别外，还应对中毒和死亡特征加以报告。

参考文献

［1］ 孙志伟．毒理学基础．第七版．北京：人民卫生出版社，2017.

［2］ 张立实，李宁．食品毒理学．北京：科学出版社，2017.

［3］ 国家卫生和计划生育委员会．GB 15193.1—2014 食品安全国家标准-食品安全性毒理学评价程序.

［4］ OECD，Acute Oral Toxicity-Fixed Dose Procedure. OECD guidelines for the testing of chemicals,

420. Dec，2001.
[5] OECD，Acute Oral Toxicity-Acute Toxic Class Method. OECD guidelines for the testing of chemicals，423. Dec，2001.
[6] OECD，Acute Oral Toxicity-Up-and-Down Procedure. OECD guidelines for the testing of chemicals，425. Dec，2001.
[7] USEPA，OPPTS Health Effects Test Guidelines（Series 870.1100），Acute Oral Toxicity. June，1996.

第六章
遗传毒性试验方法

第一节　细菌回复突变试验

一、实验目的

细菌回复突变试验使用氨基酸营养缺陷型鼠伤寒沙门菌及大肠杆菌检测基因点突变（如碱基置换、插入或缺失）。

二、实验原理

鼠伤寒沙门菌和大肠杆菌的试验菌株分别为组氨酸缺陷突变型和色氨酸缺陷突变型，必须依赖外源性组氨酸或色氨酸才能生长，而在无组氨酸或色氨酸的选择性培养基上不能生长，致突变物可使其基因发生回复突变，在无组氨酸或色氨酸的培养基上也可以生长，并根据菌落形成数量来衡量受试物是否为致突变物。

某些致突变物需要代谢活化后才能使上述细菌产生回复突变，所以受试物需同时在有和没有代谢活化系统的条件下进行试验。有明显杀菌活性的化学物（如某些抗生素）和可能（或已知）特异性干扰哺乳动物表达系统（如某些拓扑异构酶抑制剂和核苷类似物）不适用于细菌回复突变试验。

三、实验方法

（一）实验材料

1. 菌株

Ames 试验的各种菌株突变部位不同，方式不同，附加的基因型改变也不相同，所以不同菌株对不同致突变物的检出能力不同，因此，在使用 Ames 试验进行致突变性检测时应使用一组菌株进行试验（表 6-1）。《食品安全国家标准　细菌回复突变试验》（GB 15193.4—2014）中推荐采用下列菌株组合：

表 6-1　Ames 试验菌株的基因型和检测类型

菌株	突变部位	突变类型	其他基因标志	检测类型
TA97	*his*D6610	CCC 区域＋4	Rfa，ΔuvrB，pKM101	移码突变
TA98	*his*D3052	CG 区域－1	Rfa，ΔuvrB，pKM101	移码突变
TA1535	*his*G46	AT→GC	Rfa，ΔuvrB	碱基置换，部分移码突变
TA1537	*his*C3076	C…C 区域＋1	Rfa，ΔuvrB	移码突变
TA100	*his*G46	AT→GC	Rfa，ΔuvrB，pKM101	碱基置换，部分移码突变
TA102	*his*G428	GC→AT	Rfa，pKM101	碱基置换，部分移码突变
WP2 uvrA	*try*	—	—	碱基置换
WP2 uvrA (pKM101)	*try*	—	pKM101	碱基置换

（1）鼠伤寒沙门菌 TA1535；

（2）鼠伤寒沙门菌 TA97a 或 TA97 或 TA1537；

（3）鼠伤寒沙门菌 TA98；

（4）鼠伤寒沙门菌 TA100；

（5）鼠伤寒沙门菌 TA102 或大肠杆菌 WP2 uvrA 或大肠杆菌 WP2 uvrA（pKM101）。

为检测交联突变建议加入 TA102 或大肠杆菌［如 WP2 uvrA 或 WP2 uvrA（pKM101）］。

应定期进行菌株鉴定以确保菌株特性与回复突变试验标准相符，遇到下列情况也应进行菌株鉴定：

（1）收到新菌株后；

（2）制备新的冷冻保存或冰冻干燥菌株时；

（3）重新挑选菌株时；

（4）使用主平板传代时。菌株的鉴定包括：基因型鉴定、自发回变数鉴定和对阳性致突变物敏感性的鉴定。

2. 代谢活化系统

S9 是一种辅助因子增补后线粒体片段，由阿罗克洛 1254，或苯巴比妥和β-萘黄酮混合物等诱导酶处理的啮齿类动物（通常为大鼠）的肝脏制得。

3. 溶剂

溶剂应不与受试物发生反应，对所选菌株和 S9 没有毒性，没有诱变性。首选蒸馏水，对于不溶于水的受试物可选择其他溶剂，首选 DMSO（每平板最高添加量不超过 0.1mL）。如以上推荐溶剂均不适用，也可酌情选择其他溶剂。

4. 其他试剂

包括营养肉汤培养基、营养肉汤琼脂培养基、底层培养基、顶层培养基、10% S9 混合液等。

5. 仪器设备

低温高速离心机、低温冰箱（−80℃）或液氮罐、生物安全柜、恒温培养箱、恒温水浴锅、灭菌设备、匀浆器及其他实验室常用设备。

（二）实验设计

1. 实验前设计

（1）剂量设计　受试物的最高剂量取决于受试物对试验菌株的毒性和受试物的溶解度。无细菌毒性的可溶性受试物推荐最高剂量为5mg/皿或5μL/皿；如受试物溶解度较差，可以采用悬浊液，但其浑浊程度不可影响菌落计数。受试物最大剂量由于溶解度或毒性达不到5mg/皿或5μL/皿时，最高剂量应为出现沉淀或细菌毒性的剂量。如受试物含有潜在的致突变杂质，试验剂量可以高于5mg/皿或5μL/皿。对于需要前处理的受试物（如液体饮料、袋泡茶、口服液和辅料含量较大的样品等），其剂量设计应以处理后的样品计。此外，还应按照等比原则在最高剂量下设4个剂量组，推荐采用半对数（$\sqrt{10}$倍）组距，包括加和不加S9两种情况。受试物的最低剂量一般不低于0.2μg/皿。

（2）对照组的设置　试验应同时设阳性对照组、溶剂对照组和未处理对照组，包括加和不加S9两种情况。实验中应根据所采用的菌株选择相应的阳性对照物及其加入剂量（表6-2，表6-3）。溶剂对照组的处理方法除不加入受试物外与处理组相同。当阳性致突变物采用DMSO溶解，而受试物不用DMSO溶解时，应同时做DMSO溶剂对照。

表6-2　使用代谢活化系统时所用阳性致突变物

化学物	CAS号
9,10-二甲基蒽	781-43-1
7,12-二甲基苯蒽	57-97-6
刚果红	573-58-0
苯并[*a*]芘	50-32-8
2-乙酰氨基芴	53-96-3
环磷酰胺	50-18-0(6055-19-2)
2-氨基蒽	613-13-8

注：2-氨基蒽不能单独用作S9混合物有效的指示剂。如果使用2-氨基蒽，每批S9还要用其他需要微粒体酶代谢活化的诱变剂（如苯并［*a*］芘、7,12-二甲基苯蒽）来对其特性进行测试。

表 6-3 不使用代谢活化系统时所用阳性致突变物

化学物	CAS号	菌株
叠氮钠	26628-22-8	TA1535 和 TA100
呋喃妥因	67-20-9	TA100
2-硝基芴或 4-硝基-1,2-苯二胺	607-57-8 或 99-56-9	TA98
9-氨基吖啶或 ICR191	90-45-9 或 17070-45-0	TA1537、TA97 和 TA97a
过氧基异丙苯	80-15-9	TA102
丝裂霉素 C	50-07-7	WP2 uvrA 和 TA102
N-乙基-*N*-硝基-*N*-亚硝基胍 或 4-硝基喹啉 1-氧化物	70-25-7 或 56-57-5	WP2,WP2 uvrA 和 WP2 uvrA(pKM101)
呋喃糖酰胺	3688-53-7	含有质粒的菌株

(3) 含组氨酸受试物处理 对已知或经证实含有组氨酸的受试物应进行预处理（如经 XAD-Ⅱ树脂柱过滤）。

2. 实验方法

(1) 实验方法分类 细菌回复突变试验的方法可分为点试法、平板掺入法及预培养平板掺入法。点试法一般用于预实验，平板掺入法是细菌回复突变试验的标准试验方法，对于某些受试物通过预培养可提高测试的灵敏度。

(2) 平板掺入法 细菌回复突变试验应使用稳定期早期的细菌(约 1×10^9/mL)，37℃振荡（不超过 120 次/min）过夜，以确保增菌液含有高浓度活菌。每个剂量加 S9 和不加 S9 均应做 3 个平板，某一个平板因偶然原因引起的数据缺失不影响结果的判定。在 2mL 保温的顶层培养基（试管）中依次加入 0.05～0.1mL 受试物（不需活化时加入缓冲液 0.5mL，需活化时加入 10% S9 混合液 0.5mL)，0.1mL 测试菌株新鲜增菌液（约 1×10^8)，混匀后迅速倾入铺好底层培养基的平板上平放固化。37℃培养 48h 观察结果，必要时延长至 72h 观察结果。

(3) 预培养平板掺入法 在进行预培养平板掺入法时，应先将受试物（不需活化时加入缓冲液 0.5mL，需活化时加入 10% S9 混合液 0.5mL）和菌液共同预培养 20min（37℃)，如温度在 30～37℃之间应延长培养时间。其他步骤同平板掺入法。

(4) 点试法 在 2mL 保温的顶层培养基（试管）中加入 0.1mL 测试菌株新鲜增菌液（不需活化时加入缓冲液 0.5mL，需活化时加入 10% S9 混合液 0.5mL)，混匀后迅速倾入铺好底层培养基的平板上平放固化。取直径约为 6mm 的无菌滤纸片放于已固化的顶层培养基上，以移液器取适量受试物点在纸片上或将少量固体受试物放置于纸片或琼脂表面，37℃培养 48h 观察结果。其他步骤同平板掺入法。

(三) 数据处理与结果评价

试验结束后，应计数所有平板中的回变菌落数，并计算各菌株各剂量平板回变菌落数的均数及标准差。

有多种方法可用于确定阳性结果，如有剂量-反应关系的回变菌落数增加或某一测试点有可重复的阳性结果。应优先考虑试验结果的生物相关性，统计学方法只可用于辅助结果的判定。阳性结果表明受试物可诱导试验菌株产生碱基取代型或移码型基因突变，阴性结果表明在该试验条件下受试物对测试菌株不诱发基因突变。

明显的阳性结果不需要进行验证。弱阳性结果或可疑的结果需对试验条件进行修改后进行进一步的验证，可供修改的试验条件包括浓度间隔、试验方法（平板掺入法或预培养平板掺入法)、代谢活化条件如 S9 来源种属或浓度等。

应注意 Ames 试验采用的是原核细胞，与哺乳动物细胞在摄取、代谢、染色体结构和 DNA 修复等方面都有所不同。体外试验一般需要外源性代谢活化，但体外代谢活化系统不能完全模拟哺乳动物体内代谢条件，因此，本试验结果不能直接外推到哺乳动物。Ames 试验通常用于遗传毒性的初步筛选，并特别适用于诱发点突变的筛选。已有的数据库证明在本试验为阳性结果的很多化学物在其他试验也显示致突变活性。也有一些致突变物在本试验不能检测，这可能是由于检测终点的特殊性质、代谢活化的差别，或生物利用度的差别。

(四) 实验报告

1. 受试物

（1）识别资料及 CAS 号；

（2）物理性质及纯度；

（3）与实验相关的理化性质；

（4）受试物稳定性。

2. 溶剂

（1）选择该溶剂的理由；

（2）受试物在溶剂中的溶解度及稳定性。

3. 菌株

（1）使用的菌株；

（2）细菌浓度；

（3）菌株特性。

4. 实验条件

（1）每个平皿中受试物的量（mg/皿或 g/皿），并说明剂量选择依据及每个剂量平皿的数量；

（2）使用的溶剂；

（3）代谢活化系统的类型、成分及验收标准；

（4）实验方法。

5. 结果

（1）毒性标志；

（2）沉淀物；

（3）平皿计数；

（4）每皿平均回复突变菌落数及标准差；

（5）剂量-反应关系；

（6）统计分析；

（7）阴性（溶剂）及阳性对照数据；

（8）实验室历史阴性（溶剂）及阳性对照数据；

（9）结果讨论；

（10）结论。

第二节　哺乳动物骨髓细胞染色体畸变试验

一、实验目的

染色体的损伤及相关事件是导致许多人类遗传病的原因。有确切证据表明，在人类和试验体系的癌症中，染色体损伤和相关事件导致癌基因和抑癌基因发生改变。哺乳动物体内染色体畸变试验，主要用于检测动物（通常为啮齿类动物）骨髓细胞中受试物诱导的染色体结构畸变。染色体结构畸变分为染色单体和染色体两种。具有遗传毒性的化学物诱导的畸变大多数为染色单体的畸变，但染色体的畸变也会出现。体内染色体畸变试验中，可能会出现多倍体（包括内复制）的增多。多倍体增加本身不能表明受试物具有诱发非整倍体的潜力，仅能指示细胞周期紊乱和细胞毒性。本实验目的不在于检测非整倍性。体内哺乳类红细胞微核试验或体外哺乳类细胞微核试验为推荐的用于检测非整倍性的体内和体外试验。

二、实验原理

本实验中的靶器官为骨髓，作为高度血管化的组织，骨髓包含一个快速循环的细胞群，易于分离和处理。实验动物通过适当的途径暴露于受试物，并在处理后适当的时间采取人道的安乐死。在进行安乐死之前，给予实验动物细胞分裂中期阻滞剂（如秋水仙碱或秋水仙胺）。然后进行骨髓细胞染色，最后对分裂中期相细胞进行染色体畸变的分析。如有证据显示，试验物质或其代谢产物无法到达靶器官，则该物质不适用于本试验。

三、实验方法

（一）实验室能力验证

1. 能力要求

为了在进行常规试验之前积累足够经验，实验室应当具备重复至少两种阳性对照物（包括阳性对照的低剂量引起的微弱反应）染色体畸变频率实验结果的能力。选择该阳性对照物的浓度范围，需要使染色体畸变的发生可重复且呈现剂量相关性的增加，以此证明试验系统的灵敏度和动态范围。

2. 历史对照值

实验室应当建立历史阳性对照和历史阴性对照的范围和分布。

首次获得历史阴性对照分布时，同期阴性对照应与已发表的阴性对照数据一致。随着更多实验数据纳入对照分布，同期阴性对照应当在该分布的95%控制限度之内为宜。稳固的实验室历史阴性对照数据库，可以确保实验室能够评估其阴性对照数据的分布。实验室历史阴性对照数据库，最好由20次试验的数据组成，且这20次试验在具有可比性的试验条件下进行。至少也应当包含10次试验的数据。为了确定阳性对照和阴性对照数据的变化量和实验室方法的可控性，应当做好实验室的质量控制，例如绘制质量控制图等。

如实验室尚不具有足够数量的试验来建立统计学上稳固的阴性对照分布时，可以在第一次常规试验中建立分布。试验获得的阴性对照结果应当与已发表的文献所述一致。任何关于实验方案的调整，应当考虑将其与实验室已有历史对照数据库的一致性作为依据。任何实验主要影响因素的改变都应当建立一个属于该条件下的新的历史对照数据库。

阴性对照数据包含每种试验动物染色体畸变的发生率。同期阴性对照应当在实验室历史阴性对照数据分布的95%控制区间。同期阴性对照超出95%控制限度时，如果这些数据不是极端离群值，实验系统明显可控，且排除人为或技术上的失误，则可被纳入历史对照值。

（二）实验材料

1. 实验动物

（1）动物的选择　采用实验室常用的处于青春期的健康动物，本实验优先选用啮齿类动物，如大鼠和小鼠，通常使用大鼠。如使用大鼠和小鼠以外的其他物种，应在报告中提供相应的科学依据。

(2) 动物饲养和喂养条件　饲养啮齿类动物的动物房温度应为 (22±3)℃。理想的相对湿度应为 50％～60％，最低不低于 40％，最高不超过 70％。采用人工照明，按照 12h 光照、12h 黑暗的顺序交替进行。受试物以适当的比例通过混入常规饲料、灌胃等方式给予实验动物，并提供无限制饮水。如未观察到实验动物的互相攻击行为，则以同性别不超过每笼 5 只的数量进行群饲。最好使用带底板的笼子饲养实验动物。如需进行动物的个体单独饲养，需要经过科学论证才可实施。

(3) 动物准备　通常使用健康的青壮年动物。对于啮齿类动物而言，在进行受试物处理的起始阶段，采用 6～10 周龄的动物较为理想，较规定年龄范围稍微年长的动物也是可以接受的。将实验动物随机分为对照组和处理组。每只动物的编号应当采取人道的微创形式进行，例如穿耳孔、涂写标记、微芯片跟踪、生物识别等。试验前保证实验动物至少 5d 时间适应实验室环境。笼具的排列应遵循笼具布局可能造成的影响为最小这一原则。应当避免阳性对照和受试物的交叉污染。试验起始阶段，实验动物同性别的平均体重差异不应超过±20％。

2. 受试物

固体受试物应在适宜的溶剂或介质中溶解或以悬浮状态存在，或是在给予实验动物之前混于饲料或饮用水中。液体受试物则直接给予或稀释后给予实验动物。若无稳定性数据证明受试物存储的可接受性及适宜的存储条件，则应当在给予实验动物前进行受试物的预处理工作。

3. 溶剂

各剂量水平所使用的溶剂或介质均不应产生毒性效应，且不与受试物发生化学反应。若使用不常用的溶剂或介质，则应当有相应参考数据支持其兼容性。推荐优先考虑使用水溶剂，如已稳定建立的溶液：水、生理盐水、甲基纤维素溶液、羟甲基纤维素钠盐溶液、橄榄油和玉米油等。在选择的非典型溶剂或媒介是否可诱导产生结构畸变及其他有害影响方面缺乏历史对照数据和已发表对照数据时，应当进行初步研究，以确定溶剂或介质对照的可接受性。

4. 对照组

(1) 阳性对照　通常，试验应当包含阳性对照组。但在实验室已可以针对该试验进行熟练操作且建立了历史阳性对照范围情况下，可以不必每次均进行阳性对照组试验。若不包含同期阳性对照组，则每个试验应包含评分对照（不染色但需要固定的片子）。这些评分对照的获得主要来自两个途径：①研究的评分中得到的适当的参考样本；②实验室定期进行的单独阳性对照试验。

阳性对照物应当确定可以导致可检测到的、比自发水平更高的染色体结构畸变细胞出现频率。选择的阳性对照剂量，应当能够产生明显的效果，但不得告知负责畸变染色体的实验人员所检样本为阳性对照。阳性对照物的给予途径可以与受试物不同，如采用不同的处理步骤，以及只在单一时间点收获样本。此外，可以考虑使用化学分类相关的阳性对照物质。表 6-4 列举了几个阳性对照物。

表 6-4　阳性对照物

物质名称	CAS 号
甲磺酸乙酯	62-50-0
甲磺酸甲酯	66-27-3
乙基亚硝基脲	759-73-9
丝裂霉素 C	50-07-7
环磷酰胺(一水合物)	50-18-0(6055-19-2)
三亚胺嗪(曲他胺)	51-18-3

(2) 阴性对照　每个样本采集时间点均应包含阴性对照组动物，除不加入受试物外，与试验组以同样方式处理。给予受试物时如果使用了溶剂或介质，则应当设置溶剂或介质对照组。如果实验室在该试验中每个采样时间的结构畸变细胞具有一致的动物间变异和频率，则只需要对阴性对照组进行单一时间点采样即可。若对阴性对照组采用单一时间点采样，则应当在试验的首个采样时间进行采样。

(三) 实验设计

1. 动物性别和数量

通常，雄性和雌性动物的微核结果是相似的，预计对于染色体结构畸变也是如此。因此大多数研究可以采用单一性别。有数据证实雄性和雌性存在差异的，例如系统毒性、代谢、生物利用率、骨髓毒性等存在差异，则推荐两种性别都使用。这种情况下，对两种性别均进行试验，另一种性别的试验可以作为重复剂量毒性研究的一部分。若使用两种性别，则使用析因设计为宜。

试验起始时的群组大小，应当以试验采用的每种性别至少提供 5 只可供分析的动物为目标来建立。考虑到某些化学物对人类的暴露可能具有性别特异性，试验应当选择适宜的性别来开展。以一种典型动物开展骨髓研究的最大需求为例，设置三个剂量组，两个采样时间点，一个阴性对照组，一个阳性对照组，每组由单一性别的 5 只动物组成，则需要 45 只动物。

2. 剂量设计

如果没有适当的数据作为剂量选择的参考依据，则应当在探索剂量范围的预试验中使用与主体试验相同的物种、品系、性别和处理方案。预试验应当确定最大耐受量（MTD），即受试物毒性效应不引发动物死亡或严重痛苦（必须安乐死）的最高剂量。最高剂量组也可设置为能够导致一些骨髓毒性迹象的剂量。

某些情况下，长期处理可能导致受试物表现出毒性动力学的饱和或是诱导解毒进程，导致暴露剂量减少而低于预设剂量。此时应当根据个例情况进行评估。

为了获得剂量反应资料，完整的试验应当包括一个阴性对照组和至少三个剂量水平，通常采取 2～4 倍等比间距。如果受试物在预实验和现有研究资料中均未显示出毒性效应，则单次给予的最高剂量应当为 2000mg/kg BW；如果受试物的剂量导致毒性，则最高剂量应为最大耐受量，剂量范围最好涵盖从最大耐受量到无毒或弱毒表现。若试验中所有剂量水平均观察到对靶器官（骨髓）毒性效应，则建议在无毒剂量进行进一步试验。为了更充分地描述定量的剂量反应信息，可能需要设置更多的剂量组。

3. 限量试验（limit test）

若受试物满足以下条件时，可不必设置包含三个剂量水平的完整试验，而采用单一剂量水平即已足够：①如果预实验或相关动物种属的现有数据表明该剂量的处理方案不产生可见的毒性作用（包括骨髓增殖的抑制和其他靶器官毒性）；②体外遗传毒性研究或基于结构类似物质的数据未显示受试物在抵达靶器官（骨髓）的情况下会产生遗传毒性。在采用限量试验方法时，处理时间超过 14d 时，剂量应当为 1000mg/(kg・d)；处理时间为 14d 或更短时，剂量应当为 2000mg/(kg・d)。

《食品安全国家标准　哺乳动物骨髓细胞染色体畸变试验》（GB 15193.6—2014）在限量试验（单剂量水平）时可采用以下顺序确定剂量：①10g/kg BW；②人的可能摄入量的 100 倍；③一次最大灌胃量（20mL/kg BW），连续给予受试物 14d。

4. 剂量给予

设计试验时，应充分考虑可能的人类暴露途径来合理选择如日常饮食、饮用水、经口（灌胃）等暴露途径给予实验动物受试物。无论采用何种途径，均应当确保靶器官可充分暴露于受试物。

如受试物采用混入饮食和饮水中暴露，特别是采用单一剂量时，应当注意食物和饮水的摄入和采样之间应适当延长时间，以确保可检测到受试物的影响。

灌胃给予受试物时，可以根据实验动物的大小，给予相应的最大灌胃量。直接给予液态受试物一般不应超过 10mL/kg BW，若给予受试物的水溶液则不应超过 20mL/kg BW；给予液体超过上述限制时需提供相关依据。刺激性和腐蚀性的受试物，通常在较高浓度下会产生严重疼痛。除此情况外，应当通过调节浓度尽量减少试验给予液体量的变化，以保证不同剂量水平下受试物体积相对于体重的恒定。

5. 处理时间

受试物通常做单次给予，但也可以多次给予（即在同一天进行两次或以上的处理，间隔不超过 2～3h）以便保证更大剂量。在这种情况下，采样时间的设定应当基于最后一次给予受试物。

关于本实验是否适用重复给予受试物处理，目前尚无数据。然而，若将本试验与重复剂量毒性试验合并进行时，需要避免丢失染色体受损的有丝分裂细胞，因其可能伴随中毒剂量发生。在以下条件下可以接受合并试验：①最高剂量等于或高于极限剂量时；②其中一个剂量组在整个处理期间都摄入极限剂量。与其他研究结合时，微核试验可以作为染色体畸变体内试验的一个选择。

单次处理后，应当在两个不同的时间采集骨髓样本。对于啮齿类动物而言，首个采样间隔应当足以完成 1.5 个正常细胞周期的长度，相当于给予受试物处理后 12～18h。由于受试物的摄取和代谢需要时间，且其在细胞周期动力上的作用影响染色体畸变的最佳检测时间，故推荐在首次采样时间 24h 后进行第二次采样。首次采样时，应对所有剂量组进行处理并分析采集的样本，之后的采样仅处理最高剂量组。如果基于科学论证的设计给予受试物时间超过一天，则通常应当在最后一次给予受试物后约 1.5 个正常细胞周期长度的时间进行采样。

在之后的处理和采样前，对实验动物腹腔注射适当剂量的细胞分裂中期阻滞剂（秋水仙胺或秋水仙碱等），随后在适当的时间后收集样本。对于小鼠而言，该时间间隔约为采样前 3～5h，大鼠为 2～5h。收集骨髓细胞，低渗、固定、染色，分析染色体畸变的情况。

6. 观察

对实验动物进行常规的临床观察，至少每天记录一次临床症状。最好在每天的同一时间进行观察，且要考虑到给予受试物后预期效果的高峰期。给予受试物期间，每天至少两次观察实验动物的发病和死亡情况。在试验起始时和处死前对所有实验动物称重，重复剂量研究时至少每周一次称重。在为期至少一周的研究中，至少每周测量一次摄食量。若通过饮水给予受试物，应在每次换水时测量水的摄入量，至少每周一次。试验结束前，表现出过量毒性但未死亡的实验动物，应给予人道的安乐死。

7. 靶器官暴露

若需要暴露水平的数据，则应在适当的时间采集血液样本，以便研究受试物的血浆水平以证明骨髓对化学物的暴露。

8. 骨髓和染色体准备

安乐死之后，立即从实验动物的大腿骨或胫骨收集骨髓细胞，随后低渗、固定、涂片、染色。该操作的具体方法可参考《食品安全国家标准　哺乳动物骨髓细胞染色体畸变试验》（GB 15193.6—2014）或《〈食品安全国家标准　食品安全性毒理学评价程序和方法〉实施指南》。

9. 分析

在分析结果前，对包括阳性对照和阴性对照在内的所有片子进行随机编号，使负责畸变染色体计数的实验人员在双盲原则下进行分析计数。

将细胞有丝分裂指数作为对所有实验动物细胞毒性的测量，包括试验剂量组、阳性对照组、阴性对照组、溶剂或介质阴性对照组在内的所有实验动物，至少每个动物 1000 个细胞。

每只实验动物至少分析 200 个细胞分裂中期相细胞，记录其是否存在染色体结构畸变的情况，但不包括裂隙。如果历史阴性对照数据库显示，实验室的染色体结构畸变率平均背景值小于 1%，则应当增加计数的数量。染色单体和染色体的畸变应当分别记录并进行亚型（断裂、互换等）的分类。实验室操作流程中应当确保由经过良好训练和同行评议的人员来进行染色体畸变的分析。由于制片流程经常导致部分分裂中期相细胞丢失染色体，因此细胞计数时着丝粒的数量不少于 $2n\pm2$，其中 n 为该物种染色体单倍体的数量。

（四）检测项目或指标

1. 受试物

来源、批号、有效期；受试物的稳定性。

（1）单一成分物质　①外观、水溶性、其他相关物理化学性质；②化学鉴定，如 IUPAC 或 CAS 名称、SMILES 或 InChI 号、化学结构式、纯度、杂质化学特性的合理性和可行性等。

（2）多成分物质、UVBCs 及混合物　按照化学成分进行充分表征，成分的定量和相关物理化学性质。

2. 受试物的制备

（1）选择介质（溶剂）的依据。

（2）受试物在溶剂或介质中的溶解度和稳定性。

（3）饲料、饮用水或吸入配方的制备。

（4）对配方稳定性、均一性和设置浓度等的测定。

3. 实验动物

（1）实验动物的物种或种族，以及使用依据。

（2）实验动物的数量、年龄、性别。

（3）来源、饲养条件、饲料等。

（4）标识动物的方法（唯一）。

（5）开展短期试验时，试验起点和终点每只实验动物的体重；开展长于一周的实验时，研究和饲料消耗期间每只实验动物的体重。应包括每组动物的体重范围、平均值和标准差。

4. 试验条件

（1）阳性和阴性（包括溶剂或介质）对照组。

（2）如开展了预实验，应提供相关数据。

（3）选择剂量水平的依据。

（4）受试物制备的详细说明。

（5）给予受试物的详细说明。

（6）验证受试物达到血液循环或骨髓的方法。

（7）通过饲料或饮水的给予的受试物浓度和消耗量，计算得到的实际剂量。

（8）饲料质量和水质的情况。

（9）安乐死的方式。

（10）如为实验动物镇痛，应记录镇痛的方式。

（11）处理和采样安排的详细说明，以及相关依据。

（12）制片方法。

（13）毒性测定方法。

（14）细胞分裂中期阻滞剂的重量、浓度、剂量以及采样前处理时间。

（15）隔离和保存样本的程序。

（16）畸变计数和分类的标准。

（17）可供分析的每只试验动物分裂中期相细胞的数量，及可供细胞有丝分裂指数测定分析的细胞数量。

（18）研究可接受性的标准。

（19）判定研究结果为阳性、阴性或不明确的标准。

5. 结果

（1）实验动物在试验开始前以及整个试验过程中的状况，包括毒性症状。

（2）每只实验动物的细胞有丝分裂指数。

（3）每只实验动物的畸变和异常细胞的类型和数量。

（4）各组畸变总数、平均值和标准差。

（5）各组含畸变的细胞总数、平均值和标准差。

（6）如果观察到倍数性改变，则需要列出。包括多倍体和内复制的频率。

（7）如存在剂量反应关系应列出。

（8）统计分析和应用的方法。

（9）骨髓暴露的支持数据。

（10）同期阴性对照和阳性对照数据，及其范围、平均值、标准差。

（11）历史阴性和阳性对照数据，及其范围、平均值、标准差、分布的95%控制限度，辅以所涵盖的时间段和观察次数。

（12）阳性反应和阴性反应的标准。

（五）需要考虑的影响因素

（1）同期阴性对照数据符合纳入实验室历史对照数据库的要求。

（2）同期阳性对照或评分对照诱导的效应与历史阳性对照数据库结果一致，且与阴性对照相比具有统计学上的显著增加。

（3）对适当数量的剂量组和细胞进行了分析。

（4）符合相应的最高剂量组选择标准。

四、结果的处理与判定

（一）结果处理

（1）每只实验动物的数据应以表格形式呈现。

（2）评估每只实验动物的细胞有丝分裂指数、纳入分析对象的中期相细胞数量、每个分裂中期相细胞的畸变数目、产生染色体结构畸变的细胞的百分比。

（3）列出处理组和对照组中，不同类型的染色体结构畸变的数目和频率。

（4）单独记录裂隙、多倍体细胞和内复制染色体的细胞的情况。裂隙的频率单独进行报告，但一般不计入总结构畸变频率。

（5）如果没有证据表明存在性别间差异，则可将数据整合进行统计分析。

（6）实验动物毒性数据和临床症状也应当在结果中报告。

（二）结果判定与解释

无需对得到的明确的阳性结果或明确的阴性结果进行验证。

1. 阳性结果

在符合实验质量要求情况下，判定受试物为明确阳性时需要满足以下条件之一。

（1）与同期阴性对照相比，至少一个处理组浓度的染色体结构畸变（含裂隙）细胞频率较同期阴性对照表现出统计学上的显著增加。

（2）经过适合的趋势测试评估，这种畸变的增加至少在一个采样时间点呈现剂量相关性。

（3）任一分析结果在历史阴性对照数据范围外（基于泊松分布的95%控制区间）。

（4）如果只有最高剂量组在某特定时间采样检测，与同期阴性对照相比表现出统计学上的显著增加，且结果在历史阴性对照数据范围外，则受试物被认为是明确的阳性。

选择的统计方法应当有相关文献支持。进行剂量反应分析时，应至少分析三个处理剂量组。统计学检验应当使用实验动物作为实验单位。

染色体畸变试验的阳性结果表明：试验化学物能够诱导受试动物种属的骨髓染色体结构畸变。

2. 阴性结果

在符合实验质量要求情况下，判定受试物为明确阴性时需要同时满足以下条件：

（1）与同期阴性对照相比，没有任何一个处理组浓度的染色体结构畸变（含裂隙）细胞频率较同期阴性对照表现出统计学上的显著增加；

（2）经过适合的趋势测试评估，未呈现剂量相关性；

（3）所有结果均在历史阴性对照数据范围内；

（4）明确骨髓能够暴露于受试物。

选择的统计方法应当有相关文献支持。试验物质暴露于骨髓的证据包含有丝分裂指数的抑制和血浆或血液水平中该试验物质的测量。静脉注射给予受试物时，则不需要暴露的证据。另外，通过相同给予途径和相同物种的独立研究获得的机体对外源化学物的吸收（ADME）数据，也可用于证明骨髓暴露情况。

染色体畸变试验的阴性结果表明：受试物不会诱导受试动物种属的骨髓染色体结构畸变。

3. 无法明确结果

如无法得出明确的阴性或阳性结果，或是希望建立检测结果的生物相关性，则需要通过专家评审或是进一步的试验进行评估。计数额外的细胞或在调整试验条件后进行重复试验，有助于得出明确试验结果。

极少情况时，即使进行进一步研究，所得到的所有数据排除得到阳性结果和阴性结果的结论，则受试物可以被认为是两种可能均可能出现。

4. 多倍体和核内复制

应单独记录所有细胞分裂中期相中多倍体和核内复制中期相的发生率。多倍体细胞和包含核内复制染色体的细胞数量增加，表明受试物具有抑制有丝分裂进程和细胞周期进程的潜力。

第三节　小鼠精原细胞或精母细胞染色体畸变试验

一、实验目的

哺乳动物精原细胞或精母细胞染色体畸变试验，主要用于检测受试物诱导哺乳动物精原或精母细胞中染色体结构的畸变。尽管不同的物种、体内代谢因素、毒代动力学以及DNA修复过程可能对试验结果产生一定影响，但该试验依然与遗传毒性的评估密切相关。本试验目的不在于检测染色体的数目异常，而是检测分裂的精原生殖细胞中的结构畸变染色体（染色单体型和染色体型），因此能够通过本实验预测可遗传至后代的雄性生殖细胞突变。

二、实验原理

实验动物通过适当的途径暴露于受试物，并在处理后适当的时间采取安乐死。在进行安乐死之前，给予实验动物细胞分裂中期阻滞剂（如秋水仙碱或秋水仙胺）。然后进行生殖细胞细胞染色，最后对分裂中期相细胞进行染色体畸变的分析。若有证据显示受试物或其代谢产物无法到达睾丸，则本试验不适用于该物质的遗传毒性评价。

三、实验方法

（一）实验室能力验证

实验室应当具备能够重复阳性对照物染色体结构畸变频率结果（包括阳性对照低剂量引起的微弱反应）的能力，例如列在表6-2中的阳性对照物。得到的阴性对照的畸变频率，应当与已发表论文的对照数据可接受范围一致，或是与已存在的实验室历史对照数据分布一致。

（二）实验材料

1. 实验动物

本实验通常使用啮齿类动物，但经过科学论证后，某些情况下可以使用其他物种。使用啮齿类动物试验的标准细胞遗传试验流程，可产生有丝分裂（精原细胞）和减数分裂（精母细胞）的中期相。根据染色体的形态，鉴定有丝分裂中期相和减数分裂中期相。

在精原细胞中检测染色单体的畸变，应在处理后检测第一次细胞有丝分裂的畸变情况。以免在之后的细胞分裂中，这些畸变转变为染色体型畸变。浓缩分裂中期Ⅰ和分裂中期Ⅱ的染色体畸变情况，可以通过减数分裂的染色体分析，获得处理后的精母细胞的其他信息。

大量精原细胞和精母细胞存在于睾丸中，不同的生殖细胞类型对受试物处理具有一定程度的敏感性。因此，检测到的畸变代表了处理后的精原细胞群或精母细胞群的总体反应。睾丸中大多数有丝分裂细胞是B精原细胞，其细胞周期约为26h。

（1）动物品种的选择 采用实验室常用的处于青春期的健康动物，常用雄性小鼠。如使用其他适合的哺乳类雄性动物，应提供相应的科学依据且在本试验中的开展应与其他试验指南相结合。使用啮齿类以外的实验动物应在报告中提供科学依据。

（2）动物饲养和喂养条件 饲养啮齿类动物的动物房温度应为（22±3)℃。理想的相对湿度应为50％～60％，最低不低于40％，除房间清洁时，湿度最高不超过70％。采用人工照明，按照12h光照、12h黑暗的顺序交替进行。受试物以适当的比例通过混入常规饲料、灌胃等方式给予实验动物，并提供无限量饮用水。如未观察到实验动物的互相攻击行为，则以同性别不超过每笼5只的数量进行群饲。最好使用带底板的笼子饲养实验动物。如需进行动物的个体单独饲养，需要经过科学论证才可实施。

（3）动物准备 通常使用健康的青壮年雄性动物。在进行受试物处理的起始阶段，采用8～12周龄的动物较为理想。将实验动物随机分为对照组和处理组。动物的编号应当采取人道的微创形式进行，例如穿耳孔、涂写标记、微芯片跟踪、生物识别。试验前保证实验动物至少5d时间适应实验室环境。笼具的排列应遵循笼具布局可能造成的影响为最小这一原则。应当避免阳性对照和受试物的交叉污染。试验起始阶段，实验动物的体重的差异不应超过同性别的平均体重的±20％。

2. 受试物准备

固体受试物应在适宜的溶剂或介质中溶解或以悬浮状态存在，或是在给予实验动物之前，混于饲料或饮用水中。液体受试物则直接给予或稀释后给予实验动物。

3. 溶剂

各剂量水平所使用的溶剂或介质均不应产生毒性效应，且不与受试物发生化学反应。若使用不常用的溶剂或介质，则应当有相应参考数据支持其兼容性。推荐优先考虑使用水溶剂，如已稳定建立的溶液：水、生理盐水、甲基纤维素溶液、羟甲基纤维素钠盐溶液、橄榄油和玉米油等。在选择的非典型溶剂或媒介不会诱导产生结构畸变及其他有害影响方面缺乏历史对照数据和已发表对照数据时，应当进行初步研究，以确定溶剂或介质对照的可接受性。

4. 对照组

（1）阳性对照　通常，每次试验均应当包含阳性对照组。如实验室已可以针对该试验进行熟练操作且在最近5年内进行该试验的常规操作，则无需设置同期阳性对照。若不包含同期阳性对照组，则每个试验应包含评分对照（不染色但需要固定的片子）。这些评分对照的获得主要来自两个途径：①研究评分中得到的适当的参考样本；②实验室定期（6～18月/次）进行的单独阳性对照试验。例如，能力验证及其之后的定期试验。阳性对照物应当能够明确可靠地导致可检测到的、高于自发水平的染色体结构畸变细胞出现频率。选择的阳性对照剂量，应当能够产生明显的效果，但不得告知负责畸变染色体的实验人员所检样本为阳性对照。表6-5列举了几个阳性对照物。

表6-5　代表性阳性对照物

物质名称	CAS号
环磷酰胺(一水合物)	50-18-0(6055-19-2)
环己胺	108-91-8
丝裂霉素C	50-07-7
单体丙烯酰胺	79-06-1
三亚胺嗪(曲他胺)	51-18-3

（2）阴性对照　每个样本时间点均应包含阴性对照组动物，除不加入受试物外，与试验组以同样方式处理。选择的溶剂或介质缺乏不产生染色体结构畸变和其他有害影响的历史对照数据和已发表的对照数据时，为了建立介质对照的可接受性，每个采样时间都应当包括不做处理的对照试验动物。

（三）实验设计

1. 动物性别和数量

根据每组至少保证5只雄性动物的原则，建立预实验的每组实验动物数量。每组动物的数量应当足以提供充分的统计效力，即当阴性对照畸变水平是1.0%或以上，在显著性水平为0.05、检测效能为80%时，通常至少能够检测到染色体畸变频率增加1倍。

2. 剂量设计

在没有适当的数据来作为剂量选择的参考依据时，应当在摸索剂量范围的预试验中使用与主体试验相同的物种、品系、性别和处理方案。预试验应当确定最大耐受量（MTD），即研究期间受试物可以诱导毒性效应（例如异常行为或反应，轻微的体重抑制及造血系统细胞毒性），但不出现疼痛症状或导致死亡。实验动物忍受疼痛时，应给予人道的安乐死。

最高剂量组应当选择能够导致一些精原细胞或精母细胞毒性迹象的剂量。例如，精原细胞有丝分裂与第一次和第二次细胞减数分裂中期相比值的减小，但减小程度不应超过50%。

受试物在低毒或无毒剂量时可能表现出特殊的生物活性，或是表现出毒性动力学特性的饱和。这可能是剂量设置标准的例外情况，应当根据个例情况进行评估。

为了获得剂量反应资料，完整的试验应当包括一个阴性对照组和至少三个剂量水平，通常采取2～4倍等比间距。如果受试物在预实验和现有研究资料中均未显示出毒性效应，则单次给予的最高剂量应当为2000mg/kg BW；如果受试物的剂量导致毒性，则最高剂量应为最大耐受量，剂量范围最好涵盖从最大耐受量到无毒或弱毒表现。若试验中所有剂量水平均观察到对靶器官（睾丸）毒性效应，则建议在无毒剂量进行进一步试验。为了更充分地描述定量的剂量反应信息，可能需要设置更多的剂量组。特定需求涵盖的特定类型的受试物（如人类药物），以上限制可能有所不同。如果受试物的剂量产生毒性，则应当选择极限剂量和两个更低的剂量。当处理时间超过14d时，极限剂量应当为1000mg/(kg・d)；处理时间为14d或更短时，极限剂量应当为2000mg/(kg・d)。

3. 剂量给予

设计试验时，应到考虑可能的人类暴露途径。因此，可以合理选择如日常饮食、饮用水、经口（灌胃）等暴露途径。总之，应当选择可充分暴露于靶器官的途径给予受试物。

如受试物采用混入饮食和饮水中暴露，特别是采用单一剂量时，应当注意食物和饮水的摄入和采样之间应适当延长时间，以确保可检测到受试物的影响。

灌胃给予受试物时，可以根据实验动物的大小，给予相应的最大灌胃量或注射量。直接给予液态受试物一般不应超过10mL/kg BW，若给予受试物的水溶液则不应超过20mL/kg BW，给予液体超过上述限制时需提供相关依据。除此情况外，应当通过调节浓度尽量减少试验给予液体量的变化，以保证不同剂量水平下给予受试物体积相对于体重的恒定。

4. 处理时间

（1）精原细胞　①受试物通常给予一次，即单次给予受试物处理；若采用其他处理方法，需提供科学依据。②除非有更加适当和合理的采样时间，最高剂量组之外的其他剂量组，采样时间应为处理后24h（小于或等于B精原细胞细胞周期的时间，以便捕获动物给予受试物处理后的第一个细胞分裂中期相）。③由于受试物的摄取和代谢需要时间，同时受试物对细胞周期动力学上的作用，会影响染色体畸变检测的最适时间。最高剂量组需要在处理后设置两次采样时间。首次采样时间约为处理后 24h，第二次约为处理后 48h。④试验中，可能采用其他采样时间。例如，在受试物仅对 S 期产生影响的情况下，选择更早的采样时间（少于 24h）为宜。⑤可使用重复剂量法，例如与另一个 28d 给予受试物期的终点进行试验。但需要增加额外的实验动物组来适应不同的采样时间。因此需要具体问题具体分析，从而科学论证这一方案的适宜性。

（2）精母细胞　每天给予一次受试物，连续 5d，在第一次给予受试物处理后的第 12d 至第 14d 采样。

（3）精原细胞或精母细胞采样　在进行安乐术之前，对实验动物腹腔注射适当剂量的细胞分裂中期阻滞剂（秋水仙胺或秋水仙碱等），随后在适当的时间后收集样本。对于小鼠和大鼠而言，该时间间隔约为采样前 3～5h。

5. 观察

对实验动物进行常规的临床观察，至少每天记录一次临床症状。最好在每天的同一时间进行观察，且要考虑到给予受试物后预期效果的高峰期。给予受试物期间，每天至少两次观察实验动物的发病和死亡情况。在试验起始时和处死前对所有实验动物称重，重复剂量研究时至少每周一次称重。在为期至少一周的研究中，至少每周测量一次摄食量。若通过饮水给予受试物，应在每次换水时测量水的摄入量，至少每周一次。试验结束前，表现出过量毒性但未死亡的实验动物，应给予人道的安乐死。

6. 染色体准备

安乐死之后，立即将从实验动物的一个或两个睾丸中收集生殖细胞悬液，随后按照建立的试验流程进行低渗、固定。随后对细胞进行涂片和染色。所有片子进行编号，使负责畸变染色体计数的实验人员在不知道所检样本处理条件（试验分组）的情况下进行分析计数。

7. 分析

每只实验动物至少分析 200 个细胞分裂中期相。如果历史阴性对照数据库显示，实验室的染色体结构畸变率平均背景值小于 1%，则应当增加计数的数量以增强统计效力。应使用能够识别着丝粒的染色方法。

染色单体和染色体的畸变应当分别记录并进行亚型（断裂、交换等）的分类。在确定一种化合物是否会引起细胞染色体畸变发生率显著增加时，应该记录下裂隙的数量，但不能作为获得结论的考量依据。实验室操作流程，应当确保由经过良好训练和同行评议的人员来进行染色体畸变的分析为宜。由于制片流程经常导致部分分裂中期相细胞丢失染色体，因此细胞计数时着丝粒的数量不少于 $2n \pm 2$，其中 n 为该物种染色体单倍体的数量。

尽管本试验目的在于检测结构染色体畸变，但记录出现的多倍体细胞和内复制细胞发生率也很重要。

（四）检测项目或指标

1. 受试物

来源、批号、有效期；受试物的稳定性；受试物在溶剂中的溶解度和稳定性；测量 pH 值、渗透压，及加入受试物后培养基中的沉淀。

（1）单一成分物质 ①外观、水溶性、其他相关物理化学性质；②化学鉴定，如 IUPAC 或 CAS 名称、SMILES 或 InChI 号、化学结构式、纯度、杂质化学特性的合理性和可行性等。

（2）多成分物质、UVBCs 及混合物 以化学特性为特征，成分的定量发生和相关物理化学性质。

2. 受试物的制备

（1）选择介质（溶剂）的依据。

（2）受试物在溶剂或介质中的溶解度和稳定性。

（3）饲料、饮用水或吸入配方的制备。

（4）对配方稳定性、均一性和设置浓度等的测定。

3. 实验动物

（1）实验动物的物种或种族，以及使用依据。

（2）实验动物的数量和年龄。

（3）来源、饲养条件、饲料等。

（4）标识动物的方法（唯一）。

（5）开展短期试验时，试验起点和终点每只实验动物的体重；开展长于一周的试验时，研究饲料消耗期间每只实验动物的体重。应包括每组动物的体重范围、平均值和标准差。

4. 试验条件

（1）阳性和阴性（包括溶剂或介质）对照组。

（2）如开展了范围摸索试验，应提供相关数据。

（3）选择剂量水平的依据。

（4）受试物制备的详细说明。

（5）给予受试物的详细说明。

（6）处死时间的依据。

（7）测量动物毒性的方法，包括组织病理学、血液学分析、对实验动物观察的频率、体重。

（8）验证受试物达到靶器官或总循环的方法（获得阴性结果时）。

（9）通过饲料或饮水的受试物浓度和消耗量，计算得到的实际剂量。

（10）饲料质量和水质的情况。

（11）处理和取材流程安排的详细描述，及相关依据。

（12）安乐死的方式。

（13）如为实验动物镇痛，应记录镇痛的方式。

（14）分离组织的程序。

（15）中期阻滞剂的特性、浓度及在实验中处理时间。

（16）制片方法。

（17）计入畸变的标准。

（18）可供分析的每只试验动物细胞的数量。

（19）判定研究结果为阳性、阴性或不明确的标准。

5. 结果

（1）实验动物在试验开始前以及整个试验过程中的状况，包括毒性症状。

（2）试验末期取材时实验动物的体重及脏器重量。

（3）毒性标志。

（4）细胞有丝分裂指数。

（5）靶器官暴露证据。

（6）每只实验动物的畸变和异常细胞的类型和数量。

（7）各组畸变总数、平均值和标准差。

（8）各组含畸变的细胞总数、平均值和标准差。

（9）如存在剂量反应关系应列出。

（10）统计分析和应用的方法。

（11）同期阴性对照数据。

（12）历史阴性和阳性对照数据，及其范围、平均值、标准差、分布的95％控制限度，或已公布的历史阴性对照数据。

（13）同期阳性对照数据。

（14）染色体倍数的改变，包括多倍体和内复制细胞的频率。

（五）需要考虑的影响因素

（1）同期阴性对照数据与已公布的实验室历史对照数据标准一致，一般预期为0～1.5％的染色体畸变细胞。

（2）同期阳性对照数据与已公布的实验室历史对照数据标准一致，且与阴性对照相比具有统计学上的显著增加。

（3）对适当数量的细胞和剂量组进行了分析。

（4）符合相应的最高剂量组选择标准。

如果同时观察到有丝分裂和减数分裂，在每只动物100个分裂期细胞的总样本中，精原细胞有丝分裂与第一次和第二次细胞减数分裂中期相比值，应当作为所有处理组及阴性对照动物细胞毒性的衡量指标。如果仅观察到有丝分裂，则有丝分裂指数应当由每只动物至少1000个细胞统计获得。

四、结果的处理与判定

（一）结果处理

每只实验动物的数据应以表格形式呈现。评估每只实验动物的纳入分析对象的中期相细胞数量、每个分裂中期相细胞的畸变数目。列出处理组和对照组中，染色单体和染色体的畸变应当分别记录根据亚型（断裂、交换等）分类后的数量和频率。裂隙的频率单独进行报告，但一般不计入总结构畸变频率。记录出现的多倍体细胞和内复制细胞发生率。实验动物毒性数据和临床症状也应当在结果中报告。

（二）结果判定与解释

至少应当分析三个剂量组，以便为剂量反应分析提供足够的数据。无需要对明确的阳性和阴性结果进行重复验证。

1. 阳性结果

如满足所有验收标准情况下，受试物被认为是明确的阳性，则要满足：

（1）至少一个处理组浓度较阴性对照表现出统计学上的显著增加；

（2）至少在一个采样时间，这种增加呈现剂量相关性；

（3）部分结果在可接受的阴性对照数据范围外，或在已有实验室历史阴性对照数据分布之外。

则受试物可以被认为具有在实验动物的精原细胞中诱导染色体畸变的潜力。选择的统计方法应当有相关文献支持。统计学检验应当使用实验动物作为实验单位。

2. 阴性结果

如满足所有验收标准情况下，受试物被认为是明确的阴性，则要满足：

（1）没有任何一个处理组浓度较阴性对照表现出统计学上的显著增加；

（2）未呈现剂量相关性；

（3）所有结果均可接受的阴性对照数据范围内，或在已有实验室历史阴性对照数据分布之内。

则受试物可以被认为不具有在实验动物的精原细胞中诱导染色体畸变的潜

力。选择的统计方法应当有相关文献支持。获得阴性结果的化学物，不能排除其可能在之后的发育期阶段诱导染色体畸变和基因突变的可能性。

3. 无法明确结果

无如无法得出明确的阴性或阳性结果，或是希望建立结果的生物相关性，则需要通过专家评审或是进一步的试验进行评估。例如，考虑是否获得的阳性结果在可接受的阴性对照数据范围外，或在实验室历史阴性对照数据之外。

极少情况时，即使进行进一步研究，所得到的所有数据排除得到阳性结果和阴性结果的结论，则受试物可以被认为是两种可能均可能出现。

4. 多倍体和内复制

多倍体细胞数量增加，表明受试物具有抑制有丝分裂进程和诱导染色体数目畸变的潜力。含内复制染色体的细胞数量增加，表明受试物具有抑制细胞周期进程的潜力，与抑制有丝分裂进程不同，这是一种诱导染色体数目改变的机制。因此，应单独记录所有细胞分裂中期相中多倍体和内复制中期相的发生率。

第四节　体外哺乳类细胞染色体畸变试验

一、实验目的

本试验目的是在体外培养的哺乳动物细胞中，鉴定导致染色体结构畸变的物质。结构畸变主要有两种类型，染色体畸变和染色单体畸变。体外染色体畸变试验可能会出现多倍体（核内复制）。虽然非整倍体诱发剂可以诱导产生多倍体，但仅多倍体这一项不能表明受试物具有诱发非整倍体的潜力，只能指示细胞周期紊乱和细胞毒性。本试验目的不在于评价非整倍性。若需检测非整倍性，更推荐使用体外微核试验。

染色体畸变是导致许多人类遗传病的原因。有确切证据表明，染色体损伤和相关事件导致体细胞的致癌基因和抑癌基因发生改变，从而诱导人类和实验动物的癌症。

二、实验原理

人源或其他哺乳动物源性细胞的培养，需要同时在有和无外源活化系统的情况下暴露于受试物，试验使用的细胞具有充足代谢活化能力的除外。培养细胞暴露于受试物后，经过预先确定的适宜间隔，加入细胞分裂中期阻滞剂（如，秋水仙胺或秋水仙碱），随后收获细胞、染色，显微镜下分析处于分裂中期的细胞中染色单体和染色体出现的畸变。

三、实验方法

（一）实验室能力验证

1. 能力要求

为了在进行常规试验之前积累足够的经验，实验室应当针对不同作用机制的推荐阳性物质和多种阴性对照物（如不同的溶剂等）进行一系列摸索试验。阳性对照和阴性对照的结果应当与文献所述一致。

阳性对照物的选择应当在缺乏代谢活化系统的条件下进行短期和长期处理，同时在含代谢活化系统的条件下进行短期处理，来显示致染色体断裂物质的能力和代谢活化系统的有效性。选择该阳性对照物的浓度范围，需要使染色体畸变的发生可复制且呈现剂量相关的增加，以此证明试验系统的灵敏度和动态范围。

2. 历史对照值

实验室应当建立历史阳性对照和历史阴性对照的范围和分布。首次获得历史阴性对照分布时，同期阴性对照应与已发表的阴性对照数据一致。随着更多实验数据纳入对照分布，同期阴性对照应当在该分布的95%控制限度之内为宜。实验室历史阴性对照数据库在最初建立时，最好由20次试验的数据组成，且这20次试验在具有可比性的试验条件下进行。至少也应当包含10次试验的数据。为了确定阳性对照和阴性对照数据的变化量和实验室方法的可控性，应当做好实验室的质量控制，例如绘制质量控制图等。

任何关于实验方案的调整，应当考虑将其与实验室已有历史对照数据库的一致性作为依据。任何主要矛盾的改变都应当建立一个属于该条件下的新的历史对照数据库。

阴性对照数据应当由单一培养或重复培养中，染色体畸变的细胞的发生率组成。同期阴性对照应当在实验室历史阴性对照数据分布的95%控制区间。同期阴性对照超出95%控制限度时，如果这些数据不是极端离群值，实验系统明显可控，且排除人为或技术上的失误，则会被纳入历史对照值。

（二）实验材料

1. 细胞

体外染色体畸变试验可以采用已建立的细胞系、细胞株或原代细胞培养。多种细胞系（如中国仓鼠卵巢细胞CHO、中国仓鼠肺细胞V79、中国仓鼠肺细胞CHL/IU、人成淋巴细胞TK6）和原代细胞培养（包括人和其他哺乳动物外周血淋巴细胞）均可用于试验。

选择本试验使用的细胞时，应考虑细胞在以往相关实验中的使用情况，培养时的生长能力、染色体核型的稳定性、染色体的数量、染色体形态的多样性、细胞自然发生染色体畸变的频率等因素。已建立的细胞系和细胞株应进行定期检查，以保证染色体数量的稳定。

使用原代细胞时，应考虑动物福利；使用人类器官的原代细胞培养时，应符合人类伦理原则和条例。

人外周血淋巴细胞应取自 18～35 周岁的青年，个体无已知疾病，近期未暴露于遗传毒性介质（如化学品、电离辐射），且不吸烟，否则可能增加染色体畸变的背景影响。要确保染色体畸变的背景影响低且一致。染色体畸变的基线发生率增加与年龄成正相关，且这一现象在女性中更加明显。若使用的细胞来自两人及以上捐献者的合并样本，则捐赠人数应当详细说明，并且解释细胞的分离过程。细胞培养处于细胞增长指数期或受到刺激而分离（淋巴细胞的原代培养）。由于细胞各阶段对于受试物的敏感性可能未知，因此应使细胞暴露于细胞周期的不同阶段。为了分离而需要有丝分裂介质刺激的原代细胞，通常在暴露于受试物期间不再同步（人淋巴细胞需要 48h 有丝分裂刺激）。不推荐使用处于处理期的同步化细胞，除非有相关的科学依据。

2. 媒介和培养条件

采用适宜的培养基和孵育条件（培养瓶或皿、5% CO_2 的湿润环境、孵育温度为 37℃）。对采用的细胞系进行染色体数目稳定性和无支原体污染的常规检查，如细胞被污染或出现染色体数目改变则不得使用。实验室使用的细胞系或原代培养细胞应当建立与公开发表的该细胞特性一致的正常细胞周期。

3. 培养准备

细胞系或细胞株：原种细胞传代，以一定密度接种到培养基中的悬浮或单层细胞以指数的速度生长直到收获。为保证细胞单层生长，应避免聚集。

淋巴细胞：为了使细胞在分裂初期暴露于受试物，抗凝剂处理的全血或分离的淋巴细胞应在促细胞分裂素（如植物血凝素）的环境下培养。同样的培养条件和受试物处理时，来自不同个体的淋巴细胞，可能会有不同的结果。因此，试验使用的淋巴细胞应当至少来自两个健康捐赠者。

4. 代谢活化系统

当所采用的细胞内源性代谢活化能力不足时，应当使用外源性代谢系统。非特殊情况，推荐使用最常用的代谢活化系统 S9。S9 是一种辅助因子增补后线粒体片段，由阿罗克洛 1254，或苯巴比妥和 β-萘黄酮混合物等诱导酶处理的啮齿类动物（通常为大鼠）的肝脏制得。使用的外源性代谢活化系统或代谢诱导剂类型和浓度的选择，可能因受试物的类型不同而受到影响。

代谢活化系统不能完全模拟哺乳类细胞体内的代谢活化和药代动力学条件。

应注意避免 pH 值和渗透压出现极端情况，否则可能会导致非受试物本身的致突变性造成的假阳性结果。

5. 受试物

处理细胞前，固体受试物应制成适宜的溶液并稀释。液体受试物应直接加入试验体系，需要稀释后加入的应当在开始试验前完成。检测气态或挥发性的受试物应适当调整操作流程，如在密封的培养瓶中进行处理。若无稳定性数据证明其储藏环境的可接受程度，应当在处理细胞前完成受试物的准备工作。

同一次试验，包括阴性对照和溶剂对照组在内的所有培养组（孔/皿/瓶）中，受试物加溶剂的体积应一致。S9 在试验终体系的浓度范围应当为体积分数 $\varphi=1\%\sim10\%$，代谢活化系统的条件取决于受试物的种类。某些情况下，使用两种或以上的 S9 浓度为宜。如果使用基因工程细胞系代替外源性代谢活化系统，应当经过科学论证。

6. 溶剂

选择溶剂时，应避免改变细胞生长状况。溶剂不得出现与受试物或培养基发生化学反应和削弱代谢活化系统等不利影响。选择受试物最佳溶解度的溶剂。优先考虑使用水溶剂或培养液，如已稳定建立的溶液：水、二甲基亚砜等。通常在最终处理体系中，有机溶剂不应超过体积分数 $\varphi=1\%$，水溶剂（如生理盐水、水）不应超过体积分数 $\varphi=10\%$。如需使用未稳定建立的溶液（如乙醇、丙酮），应当有文献研究表明该溶剂与受试物、试验体系的兼容性，且在所使用浓度下的该溶剂不具有遗传毒性。

检测在水中不稳定的物质时，所使用的有机溶剂应完全无水。可通过加入分子筛来去除溶剂中的水。

当缺乏支持数据时，应设置溶剂对照组来证实所使用的溶剂不具有毒性，且不会导致染色体断裂。

7. 其他试剂

细胞培养时，需用到实验细胞相应的基础培养液、胎牛血清、抗生素溶液（双抗）、胰蛋白酶等。

细胞处理和收获时，还需用到秋水仙胺或秋水仙碱、细胞固定液（甲醇：冰醋酸＝3：1。冰醋酸比例影响染色体分散情况，可适当调整）、染色液等。

（三）实验设计

1. 剂量与分组

（1）处理浓度选择　除溶剂对照和阳性对照外，至少应当设置三个符合适当的细胞毒性、细胞数量等验收标准的试验剂量。无论哪种类型的细胞，各试验剂量可设置单一处理或重复处理。以设置重复处理为宜，但单一处理和重复处理所得细胞具有相同的总数时，仅做单一处理也是可以接受的。评估超过三个剂量时，采用单一处理。在所给浓度单独重复处理所获得的结果，可以合并进行数据分析。受试物无细胞毒性或毒性极小时，通常约 2～3 倍的剂量区间为宜。存在细胞毒性时，试验剂量的选择应当涵盖产生细胞毒性（下一段描述），中等细胞毒性，极小或无细胞毒性。很多受试物具有急剧升降的浓度反映曲线。为了在较低和中等细胞毒性时获得数据，和详细研究剂量反应关系，设置更接近的剂量组或设置三个以上剂量组是十分必要的。尤其在必须进行重复实验时，则更为重要。

如根据细胞毒性设置最高剂量，则通过推荐细胞毒性参数（细胞相对增加数的减少、细胞的相对群体倍增数）计算，最高剂量应当达到（55±5)％细胞毒性；淋巴细胞原代培养的细胞有丝分裂指数，较阴性对照组减少（45±5)％。解释阳性结果时，应注意该现象是否只发生在这（55±5)％细胞毒性范围内。

收获细胞时，高剂量组应当表现出融合程度、细胞数量、平板效率的减少，减少程度至少为 50％。

对较难溶解的受试物进行试验时，无细胞毒性的浓度应低于最低不溶解浓度。最高浓度应当产生浑浊或肉眼可见沉淀，或在受试物处理终点利用倒置显微镜观察可见沉淀。虽然在高于最低不溶解浓度时出现细胞毒性，但由于沉淀可能对试验结果产生人为影响，故仅设置一个产生浑浊或肉眼可见沉淀的试验剂量为宜。美国食品药品监督管理局的红皮书 2000 建议，某些情况下（如仅在受试物不溶解的情况下才可观察到毒性时），最好设置一个及以上可见沉淀的试验剂量。在产生浑浊或肉眼可见沉淀的试验浓度，应当注意确保沉淀不干扰试验的正常进行。由于暴露于试验系统中的受试物溶解度，可能因细胞、S9、血清等的存在而发生改变，因此有必要在处理前和处理终点分别评估溶解度。在某些情况下，可以使用较低的化学浓度，并增加处理时间（无代谢激活系统），以便在受试物可溶的条件下进行检测。

如果没有观察到沉淀和细胞毒性，经济合作与发展组织（OECD）建议应当在 10mmol/L、2mg/mL 或 2μL/mL 中取最低的设置为最高剂量；美国食品药品监督管理局的红皮书 2000 则建议应当在 5μL/mL，5mg/mL，或 0.01mol/L 中取最低的设置为最高剂量。受试物成分不确定时，如未知物或成分可变的化学物、复杂反应的产物、生物材料（如 UVCBs）和环境提取物等，在缺乏充分的细胞毒性时，为了增加受试物中各组分的浓度，最高剂量可能需要设置得更高（如 5mg/mL)。

《食品安全国家标准　体外哺乳类细胞染色体畸变试验》（GB 15193.23—2014）规定的剂量和分组方法为：①取细胞存活率为 50％左右的浓度为最高剂

量组；②如果细胞毒性很低，以 10mmol/L（5mg/mL 或 5μL/mL）为最高剂量组，按倍数关系另设 3 个剂量组；③通常浓度间隔系数不大于$\sqrt{10}$。另设阴性对照组、阳性对照组和溶剂对照组（如有可能，建议用有丝分裂指数确定剂量）。

（2）对照　每次收集细胞时，应当将含或不含代谢活化系统的阴性对照组、溶剂对照组的样本与受试物组一并收集。

在所采用的试验方法和外源性代谢活化系统作用的条件下，需要实验室鉴定阳性对照导致染色体断裂的能力。表 6-6 列出部分常用的阳性对照物，也可以使用其他符合试验要求的阳性对照物替代。用于检测遗传毒性的体外哺乳动物细胞试验现已充分标准化，因此阳性对照的使用可能局限于一个需要代谢活化的染色体断裂剂。如果这种单一阳性对照与相同处理时间的无外源性代谢活化的试验结果相同，则可证实代谢活化系统的活性和试验系统的响应性。由于与使用代谢活化系统试验的处理时间不同，长时间处理（无 S9）应当设置单独的阳性对照。为了证实试验系统的敏感性，每个阳性对照应当设置一个或多个可检测到高于背景值且可重复的浓度，且反应不应被超过试验指南规定极限的细胞毒性影响。

表 6-6　部分常用阳性对照物

类别	物质名称	CAS 号
无需代谢活化系统即可产生作用的染色体断裂剂	甲磺酸甲酯	66-27-3
	丝裂霉素 C	50-07-7
	4-硝基喹啉-*N*-氧化物	56-57-5
	阿糖胞苷	147-94-4
需要代谢活化系统的染色体断裂剂	苯并[*a*]芘	50-32-8
	环磷酰胺	50-18-0

2. 实验步骤

（1）受试物处理　在有和无代谢活化系统的条件下，以受试物处理增殖的细胞。淋巴细胞的处理需要在促有丝分裂刺激 48h 后开始。如果采用重复培养，则包括阴性对照和溶剂对照在内的各试验浓度都应当设置重复培养。各重复培养间的最小差异可在历史对照范围内有所显示。各组只做单一培养也是符合试验要求的。

（2）细胞收获时间　有或无代谢活化系统的短期试验和长期试验，都应当在以下三个试验条件下进行。

① 细胞应在无代谢活下系统的条件下暴露于受试物 3～6h，在相当于 1.5 个正常细胞周期的处理时间时收集样本。

② 细胞应在有代谢活下系统的条件下暴露于受试物3～6h，在相当于1.5个正常细胞周期的处理时间时收集样本。

③ 细胞应在无代谢活下系统的条件下持续暴露于受试物，直到在相当于1.5个正常细胞周期的处理时间时收集样本。某些物质（如核苷类似物）在处理时间或采样时间长于1.5个正常细胞周期时，更容易被检测到。

如果上述任何一个试验条件导致了阳性反应，则没有必要再用其他的试验方案进行研究。

代谢活化后仍得到阴性结果时，需要补充试验进行验证。试验方案改变，如S9的来源或浓度改变时，应当考虑进行验证试验。

（3）染色体准备　同时在收集样本前1～3h，用秋水仙胺或秋水仙碱处理培养的细胞。细胞单独进行收集和后续处理，用于染色体的制备。染色体的制备包括低渗、固定和染色。对于单层细胞培养的细胞而言，处于有丝分裂期的细胞在3～6h处理后出现。由于这些分裂中期相细胞很容易分离，因此很容易在吸去含受试物的培养液时，随之丢失。如果与对照组相比，出现有丝分裂中的细胞数目大幅增加，表明可能发生有丝分裂的阻滞。离心收集这些细胞，在培养液中重悬。避免在收集样本时，损失有丝分裂的细胞和染色体畸变的细胞。

（4）分析　显微镜分析染色体畸变前，对包括阳性对照和阴性对照在内的所有标本片编号。由于固定时的操作经常导致部分分裂中期相细胞丢失染色体，故计数的细胞应当含有与原始核型±2数目相等的大量着丝粒。

OECD指南建议各试验浓度和对照组至少计300个分散良好的细胞分裂中期相细胞，美国食品药品监督管理局的红皮书2000建议至少计数200个，我国《食品安全国家标准　体外哺乳类细胞染色体畸变试验》（GB 15193.23—2014）建议至少计数100个。当观察到大量畸变时，计数还可适当减少。同一剂量组重复培养最终获得的中期相细胞，应当数量均衡地来自该剂量的每一个重复组（可以通过多个副孔获得300个细胞，但要保证每个副孔提供的细胞数量均衡）。各剂量组单一培养时，应当至少获得的300个分散良好的中期相细胞。计数的300个细胞可有效增加试验的统计功效，且几乎不会出现计数结果为零值的情况。观察到大量染色体畸变的细胞以及判定受试物为阳性时，分裂中期相的数目可能会减少。

应对存在裂隙和无裂隙的染色体结构畸变的细胞进行分别计数。注意区分断裂和裂隙。染色单体和染色体的畸变应当分别记录并进行亚型（断裂、交换等）的分类。实验时采用的步骤，应确保由经过良好训练和同行评议的人员来进行染色体畸变的分析为宜。

尽管本试验的目的在于检测结构上的染色体畸变，但应同时记录多倍体和内复制的出现频率。常见染色体畸变类型可参考附图6-1。

（四）检测项目或指标

1. 细胞数量

加入受试物处理前细胞的数量和收获时细胞的数量。

2. 细胞增殖、细胞毒性的测量

确定受试物最高剂量时，应当避免造成过高的细胞毒性、培养液中的沉淀，以及导致 pH 值或渗透压的改变等人为的阳性反应。如果在加入受试物时，导致培养液 pH 值发生显著变化，应当调整最终处理体系的 pH 值以避免人为阳性结果，保持适当的培养环境。

为了保证处理后获得足够的中期分裂相的细胞并保证处理所致的细胞毒性适度，应检测细胞增殖情况。应当在存在或不存在代谢活化系统的情况下，通过细胞死亡和生长的情况来证实细胞毒性。在预实验中进行细胞毒性的评价，可以更好地确定正式试验中所使用的剂量，但不强制要求进行预实验。不能用预实验中的细胞毒性测定代替正式试验中的细胞毒性测定。

细胞遗传试验中，通过计算相对群体倍增数（relative population doubling，RPD）和细胞相对增加数（relative increase in cell count，RICC）来评估细胞毒性。处理开始后，如果处理和收集细胞的时间长于 1.5 个正常细胞周期（如总共超过 3 个细胞周期），则 RPD 结果可能导致细胞毒性评价结果偏低。此时，RICC 可能是更适宜的评价手段。或者可以在 1.5 个正常细胞周期长度之后，使用 RPD 进行细胞毒性评估，获得有效评估结果。

$$\text{细胞相对增加数(RICC,\%)}=\frac{\text{处理组末期细胞浓度}-\text{种板细胞浓度}}{\text{对照组末期细胞浓度}-\text{种板细胞浓度}}\times 100\%$$

$$\text{相对群体倍增数(RPD,\%)}=\frac{\text{处理组群体倍增数}}{\text{对照组群体倍增数}}\times 100\%$$

淋巴细胞原代培养中，细胞有丝分裂指数（MI，mitotic index）是检测细胞毒性和抑制细胞生长因素的手段。该指数会因化学物处理后的时间长短，使用的促细胞分裂素种类以及可能发生的细胞周期中断而受到影响。由于其他细胞毒性检测方法可能存在繁琐、不符合实际操作以及可能无法应用于对植物血球凝集素的刺激产生反应的淋巴细胞目标群体等问题，现阶段细胞 MI 检测存在的问题是可以接受的。

$$\text{有丝分裂指数(MI,\%)}=\frac{\text{有丝分裂细胞数}}{\text{细胞总数}}\times 100\%$$

推荐使用针对细胞系的 RICC 和 RPD，以及针对于淋巴细胞原代培养的细胞 MI 来反映细胞毒性，但细胞完整性、凋亡、坏死以及细胞周期等指标也可以提供一些额外信息。

3. 其他可能作为结果的指标

（1）细胞周期长度、倍增时间、增殖指数。

（2）沉淀的标志和测定的时间。

（3）畸变的界定，包括裂隙。

（4）对照组和处理组的选中细胞数，染色体畸变细胞数和染色体畸变的类型。

（5）记录包含和不包含裂隙的数量。

（6）如果出现多倍体，应当记录其多倍性的改变。多倍体细胞和内复制的细胞应当分别记录。

（7）如果存在剂量反应关系，应当记录。

（8）同期阴性（溶剂）或阳性对照数据。

（9）历史阴性（溶剂）或阳性对照数据：范围、平均值、标准差、分布95%的控制限度以及样本量。

（10）统计分析。如存在 P 值，应标注。

（五）需要考虑的影响因素

（1）同期阴性对照结果，应当在实验室历史阴性对照范围内。

（2）同期阳性对照结果，应当与历史阳性对照数据库中的结果一致；且与同期阴性对照相比，具有统计学上的显著增加。

（3）应当满足溶剂对照中的细胞增殖标准。

（4）三种试验条件（有或没有代谢活化系统的短期试验和长期试验）下，均需开展试验。除非在某个试验条件下出现阳性结果。

（5）适当的细胞数量（至少300个分散良好的中期相细胞）和试验剂量（至少设置三个试验剂量）。

（6）符合相应的最高剂量选择标准。

四、结果的处理与判定

（一）结果处理

（1）所有数据应以表格形式呈现。

（2）评估染色体结构畸变的细胞百分比。将对照组和处理组的染色单体畸变和染色体畸变分成不同的亚型（断裂、互换），并分别列出其数量和频率。

（3）单独记录和报告裂隙，但不计入总畸变频率。如存在多倍体和内复制细胞，报告其百分比。

（4）记录所有处理组、阴性对照组和阳性对照组的细胞毒性。应当提供个体培养数据。

（二）结果判定与解释

1. 阳性结果

在符合实验质量要求情况下，判定受试物为明确阳性时需要满足以下所有条件：

（1）与同期阴性对照相比，至少一个处理组浓度的染色体结构畸变（含裂隙）细胞频率较同期阴性对照表现出统计学上的显著增加；

（2）经过适合的趋势测试评估，这种畸变的增加呈现剂量相关性；

（3）部分结果在历史阴性对照数据范围外（基于泊松分布的95%控制区间）。

染色体畸变试验的阳性结果表明：受试物在本实验体系中能够诱导受试哺乳类细胞染色体畸变。

2. 阴性结果

在符合实验质量要求情况下，判定受试物为明确阴性时需要同时满足以下条件：

（1）与同期阴性对照相比，没有任何一个试验浓度表现出统计学上的显著增加；

（2）经过适合的趋势测试评估，未呈现剂量相关性；

（3）所有结果均在历史阴性对照数据范围内。

染色体畸变试验的阴性结果表明：受试物在本实验体系中不会诱导哺乳动物细胞染色体畸变。

3. 无法明确结果

无需对以上条件得出的明确阳性或阴性结果进行验证试验。如无法得出满足上述条件的明确结果，或是希望建立检测结果的生物相关性，则需要通过专家评审或是进一步的试验进行评估。计数额外的细胞或在调整试验条件后进行重复试验，有助于得出明确试验结果。例如调整浓度间隔，或采取其他的代谢活化系统（如调整S9浓度）等。

极少情况时，即使进行进一步研究，所得到的所有数据排除得到阳性结果和阴性结果的结论，则受试物可以被认为是两种可能均可能出现。

4. 多倍体和内复制

多倍体细胞数量增加，表明受试物具有抑制有丝分裂进程和诱导染色体数量畸变的潜力。含核内复制的细胞数量增加，表明受试物具有抑制细胞周期进程的潜力。因此，应当分别记录多倍体细胞和含内复制染色体的细胞的发生率。

(三) 常见染色体畸变图片

1. 染色体数目异常

通过与试验采用的正常细胞染色体数目进行对比，发现处理后染色体数目的增加或减少（图 6-1）。

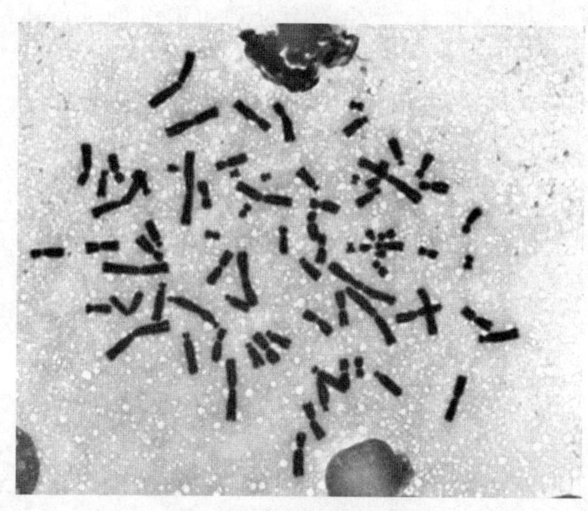

图 6-1 染色体数目异常

（1）非整倍体 具有异常数目的染色体，其染色体数目不完全是单倍体数目的倍数。

（2）多倍体 单倍体染色体的数目（n）的倍数大于 2，如出现 $3n$、$4n$ 等成倍增加的染色体数目。

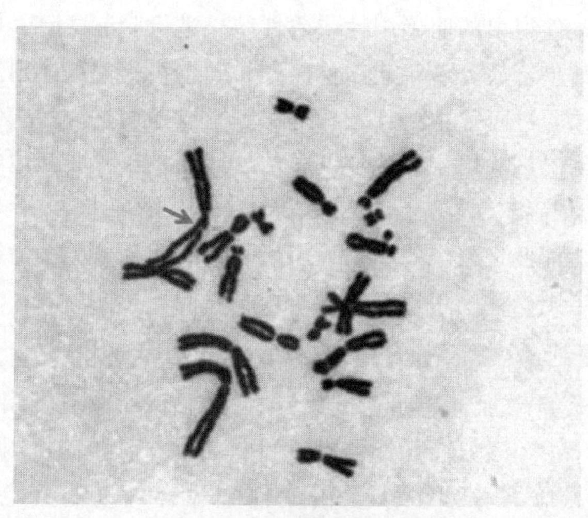

图 6-2 染色体裂隙

2. 染色体结构异常

利用显微镜观察到的处于细胞分裂中期的染色体结构改变，包括互换（染色体内互换和染色体之间互换）、缺失、断片等。

（1）裂隙　一个染色体或两个染色单体上，出现无染色质的区域宽度小于染色单体横截面的宽度。单独计数，但畸变率统计时不予计入（图 6-2）。

（2）断裂　断裂处宽度大于染色体横截面宽度，形成的无着丝粒断片留在原位或离开原位（图 6-3）。

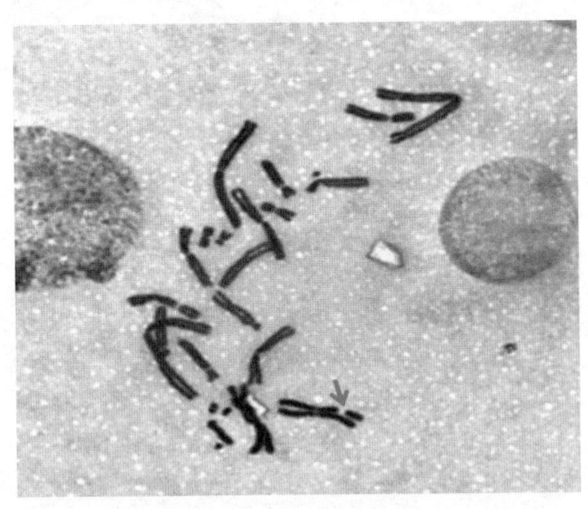

图 6-3　染色体断裂

（3）环　染色体两个臂断裂导致末端（包括端粒）缺失，中间部分重新连接成一个带有着丝点的圆形结构，断片连成无着丝点的环状（图 6-4）。

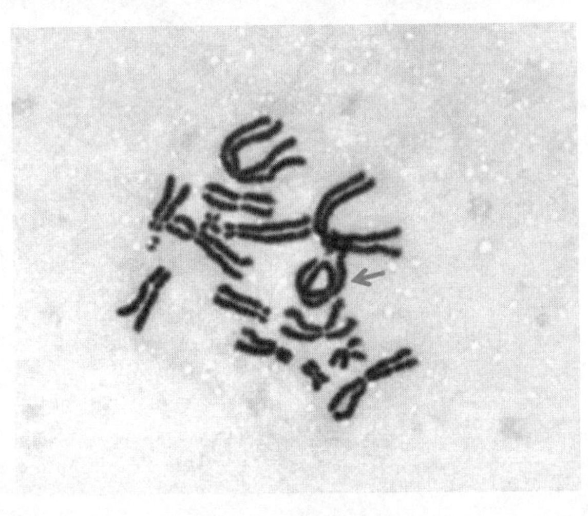

图 6-4　染色体成环

（4）互换（2 种）

① 染色体互换　双着丝粒、相互易位（图 6-5）。

② 染色单体互换　两个或多个染色体的单体间互换，可能出现三射体、四射体或多射体（图 6-6）。

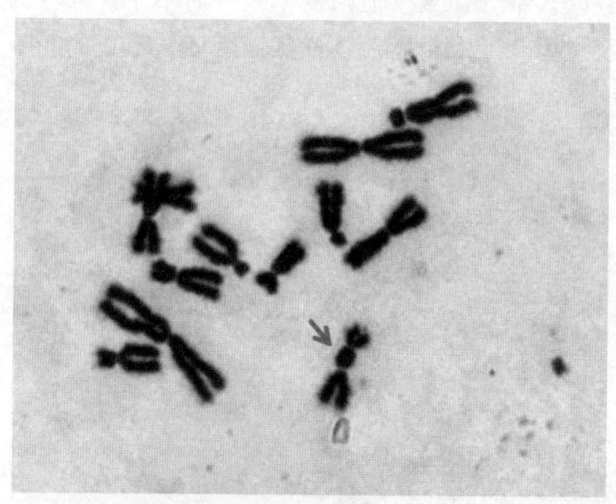

图 6-5　染色体互换

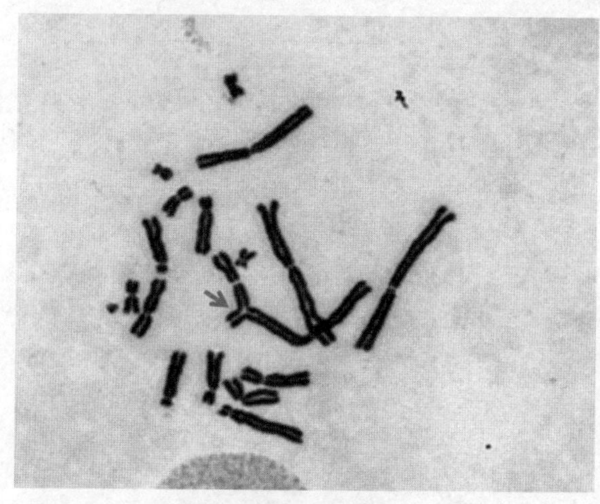

图 6-6　染色单体互换

参考文献

[1] OECD. Test No. 471：Bacterial Reverse Mutation Test，1997.

［2］ OECD. Test No. 473：In Vitro Mammalian Chromosomal Aberration Test，2016.

［3］ Toxicological Principles for the Safety Assessment of Food Ingredients Redbook 2000 Chapter IV. C. 1. b. In vitro Mammalian Chromosomal Aberration Test.

［4］ GB 15193—2014 食品安全国家标准　细菌回复突变试验.

［5］ GB 15193. 23—2014 食品安全国家标准　体外哺乳类细胞染色体畸变试验.

［6］《食品安全国家标准　食品安全性毒理学评价程序和方法》实施指南.

第七章
亚急性和亚慢性毒性试验方法

第一节 28d 经口毒性试验

一、实验目的和原理

确定实验动物连续 28d 经口重复接触受试物引起的毒性效应，了解受试物剂量-反应关系和毒作用靶器官，得出 28d 经口最小观察到有害作用剂量（LOAEL）和未观察到有害作用剂量（NOAEL），初步评价受试物的经口安全性，并为下一步较长期毒性和慢性毒性试验剂量、观察指标、毒性终点的选择提供依据。

二、实验方法

（一）实验材料

1. 实验动物

选择已有资料证明对受试物敏感的物种和品系。啮齿类实验动物首选大鼠，其他啮齿类动物（如小鼠）也可使用，但如选择大鼠外的啮齿类动物需提供详细的理由，如需进行内分泌干扰研究则必须使用大鼠。实验动物应尽量选择刚断乳幼鼠，最大不可超过 9 周龄。试验开始时实验动物体重差异不可超过平均体重的 ±20%，每组动物数不少于 10 只，雌雄各半；若计划进行试验中期观察或试验结束做恢复期观察，应增加动物数（对照组和高剂量组增加卫星组，每组 10 只，雌雄各半），恢复期至少 14d。

2. 动物准备

试验前实验动物应至少进行 5d 环境适应。

3. 动物饲养

动物房温度维持在 22℃±3℃，相对湿度维持在 50%～60%，房间保持 12h

明暗交替，试验期间动物自由饮水和摄食。同性别实验动物应以较少数量合笼喂养，每笼不超过5只，如有特殊要求可单笼喂养。

4. 受试物

受试物尽量使用原始样品，若不能使用原始样品时，可使用适当的溶剂使样品溶解或悬浮，溶剂首选水，其次为油（如玉米油）或其他溶剂。如使用水以外的溶剂，应充分了解所使用溶剂的毒性特征。试验前需确定受试物在溶剂中的稳定性。

（二）实验设计（分组、剂量、给样方式）

1. 分组

试验至少设3个剂量组及1个对照组，对照组为未处理组或溶剂对照组（如使用溶剂）。对照组除不给受试物外，其余处理均同受试物剂量组，溶剂对照组需给予最大体积的溶剂。

2. 剂量

原则上最高剂量组应可引起实验动物毒性效应，但不引起死亡或严重损伤，其他剂量以2～4倍递降，低剂量组不宜出现任何观察到的毒效应，且高于人的实际接触水平。试验剂量的设计可参考急性毒性LD_{50}剂量和人体实际摄入量进行：如果有数据提示无效应剂量可能为1000mg/(kg・g）时，可采用限量试验而无需采用三个剂量组。如数据较少无法确定剂量时，应采用剂量范围探索研究（使用相同品系及来源的实验动物）以帮助确定剂量。

我国《食品安全国家标准　28d经口毒性试验》（GB 15193.22—2014）要求：对于能求出LD_{50}的受试物，以LD_{50}的10%～25%作为最高剂量组，然后在此剂量下设几个剂量组，最低剂量组至少是人体预期摄入量的3倍；对于求不出LD_{50}的受试物，试验剂量应尽可能涵盖人体预期摄入量100倍的剂量，在不影响动物摄食及营养平衡前提下应尽量提高高剂量组的剂量；对于人体拟摄入量较大的受试物，高剂量组亦可以按最大给予量设计。

3. 给样方式

受试物可通过灌胃、掺入饲料或溶入饮用水给予。给予方式取决于试验目的及受试物的物理、化学性质及毒物动力学特性。

（三）实验步骤

1. 受试物给予

试验中应每周7d连续给予受试物28d。灌胃给予受试物时最高灌胃量取决于试验动物体重，一般不超过1mL/100g BW，在以水为溶剂时最高灌胃量可用2mL/100g BW。除具有刺激性或腐蚀性的受试物在高浓度可引起不良反应外，应尽量调整浓度使所有剂量组均为相同的最低灌胃体积。

掺入饲料或饮用水给予受试物时应确保适口性以避免影响营养或水平衡。掺入饲料时可使用恒定的膳食浓度（mg/kg）或根据动物体重调整饲料配方以使实验动物摄取定量的受试物［如 mg/(kg·d)］。我国《食品安全国家标准 28d 经口毒性试验》（GB 15193.22—2014）要求受试物掺入饲料浓度一般小于质量分数 5%，最大不超过 10%且须以甲基纤维素等对照溶剂平衡各组营养素水平。如通过灌胃应在每天固定时间给予，并根据体重调整灌胃体积以保证实验动物基于体重维持稳定的灌胃量。

2. 一般临床观察

观察期限为 28d，若设恢复期观察，卫星组动物应在停止给予受试物后继续观察至少 14d 以确定受试物毒性的可逆性、持续性和迟发效应。试验期间至少每天观察一次动物的一般临床表现，每天固定观察时间。应在每天早晚各记录一次实验动物的健康状况，中毒体征、程度和持续时间及死亡情况。

试验前及试验开始后每周应对动物进行详细的临床观察，观察内容包括但不限于被毛、皮肤、眼、黏膜、分泌物、排泄物、呼吸系统、神经系统、自主活动（如流泪、竖毛反应、瞳孔大小、异常呼吸）及行为表现（如步态、姿势、对处理的反应、有无强直性或阵挛性活动、刻板反应、反常行为等）。对体质弱的动物应隔离，濒死和死亡动物应及时解剖。

3. 感官反应

试验第四周需对试验动物进行感官反应检测。观察实验动物对不同类型的刺激（如听觉、视觉及本体感受刺激）的反应，评估实验动物握力及肌动活动。

4. 体重及进食/水量

每周记录体重及进食量，如受试物经饮水给予，应至少每周记录进水量。

5. 血液学检查

大鼠试验中期（卫星组）、试验结束、恢复期结束（卫星组）进行血液学指标测定。检测指标包括：红细胞压积、血红蛋白浓度、红细胞计数、网织红细胞计数、白细胞计数及分类、血小板计数、凝血酶原时间及活化部分凝血活酶时间。

6. 血生化学检查

大鼠试验中期（卫星组）、试验结束、恢复期结束（卫星组）进行血液生化指标测定，应空腹采血。检测指标包括：钠、钾、血糖、总胆固醇、尿素、肌酸酐、总蛋白及白蛋白，两种以上指示肝功能的酶（如丙氨酸氨基转移酶、天冬氨酸氨基转移酶、碱性磷酸酶、γ-谷氨酰转肽酶及山梨醇脱氢酶）。检测额外的酶

（肝脏或其他器官）及胆汁酸、胆红素也可提供有用的信息。

7. 尿液检查

试验最后一周应进行尿液检查，检查项目包括外观、尿蛋白、密度、pH、葡萄糖及潜血等。若预期有毒性反应指征，应增加尿液检查的有关项目如尿沉淀镜检、细胞分析等。

8. 大体解剖

试验结束、恢复期结束时必须对所有动物进行大体检查，包括体表、颅、胸、腹及其脏器，并称脑、心脏、胸腺、肾上腺、肝、肾、脾、睾丸、附睾、子宫、卵巢的绝对重量，前列腺、精囊及凝固腺作为一个整体称取重量，计算相对重量（脏/体比值和（或）脏/脑比值）。由于甲状腺极易被破坏其称量过程需非常小心以免影响组织病理学结果，因此推荐固定后再称量甲状腺重量。

9. 组织病理学检查

可以先对最高剂量组和对照组动物进行组织病理学检查，发现病变后再对较低剂量组相应器官进行检查。检查组织器官包括：脑、甲状腺、胸腺、心脏、肝、脾、肾、肾上腺、胃、十二指肠、结肠、胰、肠系膜淋巴结、卵巢、睾丸、膀胱。必要时可加测脊髓（颈、胸、腰）、垂体、食道、空肠、回肠、直肠、唾液腺、颈淋巴结、气管、肺、动脉、子宫、乳腺、附睾、前列腺、骨和骨髓、坐骨神经和肌肉、皮肤、眼球等组织器官。此外应对肉眼可见的病变或可疑病变组织进行组织病理学检查。

三、结果评价

应将临床观察、生长发育情况、血液学检查、血生化检查、大体解剖、脏器重量和脏/体比值和（或）脏/脑比值、组织病理学检查等各项结果，结合统计结果进行综合分析，判断受试物毒作用特点、程度、靶器官、剂量-效应关系，如设有恢复期卫星组，还可判断受试物毒作用的可逆性。在综合分析的基础上得出28d经口毒性的LOAEL和（或）NOAEL。初步评价受试物经口的安全性，并为进一步的毒性试验提供依据。

四、报告

（一）实验材料

包括物理性质、纯度、物化特性及识别数据。

（二）溶剂

如溶剂选择不为水需说明理由。

（三）实验动物

应说明实验动物物种、品系、数量、年龄、性别、来源、饲养条件及饮食等。此外应记录试验开始时动物体重，如未选择大鼠需说明理由。

（四）实验条件

包括剂量选择的依据，受试物配方/膳食准备、终浓度、稳定性及同质性的详细描述。此外还应包括给样方式、膳食及饮水质量的详细情况。如可行应将饮食/水中的受试物浓度（mg/kg）转换为动物的实际摄入量［mg/(kg·d)］。

（五）结果

（1）体重/体重改变。

（2）进食量及进水量。

（3）按性别及剂量水平记录的毒性反应数据，包括毒性症状。

（4）临床观察指标的性质、严重性及持续时间（是否可逆）。

（5）感官活动、握力及肌动活动评价。

（6）血液学检测。

（7）血生化检测。

（8）动物体重及脏器重量。

（9）尸体解剖结果。

（10）组织病理学检测结果。

（11）吸收数据（如可获得）。

（12）实验数据统计分析结果。

（六）结果的讨论

（七）结论

第二节　90d经口毒性试验

一、实验目的和原理

在评价受试物的毒性特征时，如已从急性毒性或28d经口毒性试验中获得了初步的毒性信息，可继续进行亚慢性经口毒性试验。90d经口喂养试验可提供包括实验动物断乳后成熟至成年期之间长时间重复经口暴露是否会引起健康危害的有关信息。通过90d经口毒性试验可获取主要毒性效应，毒效应靶器官，受试物蓄积性等信息，并得出未观察到有害作用水平（NOAEL）。NOAEL可进一步用于帮助确定慢性毒性实验的剂量或建立人群暴露的安全规范。此外该实验确定的剂量反应关系数据可用作模型化测量方法（如基准剂量法）进行危险性评价时起点的选择依据。

二、实验方法

（一）实验材料

1. 实验动物

实验动物首选大鼠，其他啮齿类动物（如小鼠）也可使用，但如选择大鼠外的啮齿类动物需提供详细的理由。实验动物应尽量选择刚断乳幼鼠，最大不可超过 9 周龄。试验开始时实验动物体重差异不可超过平均体重的±20%，每组动物数不少于 20 只，雌雄各半，若计划进行试验中期观察或试验结束做恢复期观察，应增加动物数（对照组和高剂量组增加卫星组，每组 10 只，雌雄各半）。

2. 动物准备

试验前实验动物应至少进行 5d 环境适应。

3. 动物饲养

动物房温度维持在 22℃±3℃，相对湿度维持在 50%～60%，房间保持 12h 明暗交替，试验期间动物自由饮水和摄食。同性别实验动物应以较少数量合笼喂养，尽量避免单笼喂养。

4. 受试物

受试物尽量使用原始样品，若不能使用原始样品时，可使用适当的溶剂使样品溶解或悬浮，溶剂首选水，其次为油（如玉米油）或其他溶剂。如使用水以外的溶剂，应充分了解所使用溶剂的毒性特征。试验前需确定受试物在溶剂中的同质性及稳定性。

（二）实验设计

1. 分组

试验至少设 3 个剂量组及 1 个对照组，对照组为未处理组或溶剂对照组（如使用溶剂）。对照组除不给受试物外，其余处理均同受试物剂量组，溶剂对照组需给予最大体积的溶剂。如受试物通过饲料摄入且会引起进食量降低，可设置配对饲养对照组以帮助区分进食量降低由受试物适口性或毒性引起。

2. 剂量

原则上最高剂量组应可引起实验动物毒性效应，但不引起死亡或严重损伤，其他剂量以 2～4 倍递降，并可在最低剂量组得到 NOAEL。试验剂量的设计可参考急性毒性 LD_{50} 剂量、28d 经口毒性试验剂量和人体推荐摄入量进行。如受试物在至少 1000mg/kg BW 剂量时未产生有害效应且化学物结构分析数据显示受试物不会产生毒效应，则可采用限量试验而不需要设置 3 个剂量组。当人群暴露数据显示需要对更高剂量进行试验时不采用限量试验。

我国《食品安全国家标准 90d 经口毒性试验》(GB 15193.13—2014) 要求：对于能求出 LD_{50} 的受试物，以 LD_{50} 的 5%～15%作为最高剂量组，然后在此剂量下设几个剂量组，最低剂量组至少是人体预期摄入量的 3 倍；对于求不出 LD_{50} 的受试物，试验剂量应尽可能涵盖人体预期摄入量 100 倍的剂量，在不影响动物摄食及营养平衡前提下应尽量提高高剂量组的剂量；对于人体拟摄入量较大的受试物，高剂量组亦可以按最大给予量设计。

3. 给样方式

受试物可通过灌胃、掺入饲料或溶入饮用水给予。给予方式取决于试验目的及受试物的物理/化学性质。

我国《食品安全国家标准 28d 经口毒性试验》(GB 15193.22—2014) 要求受试物掺入饲料浓度一般小于质量分数 5%，最大不超过 10%且须以甲基纤维素等对照溶剂平衡各组营养素水平。如通过灌胃应在每天固定时间给样，并根据体重调整灌胃体积以保证实验动物基于体重维持稳定的给样量。

(三) 实验步骤

1. 受试物给予

试验中应每周 7d 连续给予受试物至少 90d。灌胃给予时最高灌胃量取决于试验动物体重，一般不超过 1mL/100g BW，在以水为溶剂时最高灌胃量可用 2mL/100g BW。除具有刺激性或腐蚀性的受试物在高浓度可引起不良反应外，应尽量调整浓度使所有剂量组均为相同的最低灌胃体积。

掺入饲料或饮用水给予受试物时应确保适口性以避免影响营养或水平衡。掺入饲料时可使用恒定的膳食浓度 (mg/kg) 或根据动物体重调整饲料配方以使实验动物摄取定量的受试物 [如 mg/(kg·d)]。如通过灌胃应在每天固定时间给样，并根据体重调整灌胃体积以保证实验动物基于体重维持稳定的灌胃量。

2. 一般临床观察

观察期限为 90d，若设恢复期观察，卫星组动物应在停止给予受试物后继续观察一定的时间以确定受试物毒性的可逆性、持续性和迟发效应。试验期间至少每天观察一次动物的一般临床表现，每天固定观察时间。应在每天早晚各记录一次实验动物的健康状况，中毒体征、程度和持续时间及死亡情况。

试验前及试验开始后每周应对动物进行详细的临床观察，观察内容包括但不限于被毛、皮肤、眼、黏膜、分泌物、排泄物、呼吸系统、神经系统、自主活动

（如流泪、竖毛反应、瞳孔大小、异常呼吸）及行为表现（如步态、姿势、对处理的反应、有无强直性或阵挛性活动、刻板反应、反常行为等）。对体质弱的动物应隔离，濒死和死亡动物应及时解剖。

3. 眼科检查

试验前及试验结束时使用检眼镜或相似设备进行眼科检查，应至少对高剂量组和对照组进行眼部检查，若发现高剂量组动物有眼部变化，则对所有动物进行检查。

4. 感官反应

试验末期（不早于试验第 11 周）需对试验动物进行感官反应检测。观察实验动物对不同类型的刺激（如听觉、视觉及本体感受刺激）的反应，评估实验动物握力及肌动活动。

5. 体重及进食/水量

每周记录体重及进食量，如受试物经饮水给予，应至少每周记录进水量。

6. 血液学检查

大鼠试验中期（卫星组）、试验结束、恢复期结束（卫星组）进行血液学指标测定。检测指标包括：红细胞压积、血红蛋白浓度、红细胞计数、网织红细胞计数、白细胞计数及分类、血小板计数、凝血酶原时间及活化部分凝血活酶时间。

7. 血生化学检查

大鼠试验中期（卫星组）、试验结束、恢复期结束（卫星组）进行血液生化指标测定，建议采血前进行夜间禁食（overnight fasting）。检测指标包括：钠、钾、血糖、总胆固醇、HDL、LDL、尿素、血尿素氮、肌酸酐、总蛋白及白蛋白，两种以上指示肝功能的酶（如丙氨酸转氨酶、天冬氨酸转氨酶、碱性磷酸酶、γ-谷氨酰转肽酶及山梨醇脱氢酶）。检测额外的酶（肝脏或其他器官）及胆汁酸、胆红素也可提供有用的信息。如受试物已知或可能对相关代谢谱产生影响时还应对钙、磷、空腹甘油三酯、特定激素、高铁血红蛋白及胆碱酯酶等指标。

8. 内分泌

试验结束时应检测各剂量组、卫星组及恢复组实验动物血清总 T4、T3 及 TSH。此外可根据试验要求检测其他激素，如睾酮、雌甾二醇、促滤泡激素、促黄体激素等。

应注意昼夜激素浓度变化、发情周期、实验动物情绪紧张及试剂盒标准曲线等因素均可对激素浓度检测结果产生影响。

9. 尿液检查

试验最后一周应进行尿液检查，检查项目包括外观、尿蛋白、密度、pH、葡萄糖及潜血等。若预期有毒性反应指征，应增加尿液检查的有关项目如尿沉淀镜检、细胞分析等。

10. 病理学

试验结束时应记录雄性动物睾丸及附睾重量，每只实验动物至少应取一侧附睾供组织病理学检查，另一侧附睾可用作精子相关指标检测。

11. 大体解剖

试验结束、恢复期结束时必须对所有动物进行大体检查，包括体表、颅、胸、腹及其脏器，并称脑、心脏、胸腺、肾上腺、肝、肾、脾、睾丸、附睾、子宫、卵巢的绝对重量，前列腺、精囊及凝固腺作为一个整体称取重量，脑垂体应在取出后迅速称重，计算相对重量［脏/体比值和（或）脏/脑比值］。由于甲状腺极易被破坏其称量过程需非常小心以免影响组织病理学结果，因此推荐固定后再称量甲状腺重量。

12. 组织病理学检查

可以先对最高剂量组和对照组动物进行组织病理学检查，发现病变后再对较低剂量组相应器官进行检查。检查组织器官包括：脑、垂体、甲状腺、胸腺、肺、心脏、肝、脾、肾、肾上腺、胃、十二指肠、空肠、回肠、结肠、直肠、胰、肠系膜淋巴结、卵巢、子宫、睾丸、附睾、前列腺、膀胱等。必要时可加测脊髓（颈、胸、腰）、食道、唾液腺、颈淋巴结、气管、动脉、精囊腺和凝固腺、子宫颈、阴道、乳腺、骨和骨髓、坐骨神经和肌肉、皮肤、眼球等组织器官。此外应对肉眼可见的病变或可疑病变组织进行组织病理学检查。

三、结果评价

应将临床观察、生长发育情况、血液学检查、尿液检查、血生化检查、大体解剖、脏器重量和脏/体比值和（或）脏/脑比值、组织病理学检查等各项结果，结合统计结果进行综合分析，判断受试物毒作用特点、程度、靶器官、剂量-效应关系，如设有恢复期卫星组，还可判断受试物毒作用的可逆性。在综合分析的基础上得出 90d 经口毒性的 LOAEL 和（或）NOAEL，为慢性毒性试验的剂量、观察指标的选择提供依据。

对照组实验结果应与实验室历史对照进行对比以保证实验质量，历史对照数据应考虑到不同大鼠品系间的差异。

四、报告

（一）受试物

化学物鉴定，如 IUPCA 或 CAS 名称，CAS 登记号，SMILES 或 InChI 编号，分子式和/或其他标识；来源、批号、使用期限（如可获得）；化学物稳定性；物理性质、理化性质；CAS 号鉴定；纯度。

1. 单一成分物质

物理性质、水溶性及其他理化性质。

2. 多成分物质，UVBCs 及混合物

各成分含量及相关理化性质。

3. 溶剂

如未选择水需说明理由。

（二）实验动物

（1）种属及品系。

（2）动物数量、年龄及性别。

（3）来源、饲养条件及饮食。

（4）试验开始时动物体重。

（5）如未选择大鼠需说明理由。

（三）实验条件

（1）剂量选择的依据。

（2）受试物配方/膳食准备、终浓度、稳定性及同质性的详细描述。

（3）如可行应将饮食/水中的受试物浓度（mg/kg）转换为动物的实际摄入量［mg/(kg・d)］。

（4）给样方式、膳食及饮水质量的详细情况。

（四）结果

（1）体重/体重改变。

（2）进食量及进水量。

（3）按性别及剂量水平记录的毒性反应数据，包括毒性症状。

（4）临床观察指标的性质、严重性及持续时间（是否可逆）。

（5）眼科检查结果。

（6）感官活动、握力及肌动活动评价。

（7）血液学检测。

（8）血生化检测。

(9) 循环甲状腺激素(T3、T4、TSH,必选)。

(10) 其他激素(可选)。

(11) 激素检测方法(实验类型、供应商、实验操作规程等)。

(12) 动物体重、脏器重量及脏体比。

(13) 尸体解剖结果。

(14) 宫颈细胞学。

(15) 组织病理学检测结果。

(16) 附睾尾总精子数、进行性活动精子百分比、形态正常精子百分比及异常精子百分比(可选)。

(17) 吸收数据(如ADME或TK信息)。

(18) 实验数据统计分析结果。

(19) 实验过程中处死的动物应说明理由。

(20) 实验过程中死亡的动物应尽可能报告死亡原因。

(五) 结果的讨论

(六) 结论

参考文献

[1] OECD. Test No. 407: Repeated Dose 28-d Oral Toxicity Study in Rodents, 2008.

[2] GB 15193. 22—2014 食品安全国家标准 28d经口毒性试验.

[3] OECD. Test No. 408: Repeated Dose 90-d Oral Toxicity Study in Rodents, 2018.

[4] GB 15193. 13—2014 食品安全国家标准 90d经口毒性试验.

第八章
生殖和发育毒性试验方法

第一节　生殖毒性试验

一、实验目的

生殖毒性是指对雄性和雌性生殖功能或能力的损害和对后代的有害影响。生殖毒性试验是用于评价受试物的生殖毒性作用，提供关于受试物对雌性和雄性动物生殖系统的整个生殖功能和行为作用的一般性资料，如性腺功能、发情周期、交配行为、妊娠、分娩、哺乳和断乳以及子代的生长发育等，也可提供有关受试物发育毒性的初步资料，如出生缺陷、死亡和畸形等，为下一步的毒性试验提供参考。

二、实验原理

亲代（P）雌鼠应从生长期开始给予受试物并持续几个完整的动情期再交配。P代雄鼠要在生长期给予受试物且至少要覆盖一个完整的生精周期（小鼠约56d，大鼠70d）以诱发对生精过程的有害作用，可通过测定一些精子参数（例如精子形态和精子活力）和组织制品及详细的组织病理学检查来检测受试物对精子的影响。如果可从已完成的试验期足够长（例如90d）的重复给予受试物试验中获得精子的相关数据，本试验则不再需要评价P代雄鼠，但为了以后进行的评价，建议保存其精子样品和记录数据。雌、雄鼠在交配期继续给予受试物。P代雌鼠在妊娠期也要继续给予受试物并持续到其子代断乳。子代在断乳后要继续给予受试物，并持续到其子代出生，直至子代断乳。应对所有动物进行临床观察毒性症状和病理学检查，特别注意雌、雄动物生殖系统整体功能状态和表现，及对子代生长发育的影响。

三、实验方法

（一）实验动物

1. 种属和动物准备

（1）种属　首选大鼠。如用别的品系，则应给出适当的理由并做一些必要的改进。但不应使用低生育率或已知具有高发育缺陷率的品系。试验开始前，应尽可能降低试验动物间的体重变异使之不超过相同性别平均体重的20%。

（2）动物准备　选择年轻、健康、没有接受过其他试验的动物。试验前适应实验室环境至少5d。试验动物应标明种属、品系、来源、性别、体重和（或）周龄。试验之前应明确所用动物的亲属关系以避免发生同胞交配。应将动物随机分为对照组和剂量组（推荐按体重进行随机分组）。笼具放置位置也应尽可能避免由于安放位置不同而对试验造成影响。每个动物都要有单独唯一的标记。P代动物应在开始给予受试物前完成。子代则在动物断乳并选择用于交配前完成。所有被选的子代 F_1 动物，要记录和保存其窝别来源的信息。当仔鼠需要称重或进行某检查时，出生后应尽可能早地标上唯一的记号。P代动物应从断乳后5～9w开始给予受试物。所有剂量组动物应尽可能是相近的体重和周龄。

2. 动物性别和数量

雄性和雌性动物通常按1∶1或1∶2比例合笼交配，每个组至少获得20只孕鼠，以评价受试物对动物繁殖过程的影响，包括对亲代动物繁殖能力、怀孕妊娠行为和哺育过程的影响，对子代生长发育的影响。

3. 饲养条件

妊娠动物应单笼饲养。

实验动物房内的温度应为22℃±3℃，相对湿度为30%～70%。12h光照，12h黑暗。实验期间自由饮水和摄食。动物的饮食应满足所有的营养需求，以支持所用动物的妊娠期和哺乳期。

（二）实验设计

1. 剂量

（1）剂量设计　最少应设三个剂量组和一个对照组。除非受到理化特性和生物效应的限制，所选的最高剂量应该引起毒性但不导致亲代动物死亡和承受严重痛苦。试验中，如果出现死亡，P代动物死亡率应控制在10%以下。剂量组间应设计递减的剂量水平，或以接近检测限的剂量进行试验，以便测定基准剂量(BMD)。递减组间距通常选择2～4倍，如果要设置第4个剂量组，该剂量组的组距可以很大（例如超过10倍）。在喂饲试验中，剂量组的间距不能超过3倍。剂量的选择要考虑到已有的资料（包括受试物或相关物质的代谢和动力学方面的资料），尤其是重复给予受试物的试验资料。

对照组不给予任何处理。如果使用了溶剂，需设溶剂对照组。对照组除不给予受试物外，应与剂量组动物处理方式相同，并给予所用的最大的溶剂量。如果受试物是通过喂饲给予并可能导致摄入量或食物利用率降低，就有必要设立一个饲料配对对照组。但如果有为评价食物摄入减少对生殖参数影响的对照研究，可以不设饲料配对对照组。

（2）限量试验 如果遵循本试验设计，其中至少一个剂量水平高于1000mg/(kg·d)，或通过饲料和饮水给予受试物所接触剂量相当于该剂量时，没有可观察到的毒性效应，且基于结构和（或）代谢的相关化合物的数据表明没有毒性，就没有必要进行几个剂量的完整试验。当人类暴露资料显示需要更高的经口给予受试物剂量时，则不可使用限量试验。

2. 受试物给予方式

受试物可通过饲料、饮水或灌胃的方式给予。在整个研究过程中，所有动物都应使用相同的给予途径。

受试物灌胃给予时，要将受试物溶解或悬浮于合适的溶剂中，首选溶剂为水，不溶于水的受试物可使用植物油（如橄榄油、玉米油等），不溶于水或油的受试物可使用羧甲基纤维素、淀粉等配成混悬液或糊状物等。受试物应新鲜配制，有资料表明其溶液或混悬液储存稳定者除外。应每日在同一时间灌胃1次，每周称体重2次，根据体重调整灌胃体积。灌胃体积一般不超过10mL/kg体重，如为水溶液时，最大灌胃体积可达20mL/kg体重；如为油性液体，灌胃体积应不超过4mL/kg体重；各组灌胃体积一致。

受试物掺入饲料或饮水给予时，要将受试物与饲料（或饮水）充分混匀并保证该受试物配制的稳定性和均一性，以不影响动物摄食、营养平衡和饮水量为原则，受试物掺入饲料比例一般小于质量分数的5%，若超过5%时（最大不应超过10%），可调整对照组饲料营养素水平（若受试物无热量或营养成分，且添加比例大于5%时，对照组饲料应填充甲基纤维素等，掺入量等同高剂量），使其与剂量组饲料营养素水平保持一致，同时增设未处理对照组；也可视受试物热量或营养成分的状况调整剂量组饲料营养素水平，使其与对照组饲料营养素水平保持一致。受试物剂量单位是每千克体重所摄入受试物的毫克（或克）数，即mg/kg体重（或g/kg体重），当受试物掺入饲料其剂量单位也可表示为mg/kg（或g/kg）饲料，掺入饮水则表示为mg/mL水。受试物掺入饲料时，需将受试物剂量（mg/kg BW）按动物每100g体重的摄食量折算为受试物饲料浓度（mg/kg饲料）。

3. 周期

在整个研究过程中试验动物应暴露于受试物。为了检测受试物对精子的不良影响，P代雄鼠交配前受试物给予时长应涵盖至少一个完整的生精周期（至少10w）。P代雌鼠在交配前，与雄鼠暴露时间相同（至少10w），受试物给予持续至F_{1a}代动物断乳。幼仔（通常是F_{1a}和F_{2a}）断乳后持续给予受试物至处死。如果进行三代繁殖试验，F_3 代动物也应该持续给予受试物至处死。

4. 交配

每次交配时，每只雌鼠应与从同一剂量组随机选择的单个雄鼠同笼（1∶1交配），直到交配成功，或者经过 3 个发情期或 2w。交配成功后应将雌、雄鼠分开，如果经过 3 个发情期或 2w 还未交配成功也应将雌雄鼠分开，不再继续同笼。配对同笼的雌雄鼠应做标记。所有雌鼠在交配期应每天检查精子或阴栓，直到证明交配成功为止。查到精子或阴栓的当天为受孕 0d。已受孕的雌鼠应放入繁殖笼中，单笼喂养。孕鼠临产时应提供筑巢的垫料。

子代交配时，要在断乳时从同一窝里至少挑出雌、雄鼠各 1 只，并和同剂量组但不同窝的异性动物进行交配。如果各窝间的动物在体重和外表上没有显著性差异，应按随机原则从窝里选出动物。如果有显著性差异，就要从每窝里选出最具代表性的动物。从实用性讲，最好是按体重来选择，不推荐以表观特征进行选择。子代只有性成熟后，才能进行交配。

应对未交配成功的动物进行评价，以确定不孕或不育的原因。可行的方法有：与其他证实的雄鼠或雌鼠进行交配，显微镜检查生殖器官，检查动情周期或精子形成。

有时，首次交配时窝的大小出现与处理相关的改变，以及不能确定的影响，建议让亲代 P 或子代 F_1 动物进行二次交配以繁殖出第二窝后代。方法是将没有繁殖出后代的雌鼠或雄鼠与证实具有生育能力的异性鼠进行二次交配。如果亲代 P 或子代 F_1 进行第二窝的繁殖，就要在上一窝断乳后约 1w 再进行二次交配。

5. 仔鼠数量的标准化

将每窝仔鼠于出生后第 4 日调整至相同数量（每窝 8～10 只），尽量做到每窝内雌、雄数量相等；也可以窝内雌、雄数量不等，但各窝之间两性别的鼠数应分别相同。原窝中多余的鼠应随机取出，不应按体重选择。

6. 一代、两代和三代生殖毒性试验法

（1）一代生殖毒性试验法　一代生殖毒性试验示意图（图 8-1）。

（2）两代生殖毒性试验法　两代生殖毒性试验示意图（图 8-2）。

（3）三代生殖毒性试验法　三代生殖毒性试验法示意图（图 8-3）。

如果在两代生殖毒性研究期间，观察到受试物对子代有明显的生殖、形态和/或毒性效应，则该研究可以延长至第三代以确定该物质的累积效应。交配动物的选择、交配繁殖新一代的程序同第一代相同。从 F_{2a} 窝仔中随机配对的动物交配繁殖第三代。F_{3a} 动物应给予受试物至断乳，进行尸体剖检或用于更长期毒性研究。

雄鼠(20只或10只)
F0
雌鼠(20只)断乳后，喂含受试物饲料3个月
2w
交配
F0雌鼠(8～9只)分娩
F0雌鼠(8～9只)20d产前检查畸胎
3w
断乳，每窝仔鼠一分为二(处死母鼠)
F1a给受试物
F1a不给受试物
60～90d观察仔鼠的各项指标后处死

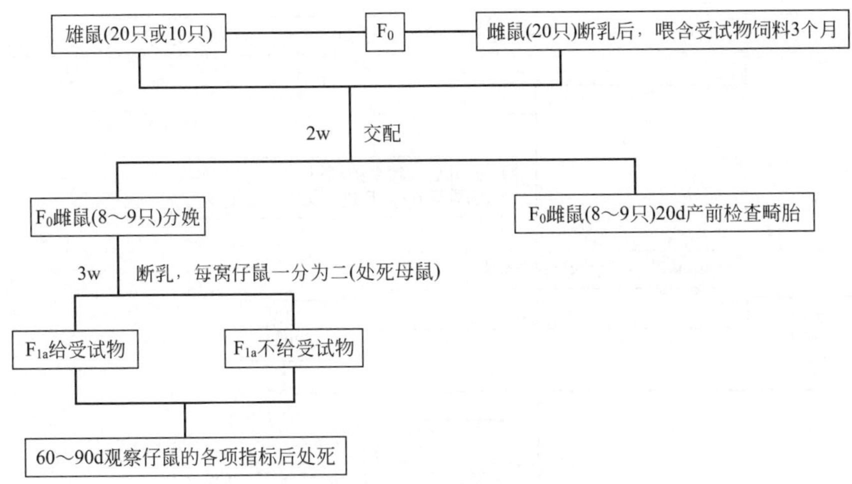

图 8-1　一代生殖毒性试验示意图

雄鼠(20只或10只)
F0
雌鼠(20只)断乳后，喂含受试物饲料3个月，交配
F1a断乳后，喂基础饲料3个月进行观察，可选部分动物进行
F1a断乳后10d，F0进行第二次交配
F0(5只)
F0(5只)
F0(10只)
F1b产前检查畸胎
F1b
自然分娩，产后观察仔鼠
F1b断乳后，喂含受试物饲料3个月，交配
雄鼠(20只或10只)
雌鼠(20只)
F2a按F1a处理
F2a断乳后10d，F1b进行第二次交配
F1b(10只)
F1b(10只)自然分娩
F2b产后检查畸胎
F2b断乳后，喂含受试物饲料3个月，并观察

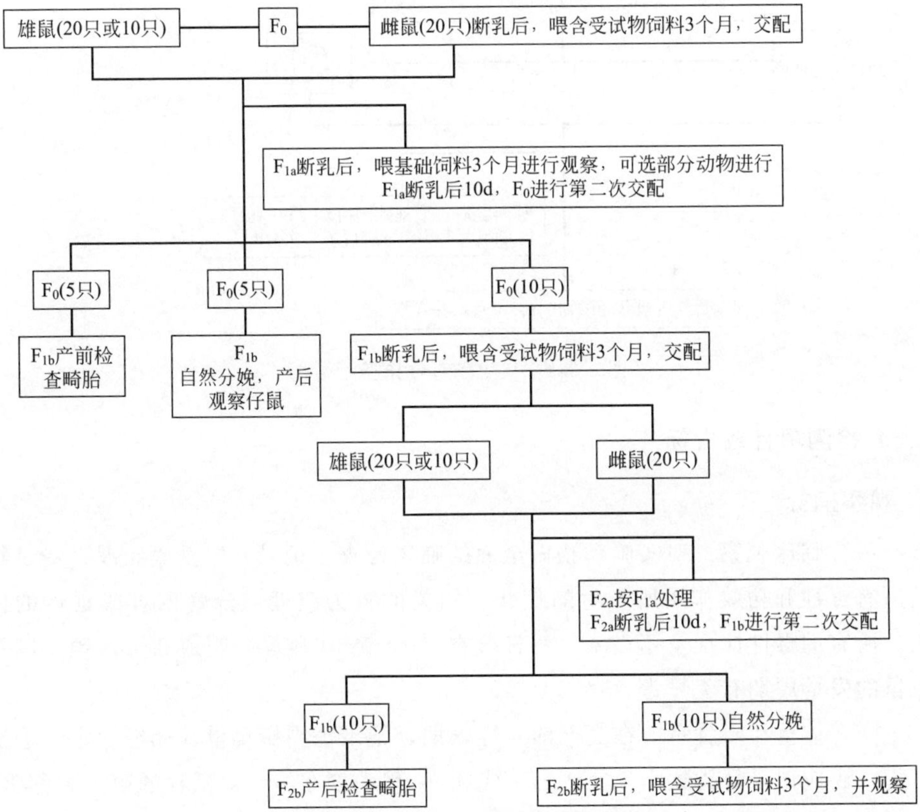

图 8-2　两代生殖毒性试验示意图

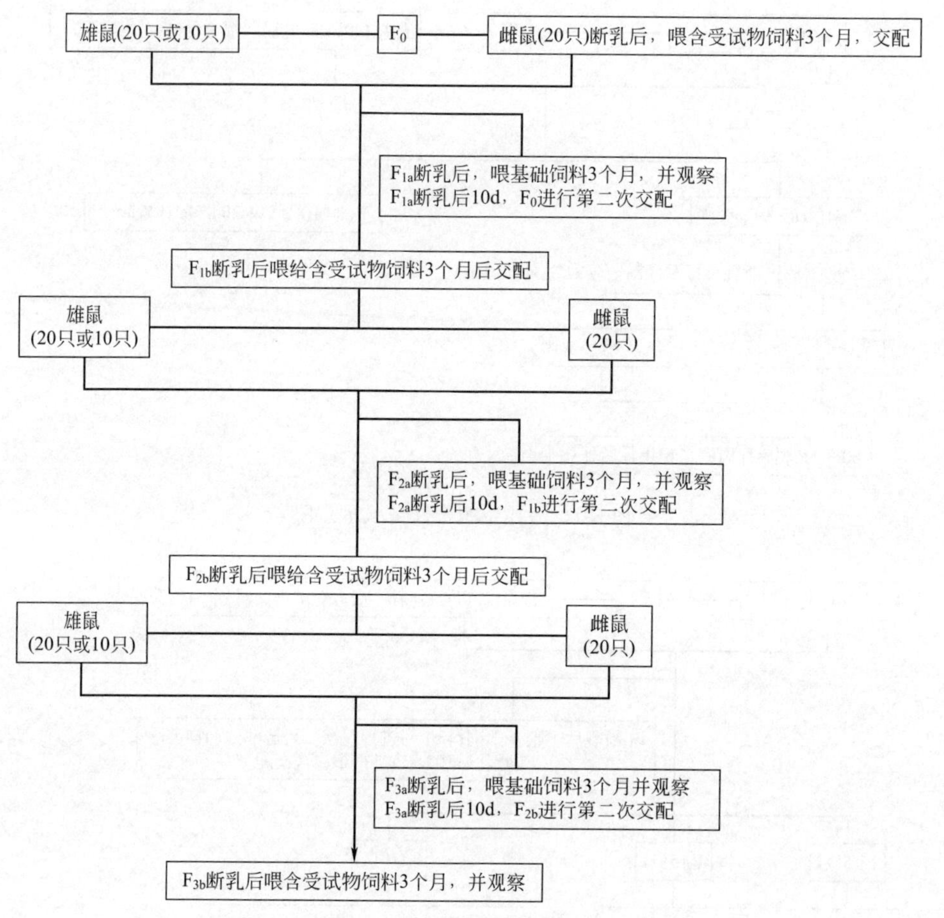

图 8-3　三代生殖毒性试验示意图

(三) 检测项目或指标

1. 观察指标

（1）临床观察　对实验动物做全面的临床检查，记录一般健康状况、受试物的所有毒性和功效作用所产生的症状、相关的行为改变、分娩困难或延迟的迹象、所有的毒性体征及死亡率，每日检查（P，F_1 代雌鼠）阴道和子宫颈，以及雌鼠的发情周期有无异常。

（2）体重和摄食量　在交配前及妊娠期，记录每周摄食量，如经饮水给予受试物，还应记录每周饮水量。P、F_1 代和 F_2 代动物在给予受试物的第一天称重，以后每周称重 2 次，母鼠应在受孕的第 0 日、第 7 日、第 14 日和第 20 日或 21 日称重，在哺乳期应同时称仔鼠的窝重。

（3）雌性动物生殖毒性终点指标/发情周期　对 P 和 F_1 雌鼠发情期的长短

与状态可在交配前和交配期任何时间进行阴道涂片观察结果来评价，直到得到交配成功的证据为止。如果阴道涂片中发现有阴道/宫颈细胞，要鉴别出是黏膜紊乱还是或假性妊娠造成的。

(4) 雄性动物生殖毒性终点指标/精子检查　试验结束时，各代雄鼠均应对附睾的精子进行检查，对精子的形状、数量以及活动性能力进行评价。精子的活动能力和精子形态，可只检查对照组和高剂量组的各代雄鼠，每只动物至少检查200个精子。

(5) 子代观察　在分娩后应尽可能早地进行检查，包括幼仔的数量、性别、死产、活产以及异常等。如在分娩当天发现死仔，检查有无缺陷、导致其死亡的原因并加以保存。活仔鼠于出生当天或生后第1日汇总活仔的数量并称重，并在出生后的第4日、第7日、第14日和第21日进行称重。同时，还要记录所观察到的母体和子代的身体或行为异常。

子代的身体发育主要通过体重增加来记录。其他的发育指标（例如张耳、睁眼、出牙、毛发生长）可以提供补充信息，但这些信息最好与性成熟资料（例如阴道开口或包皮分离时的日龄和体重）一起评价。如果未单独设计相关功能（例如运动活力、感觉功能、反射功能发育情况）试验，特别是与性成熟有关的功能检查，就要在 F_1 子代断乳前和（或）断乳后进行这些功能的检查。应检查断乳后被选作交配的子代 F_1 动物阴道开口和包皮分离的日龄。如果子代 F_1 的性别比或性成熟时间出现异常，应在子代 F_2 出生当天测量肛门与生殖器间的距离。

如果动物出现了明显有害效应（例如体重增加明显缓慢等），该组内动物可以不进行功能检查。如进行功能检查，不应选其进行交配。

(6) 大体解剖观察　试验结束时和试验期间死亡的所有动物、所有外观畸形或出现临床症状的仔鼠，以及从 F_1 和 F_2 子代中随机抽取的至少每窝雌、雄各一只，都应肉眼观察有无结构异常和病理学改变，特别是生殖器官的形态异常或病理改变。对死亡或濒临死亡的仔鼠也应检查，查看是否有外观或器官形态的缺陷，记录死亡原因并保存标本。检查所有初产母鼠的子宫，观察着床位置及着床数量。

(7) 组织病理学检查　保留上述所有亲代和子代动物的子宫、卵巢、阴道、睾丸、附睾、精囊、前列腺、脑垂体和靶器官（如果已知其靶器官）等标本，先对高剂量组和对照组的动物标本以及剖检中发现的异常动物标本进行组织病理学观察，如果高剂量组没有发现有意义的改变，则不需要进行其他剂量组标本的病理检查。

(8) 其他检查　必要时，根据受试物的性质及所观察的毒性反应，增加神经毒性筛选试验或免疫毒性筛选试验。

2. 繁殖指数

受孕率的计算见式(8-1)：

$$受孕率=\frac{怀孕动物数}{交配雌性动物数}\times 100\% \tag{8-1}$$

妊娠率的计算见式(8-2)：

$$妊娠率=\frac{分娩有活体幼仔的动物数}{怀孕动物数}\times 100\% \tag{8-2}$$

出生活仔率的计算见式(8-3)：

$$出生活仔率=\frac{出生时活的仔鼠数}{出生时仔鼠总数}\times 100\% \tag{8-3}$$

出生存活率的计算见式(8-4)：

$$出生存活率=\frac{产后\ 4d\ 仔鼠存活数}{出生时活的仔鼠数}\times 100\% \tag{8-4}$$

哺乳存活率的计算见式(8-5)：

$$哺乳存活率=\frac{21d\ 断乳时存活的仔鼠数}{出生\ 4d\ 后存活的仔鼠数}\times 100\% \tag{8-5}$$

性别比的计算见式(8-6)：

$$性别比=\frac{仔鼠出生后雄鼠数}{仔鼠出生后雌鼠数} \tag{8-6}$$

生存力指数的计算见式(8-7)：

$$生存力指数=\frac{第\ 7\ 天存活的幼仔数}{第\ 4\ 天存活的幼仔数}\times 100\% \tag{8-7}$$

生存力指数是衡量子代在它们生活的特定短暂时间内生存的能力的指标，从出生第 0 日到第 4 日，第 4 日到第 7 日，第 7 日到第 14 日，第 14 日到第 21 日，或可以反映更长的时间间隔，如从第 0 日到第 7 日，第 0 日到第 21 日等。公式(8-7) 给出的是第 7 日的生存力指数。

(四) 剂量范围探索试验

建议用剂量范围探索试验来确定最合适的剂量，除非在研究开始之前有关于受试物可用的毒代动力学和代谢数据。剂量范围探索试验首选在怀孕动物中进行。对未怀孕动物和怀孕动物的主要研究结果进行比较，确定受试物对怀孕动物是否有更大的毒性效应。

四、结果的判定与解释

生殖毒性试验检验实验动物经口重复暴露于受试物产生的对雄性和雌性生殖功能的损害及对后代的有害影响，并结合剂量-效应和剂量-反应关系的数据，得出 LOAEL 和 NOAEL。试验结果应该结合亚慢性试验、致畸试验、毒物动力学及其他试验结果综合解释。由于动物和人存在物种差异，故试验结果外推到人存在一定的局限性，但也能为初步确定人群的允许接触水平提供有价值的信息。

第二节　扩展一代生殖毒性试验

一、实验目的

扩展一代生殖毒性试验的主要目的是用于评价出生前和出生后暴露于受试物对发育的影响，以及全面评价孕期和哺乳期雌性动物、幼年和成年后仔代的系统毒性。通过关键发育终点详细的检查，如后代的生存率、新生仔的健康状况、出生时的发育状况和直到成年的身体功能发育，预期能够识别后代的特殊靶器官。同时，从受试物对成年雄性和雌性动物生殖系统的毒性作用、发育神经毒性和发育免疫毒性评价中得到的信息数据可以得到 NOAEL、LOAEL 和（或）各种终点的基准剂量。

二、实验原理

对不同剂量组中的性成熟雌性和雄性动物连续给予受试物。在规定的交配前期（最少为 2w）和 2w 的交配期给予亲代（F_0）受试物。F_0 雄性动物进一步给予受试物至少到 F_1 代断乳，给予受试物不少于 10w。如果需要说明对生殖的影响，则应延长给予受试物的时间。F_0 雌性动物在孕期和哺乳期持续给予受试物直到 F_1 代断乳（也就是给予受试物 8～10w）。F_1 代动物从断乳到成年进一步给予受试物。如果评价第二代，F_1 代将持续给予受试物直到 F_2 代断乳，或直到研究结束。

对所有动物进行临床观察和病理学检查，特别是雄性和雌性动物生殖系统的完整性、功能和 F_1 代的健康、生长、发育。断乳时选择的仔代分配到不同的亚组以供进一步研究，包括性成熟、生殖器官完整性和功能、神经和行为终点以及免疫功能。

三、实验方法

（一）实验材料

扩展一代生殖毒性试验对实验材料的要求与生殖毒性试验一致。

（二）实验设计

扩展一代生殖毒性试验的剂量和分组、给予受试物方式、交配、仔鼠数量标准化的要求与生殖毒性试验一致。试验程序和实验动物使用情况见表 8-1

和表 8-2。

表 8-1 扩展一代生殖毒性试验程序

<table>
<tr><th>试验周期</th><th>亲代(F_0)</th><th colspan="5">子一代(F_1)</th><th>子二代(F_2)（必要时）</th></tr>
<tr><td>试验开始前 3～5d</td><td>环境适应和检疫观察</td><td colspan="5">—</td><td>—</td></tr>
<tr><td>第 1 周～第 2 周末</td><td>给予受试物</td><td colspan="5">—</td><td>—</td></tr>
<tr><td>第 3 周～第 4 周末</td><td>交配(给予受试物)</td><td colspan="5">—</td><td>—</td></tr>
<tr><td>第 5 周～第 7 周末</td><td>妊娠期给予受试物</td><td colspan="5">—</td><td>—</td></tr>
<tr><td>第 8 周～第 10 周末</td><td>哺乳期给予受试物，哺乳结束后，如无需其他处理，可处死雌鼠；雄鼠给予受试物不少于 10w，可处死</td><td colspan="5">出生后第 4 天，每窝调整为 10 只仔鼠，进行仔鼠生理发育观察。出生后第 21 天，选定一定数量(见表 8-2)仔鼠随机分配至各评价队列中，进行生殖毒性、神经发育毒性和发育免疫毒性等指标检测</td><td>—</td></tr>
<tr><td rowspan="2">第 11 周～第 20 周末</td><td rowspan="2">—</td><td>1A 组</td><td>2A 组</td><td>2B 组</td><td>3 组</td><td>1B 组</td><td rowspan="2">—</td></tr>
<tr><td>给予受试物，进行生殖发育毒性评价</td><td>给予受试物，进行神经发育毒性评价；结束后处死，记录脑重并行神经组织病理学检查</td><td>出生后第 21 天或第 22 天，处死，记录脑重并行神经组织病理学检查</td><td>给予受试物，进行发育免疫毒性评价</td><td>给予受试物，如 1A 组发现生殖毒性作用，1B 组(14 周龄)可行剖检验证，或到达 90 日龄(不超 120 日龄)后继续交配进行验证</td></tr>
<tr><td>第 21 周～第 22 周末</td><td>—</td><td>—</td><td>—</td><td>—</td><td>—</td><td>交配(给予受试物)</td><td>—</td></tr>
<tr><td>第 23 周～第 25 周末</td><td>—</td><td>—</td><td>—</td><td>—</td><td>—</td><td>妊娠期(给予受试物)</td><td>—</td></tr>
</table>

续表

试验周期	亲代(F_0)	子一代(F_1)					子二代(F_2)(必要时)
第26周至试验结束(必要时)	—	—	—	—	—	哺乳期(给予受试物),哺乳期第4d结束试验,处死雌、雄鼠	出生后4d,完成相关生殖发育指标检测后,处死仔鼠

表 8-2　扩展一代生殖毒性试验 F_1 代各队列实验动物使用情况

各队列中从每窝选用仔鼠数目/只		各剂量组中评价队列	各队列的试验目的	各项指标使用动物数量/只		是否性成熟	各队列指标检测结束时 F_1 代仔鼠剖检时间/周龄
雄	雌			雄	雌		
1	1	1A	生殖毒性	20	20	是	13
1	1	1B		20	20	是	如1A组发现可能的对生殖的毒性影响,1B组(14周龄)行剖检给予验证;或1B组到达90日龄(不超120日龄)后继续交配,通过繁殖 F_2 代进一步开展生殖毒性观察;试验可于 F_2 代大鼠出生后4d时结束(即20～24周龄左右)
1	1	2A	神经发育毒性	10	10	是	9
		2B		10	10	否	3
0.5	0.5	3	发育免疫毒性	10	10	是	8
—	—	剩余	备用	—	—	—	—

F_0 代每天给予受试物，期限从交配前2w开始并涵盖交配期、妊娠期直到 F_1 代断乳的整个试验期间。F_1 代断乳后，可对 F_0 代雌、雄性大鼠进行大体解剖和生殖指标等检测，但需要保证 F_0 代雄鼠解剖前受试物暴露给予时间应不少于10w（至少一个完整的生精过程）。各组断乳后的 F_1 代雌、雄仔鼠，根据检测目的随机分配至该组各评价队列中，并给予受试物直到相应队列指标完成检测。

(三) 观察指标

1. 临床观察

对于 F_0 代和选定的 F_1 代动物，试验期间一般每天在相同时间进行一般临床观察，如出现相关的动物毒性反应、发病、死亡以及行为变化如中毒、难产或延期分娩等症状需记录。此外，所有的 F_0 代和 F_1 代动物（断乳后）每周需进行一次详细观察并记录，观察的症状应包括皮肤、被毛、眼睛、黏膜、分泌物和排泄物的产生和自主神经活动的变化（如流泪、毛发直立、瞳孔大小、不寻常的呼吸模式）等，以及步态、姿势的变化，对触摸的反应；另外，如发现阵挛或强直动作，机械性重复行为（如过度理毛、重复转圈）或怪异行为（如自残、倒退）等也需要记录。

2. 体重和进食量

F_0 代和 F_1 代大鼠体重称量的频次和相关要求见表 8-3。

表 8-3 各代大鼠体重称量频次和相关要求

<table>
<tr><th rowspan="2">动物</th><th rowspan="2">性别</th><th colspan="4">试验阶段</th></tr>
<tr><th>交配前</th><th>孕期</th><th>哺乳期</th><th>断乳后</th></tr>
<tr><td rowspan="2">F_0 代</td><td>雄鼠</td><td colspan="4">给予受试物的第一天称重，并在之后每周至少称重一次，直至受试物给予不少于10周结束</td></tr>
<tr><td>雌鼠</td><td colspan="2">给予受试物的第一天称重，并在之后每周至少称重一次</td><td>于分娩后第0(或1)、4、7、14和21天称重</td><td>—</td></tr>
<tr><td>F_1 代</td><td>雄、雌鼠</td><td>—</td><td>—</td><td>于仔鼠出生后第0(或1)、4、7、14天时称窝重，至第21天断乳时按只称重</td><td>每周至少称重一次，直至相应试验结束</td></tr>
</table>

需要指出，各代所有大鼠完成相关试验指标测定后处死时都需要称重。此外，实验中 F_0 代和 F_1 代 1A 组动物在进行体重称量的同时需记录进食量（交配和哺乳期间除外）。

3. 血液、生化和尿液检测

（1）样本采集　F_0 代大鼠相关试验结束时，每个剂量组分别随机选择雄鼠和雌鼠各 10 只，按程序采集血液样本后进行血液学、血液生化、T4 和 TSH、性激素或由受试物已知作用特性提示的其他检测。如果 F_0 代动物需要保留进行第二次交配，为了不影响交配血液样本的采集需提前进行。

F_1 代大鼠队列 1 相关试验结束时，每个剂量组分别随机选择 1A 组的雄鼠和雌鼠各10只，按程序采集血液样本后进行血液学、血液生化、T4和TSH、性激素或由受试物已知作用特性提示的其他检测，并开展尿液检测。

（2）血液学检测指标 包括血细胞比容、血红蛋白浓度、红细胞计数、白细胞总数和分类计数、血小板计数和凝血时间/潜在凝血时间等检测。

（3）血液生化检测指标 包括血糖、总胆固醇、尿素、肌酐、总蛋白、白蛋白和至少两个表示肝细胞损伤的酶（如丙氨酸氨基转移酶、天冬氨酸转氨酶、碱性磷酸酶、γ谷氨酰转肽酶和山梨醇脱氢酶）等。必要时，可进行血清中甲状腺素（T4）、促甲状腺激素（TSH）和性激素水平等的检测。

尿液检测指标包括外观、体积、渗透压或相对密度、pH、蛋白质、尿糖、血细胞、细胞碎片等检测。

4. 精子检测

（1）样品采集 所有F_0代和F_1代1A队列中的雄性大鼠在所对应的试验结束时，摘取附睾尾（或输精管）收集精子，进行精子活力和形态等参数的检测。需要注意的是精子指标的检测需在大鼠处死后立即进行，且收集过程应尽量减少精子损失。

（2）精子检测指标 精子形态的评价，每只动物至少检查200个精子，从而区分精子形态为正常（头部和中段尾均正常）或者异常（精子形态异常包括精子头的融合、分离，精子头和/或尾的异常）。另外，进行性运动精子的百分比等可通过仪器辅助分析。

5. 发情周期检查

F_0代雌性大鼠在开始给予受试物后即可对其进行发情周期的评价（阴道细胞学检查），可持续到确认交配成功或2w的交配期结束。如果F_0代雌性大鼠在开始给予受试物后出现一些与生殖毒性无关的效应（如摄食量明显减少等），那么可以考虑将交配前受试物给予时间延长2w（即交配前给予受试物4w），以便雌性大鼠更好地适应受试物，同时对应的F_0代雄性大鼠交配前受试物给予时间也做相应的延长（但F_0代雄鼠处死前受试物给予总的时间不变，仍为不少于10w即可）。

F_1代发情周期的评价主要通过队列1的检查完成。1A组的雌性大鼠，首先可在确定阴道开放日期后，每天对其进行阴道涂片检查，记录第一次发现典型角质化上皮细胞的时间，进而获得相应的间隔日期；其后，自出生后75d左右开始，还可以再次对其进行发情周期的检查和记录，检查为期2w。另外，如果1B组大鼠需要继续进行交配以获得F_2代，对其发情周期也需进行检查，时间从配对开始到确认交配成功即可。

6. 子代发育毒性指标检测

（1）分娩后（出生后第0或1天）应该尽快地检查每窝仔鼠，以记录仔鼠的数量、性别、死胎数、活胎数，以及出现的外观异常（外部可见的畸形，包括腭裂、皮下出血、异常皮肤颜色或纹理、有脐带、有干性分泌物），其中死亡的仔鼠需检查并记录可能存在的缺陷或死亡的原因。

（2）仔鼠体重称量和临床观察可同时开展，分别在出生后第0（或1）、4、7、14和21天进行，如有特殊情况可增加临床观察的频次。临床观察内容包括外部结构异常，皮肤、被毛、眼睛、黏膜的改变，分泌物和排泄物的出现和自主活动的改变，另外如发现步态、姿势、对触摸的反应发生改变，以及出现阵挛或强直动作、刻板或怪异的行为也需记录。

（3）以窝为单位，检查并记录 F_1 代各剂量组仔鼠生理发育指标。生理发育指标包括：耳郭分离、睁眼、张耳、出毛、门齿萌出时间等；雌性阴道张开和雄性睾丸下降的时间；出生后第4天，测量肛门与生殖器的距离（AGD）；出生后第12或13天，所有雄性仔鼠检查乳头/乳晕。

7. 子代神经发育毒性指标检测

（1）各剂量组队列2的大鼠用于神经发育毒性评价，其中2A队列大鼠（10只雄鼠和10只雌鼠）开展听觉惊吓、功能观察、活动度测试和神经病理学检查，2B队列大鼠（10只雄鼠和10只雌鼠）在出生后第21（或22）天处死后进行神经病理学检查。

（2）听觉惊吓检测在出生后第（24±1）天时，对2A队列的大鼠进行听觉惊吓测试。在进行听觉惊吓测试时，需使实验条件优化到每次测试条件较为稳定。受试物组和对照组交叉进行测试，所有检测的动物均需测试50次，10次为一组，共5组，记录每组测试动物的平均反应振幅。

（3）神经系统功能观察组合检测　出生后第63至75天间适当的时间，2A队列大鼠进行神经系统功能观察组合检测。功能观察组合包括试验对象外观的详细的描述、行为和功能的协调性，具体观察项目和指标见表8-4。上述观察可在自由移动的活动场所（开阔场地）或居住的笼内进行，实验动物按照最少互动到最多互动的顺序来进行。

表8-4　神经系统功能观察组合的项目及指标

观察项目	检测指标
笼内一般状况观察	动物进食、饮水、睡觉、无运动活动/清醒、绕笼内运动、竖毛、攻击同笼动物、发声、理毛
觉醒	唤醒反应、手指逼近、头部触摸、僵住症、异常行为、视觉位置感、被动体位反应

续表

观察项目	检测指标
情绪	畏惧、理毛行为、攻击性/应激性、易怒、异常发声
运动活动/共济失调	体态、自主活动、共济失调步态、直立
中枢兴奋	抽搐、癫痫、震颤、惊恐反应、对挟按尾部的敏感性
肌张力	低肌张力步态、握力、身体张力、腹部张力、肢体张力
反射	睑闭反射、耳郭反射、后肢反射、地面翻正反射、空中翻正反射
心血管/呼吸系统	呼吸、心率、皮肤颜色、发绀
自主体征	扭体症状、尾巴体位、竖毛、流泪、血泪、流涎、眼睛张开、突眼、瞳孔、排尿、排便、粪便黏稠度、尿液颜色、动物死亡

（4）神经行为指标检测　可根据文献报道和前期的研究结果，有针对性地选择相关学习和记忆的测试方法对 2A 队列大鼠学习记忆能力进行检测。如果无上述信息的提供，推荐使用主动回避试验、被动回避试验或 Morris 水迷宫试验等作为试验方法进行。

8. 子代发育免疫毒性指标检测

（1）各剂量组队列 3 的大鼠（10 只雄性和 10 只雌性动物），在出生后第(56±3)天时进行对 T 细胞依赖抗原的主要 IgM 抗体反应的检测。

（2）T 细胞依赖抗体反应（TDAR）的检测　①可以通过 ELISA 方法检测特异性 IgM 抗体效价或者计数脾脏中特殊的空斑形成细胞（PFC）来评价。②如采用 ELISA 方法，需提前 5d 用绵羊红细胞（SRBC）或钥孔戚血蓝蛋白（KLH）免疫动物，宰杀取血清检测特异性 IgM 抗体效价。持续给予受试物至收集血清进行 ELISA 实验的前一天。③如采用 PFC 计数方法，需提前 4d 用 SRBC 免疫动物，宰杀后将大鼠脾细胞悬液与一定量的 SRBC 混合，在补体的参与下，使分泌抗体的脾细胞周围的 SRBC 溶解，形成肉眼可见的空斑。溶血空斑数可以反映抗体生成细胞数。实验时需注意以下几点：

① 确定亚组动物的免疫和处死时间，以保证检测时达到反应峰值；

② 每个亚组包含了不同组别间数量相同的雄性和雌性动物；

③ 亚组动物处死时为相同的日龄。持续给予受试物至收集脾细胞进行实验的前一天。

9. 潜在生殖毒性的继续评价

如果 F_1 代 1A 组大鼠的试验结果提示受试物可能存在生殖毒性作用时，各剂量组 1B 队列的雄雌大鼠（13w）除可以通过处死后进行病理检查给予证明外，还可以通过持续给予受试物至少到出生后第 90 天（但不超过第 120 天），再进行雌雄交配（避免同窝的雌雄大鼠进行交配）以获得 F_2 代动物的方式对潜在的生殖毒性作用进行评价，处理方式与 F_0 代动物相同。在 F_2 代仔鼠到达出生后第 4 天时，如获得的试验数据能够说明问题时即可结束实验，而无需继续喂养至断乳或更久。

（四）病理学检查

1. 大体解剖

在试验终止时或试验期间出现死亡时，所有的 F_0 代和 F_1 代动物都要进行大体解剖，观察分析任何结构异常情况或病理性改变，其中应特别关注生殖系统器官是否存在异常。已死亡的或濒死情况下处死的仔鼠，应进行大体解剖并分析可能的缺陷和（或）死亡的原因，并放入固定液保存。

对于成年 F_0 代和 F_1 代雌性大鼠进行大体解剖时，一方面，解剖当天可进行阴道涂片来确定发情周期的情况，并与其生殖器官组织病理学检查结果结合考虑；另一方面，还可通过硫化铵染色等方法检查所有 F_0 代雌鼠（如果 F_1 代 1B 组需继续交配，则也需检查）子宫着床点是否存在并计数。

2. 器官摘取、称重及保存

（1）所有 F_0 代和 F_1 代相关队列中成年雌雄大鼠相应试验终止时，解剖后根据试验需要可考虑摘取下列脏器，称重（除非有特殊要求，成对脏器可以单独或合并称重）后选取合适固定液进行保存。组织或器官的摘取及称重的内容和要求见表 8-5。

表 8-5　组织或器官摘取和称重的内容及要求

项目类别		指标
组织病理学检查的脏器组织	需称重并计算脏器系数的器官	脑、肝脏、肾脏、心脏、脾脏、胸腺、垂体、甲状腺（含甲状旁腺）、肾上腺、子宫（包括输卵管和子宫颈）、睾丸、附睾（用于精子计数的尾部和整体）
	需进行组织病理学检查的组织或器官	脑、肝脏、肾脏、心脏、脾脏、胸腺、垂体、甲状腺（含甲状旁腺）、肾上腺、子宫（包括输卵管和子宫颈）、睾丸、附睾（用于精子计数的尾部和整体）卵巢、前列腺（结合背侧和腹侧部分）、带有凝固腺体的精囊和其中的液体（作为一个整体）、淋巴结（一个与暴露途径相关，另一个在较远距离）
	必要时，需进行组织病理学检查的组织或器官	末梢神经、肌肉、脊髓、眼球及视神经、胃肠道、膀胱、肺、气管（带有甲状腺和附属的甲状旁腺）、骨髓、输精管（雄性）、乳腺（雄性和雌性）以及阴道

（2）必要时，F_1 代大鼠队列 1A 相关试验结束时，可从每个剂量组分别随机选择雄鼠和雌鼠各 10 只，进行出生前或出生后暴露导致的免疫效应评价，包括对暴露途经相关和距离较远的淋巴结进行称重，对脾脏细胞进行表型分析

（T 细胞、B 细胞、NK 细胞）。

（3）F_1 代 2A 组的大鼠在行为测试结束后处死，需进行灌注固定后再摘取脑，称重后开展神经组织病理学检查；F_1 代 2B 组大鼠在出生后第 21（或 22）天处死，在摘取脑时灌注固定可选择性开展，称量后进行神经组织病理学检查。

（4）F_1 代未入选相应队列剩余的仔鼠，可在出生后第 22 天（断乳后）处死，除非试验结果表明需利用这部分动物开展进一步的评价。上述处死的仔鼠均需进行大体解剖，并对生殖器官进行评价。另外，从尽可能多的窝中得到每组每个性别 10 只仔鼠，对其脑、脾脏和胸腺称重并保存。

3. 组织病理学检查

（1）F_0 代　F_0 代大鼠试验结束时所摘取器官应进行组织病理学检查，可先进行高剂量组和对照组检查，如发现与受试物有关的有意义的组织病理学改变时，需进一步检查所有较低的剂量组的动物。此外，对出现未能成功进行交配、受孕、射精，发情周期、精子数量、活动度或形态受到影响，相应子代大鼠出现一定发育毒性表现的 F_0 代大鼠，需对其生殖器官进行全面组织病理学的评价。

（2）F_1 代

① 队列 1　1A 队列全部高剂量组和对照组成年动物的器官需进行组织病理学检查，每窝至少有 1 只仔鼠。如发现脏器出现与受试物有关的有意义的病理改变后，需进一步检查所有中、低剂量组的动物，以确定 NOAEL。另外，如果从 1A 队列动物得到的结果仍存在可疑，需进行 1B 队列动物的组织学检查加以验证。

② 队列 2　在完成神经行为测试之后（在出生 75d 后，但不超过 90d），2A 队列全部高剂量组和对照组大鼠摘取脑等组织后进行神经组织病理学检查。在出生后第 21（或 22）天，2B 队列全部高剂量组和对照组的大鼠摘取脑等组织后进行脑组织病理学检查。如发现脏器出现与受试物有关的有意义的病理改变后，需进一步检查所有中、低剂量组的动物，以确定 NOAEL。

对于 2A 和 2B 队列的大鼠，通过脑多切面的方式，可全面检查大脑嗅球、大脑皮层、海马体、基底神经节、丘脑、下丘脑、中脑（被囊、被盖和大脑脚）、脑干和小脑。另外，在上述检查基础上，2A 队列大鼠可增加眼（视网膜和视神经）和周围神经标本、肌肉和脊髓检查。

四、数据处理和结果评价

（一）数据处理

将所有的数据和结果以表格形式进行总结，数据可以用表格进行统计，表中应显示每组的实验动物数、交配的雄性动物数、受孕的雌性动物数、各种毒性反应及其出现的百分数。生殖、生理发育指标数据，应以窝为单位统计。神经发育毒性以及病理检查等结果应以适当的方法进行统计学分析。计量资料采用方差分析，进行多个试验组与对照组之间均数比较，分类资料采用Fisher精确分布检验、卡方检验、秩和检验，等级资料采用Ridit分析、秩和检验等。

(二) 结果评价

比较受试物组动物与对照组动物观察指标和病理学检查结果是否有显著性差异及剂量反应关系，以评定受试物有无生殖发育毒性，进而确定其生殖发育毒性作用的LOAEL和NOAEL。同时还可根据出现统计学差异的指标（如体重、生理发育指标、神经功能观察、神经发育毒性、发育免疫毒性、大体解剖和病理组织学检查结果等），进一步估计生殖发育毒性的作用特点。

五、试验报告

(1) 试验名称、试验单位名称和联系方式、报告编号。

(2) 试验委托单位名称和联系方式、样品受理日期。

(3) 试验开始和结束日期、试验项目负责人、试验单位技术负责人、签发日期。

(4) 试验摘要。

(5) 受试物　名称、批号、剂型、状态（包括感官、性状、包装完整性、标识)、数量、前处理方法、溶剂。

(6) 实验动物　物种、品系、级别、数量、体重、性别、来源（供应商名称、实验动物生产许可证号)，动物检疫、适应情况，饲养环境（温度、相对湿度、实验动物设施使用许可证号)，饲料来源（供应商名称、实验动物饲料生产许可证号)。

(7) 试验方法　试验分组、每组动物数、剂量选择依据、受试物给予途径及期限、观察指标、统计学方法。

(8) 试验结果。

1. 生殖毒性检测结果

(1) 实验动物的体重，摄食量，食物利用率（除了交配和哺乳期间)。

(2) 所选择断乳后 F_1 代动物的体重。

(3) 在研究过程中死亡的时间或者是否在试验结束有存活的动物。

(4) 临床观察症状的性质、严重程度和持续时间（是否是可逆的)。

(5) 血液、生化（包括TSH和T4、性激素）和尿液分析的结果。

(6) 脾脏细胞的表型分析结果（T细胞、B细胞、NK细胞)。

(7) 正常或异常发情周期的 F_0 代和 F_1 代雌性动物的数目。

（8）交配的时间（开始交配至交配成功的天数）。

（9）生殖的毒性或其他影响，包括完成交配、妊娠、分娩和哺乳的动物数目以及百分比，成功交配的雄性的数目和百分比，有难产/延长或难分娩症状的雌性数目和百分比。

（10）孕期、分娩期（可以记录的话）的时长。

（11）着床数量、窝大小和仔鼠性别比。

（12）着床后流产的数量，活胎和死胎的数目和百分比。

（13）仔鼠窝重量。

（14）肉眼观察明显的异常幼仔的数量。

（15）仔鼠生理发育指标结果。

（16）F_1 代大鼠动物性成熟指标的数据。

（17）F_0 代和 F_1 代大鼠宰杀时的体重、绝对和相对器官重量数据。

（18）大体解剖和组织病理学检查结果。

（19）F_0 代和 F_1 代雄性附睾尾部精子活性和形态分析结果。

有必要时，可提供 F_0 代和 F_1 代雌性的卵巢中包含的卵泡的数目和成熟阶段，以及 F_1 代雌性卵巢中黄体的数量。

2. 神经发育毒性检测结果

（1）听觉惊吓测试的分析结果。

（2）神经系统功能观察组合指标，以及对结果评分操作的说明。

（3）神经行为发育指标测试分析的结果。

（4）神经病理大体解剖和组织病理学检查结果。

3. 发育免疫毒性检测结果

（1）血清 IgM 抗体滴度（绵羊红细胞或钥孔戚血蓝蛋白的致敏作用），或脾脏空斑形成细胞计数（绵羊红细胞的致敏作用）结果。

（2）如开展相关试验，也可提供 TDAR 试验阳性验证实验结果。

4. 试验结果统计分析的结果

六、试验结论

对试验结果进行讨论时，需综合考虑关于受试物所有有用的信息，包括物理化学、毒物动力学特性，结构类似物毒性的相关信息，以及受试物之前所进行的毒性评价的结果（如急性、亚急性、亚慢性和慢性毒性等）；另外，在利用已有的受试物毒性机制研究和评价数据时，还需考虑由于种属差异而导致的体内外代谢的不同。根据上述受试物毒性作用的特点，剂量-反应关系，进而获得受试物经口生殖发育毒性的 NOAEL 和（或）LOAEL 结论等。

七、试验的解释

扩展一代生殖毒性试验能够评价在整个生殖周期的所有阶段反复暴露受试物对实验动物产生的影响，特别是能够提供关于对亲代生殖系统和子代直到 90 天的生长、发育、功能形成的影响等信息，并从剂量-效应和剂量-反应关系的资料，得出生殖发育毒性作用的 LOAEL 和 NOAEL。试验结果应该结合亚慢性试验、致畸试验、生殖毒性试验、毒物动力学及其他试验结果综合解释。由于动物和人存在物种差异，故试验结果外推到人存在一定的局限性，但也能为初步确定人群的允许接触水平提供有价值的信息。

参考文献

[1] OECD. 1983 Test No. 415 _ One-Generation Reproduction Toxicity Study.
[2] OECD. 2001 Test No. 416 _ Two-Generation Reproduction Toxicity Study.
[3] OECD. Test No. 443 Extended One-generation Reproductive Toxicity Study.
[4] US FDA. Red book 2000.
[5] GB 15193. 25—2014 食品安全国家标准 生殖发育毒性试验.
[6] GB/T 21607—2008 化学品 一代繁殖毒性试验方法.
[7] GB/T 21758—2008 化学品 两代繁殖毒性试验方法.
[8] GB/T 15670. 24—2017 农药登记毒理学试验方法 第 24 部分：两代繁殖毒性试验.
[9] 周宗灿 . 毒理学教程 . 第 3 版 . 北京：北京大学医学出版社，2006.

第九章
慢性毒性与致癌性试验方法

第一节　慢性毒性试验

一、实验目的和原理

人类对生活和生产环境中受试物的接触方式往往是长期的、反复的和低水平的，许多受试物在环境中的浓度并不具有明显的急性毒性，然而在长期接触的情况下，其潜在的、累积的效应就会变得明显起来，因此，研究长期重复接触受试物的毒性作用对于其安全性评价具有重要意义。

慢性毒性试验是研究长期重复接触受试物的毒作用的试验方法。其目的是确定实验动物长期经口重复给予受试物引起的慢性毒性效应，了解受试物剂量-反应关系和毒作用靶器官，确定未观察到有害作用水平（NOAEL）和观察到有害作用最低水平（LOAEL），从而为预测人群接触该受试物的慢性毒性作用及确定健康指导值提供依据，对预防人类发生慢性中毒或长期有害影响具有重要意义。由于慢性毒性试验需要耗费大量的人力、物力和时间，因此，常常将亚慢性毒性试验作为慢性毒性试验的预备和筛选试验，必要时才进行慢性毒性试验。在慢性毒性试验过程中应该对试验动物进行仔细的临床观察，获取尽可能多的信息。

二、实验方法

(一) 实验材料

1. 受试物

在试验开始前，应尽可能了解受试物的各方面信息，包括受试物成分、化学结构、理化性质、使用方法、人类接触特征、已有的体外试验或体内试验结果、体内动力学研究数据、潜在作用机理等，以更有效地进行慢性毒性试验设计。在试验中，受试物应尽量使用原始样品，如果不能使用原始样品，应对受试物进行适当处理。

2. 实验动物

慢性毒性试验一般选择两种实验动物。一种是啮齿类，一种是非啮齿类，常用大鼠和犬。选择两种实验动物是为了降低受试物对不同物种动物的毒作用特点不同所造成的将实验结果外推到人的偏差。大鼠常用品系为 Wistar 和 Sprague-Dawley。犬的常用品系为 Beagle 犬。选择啮齿类的优点是成本低，且其寿命短，可在 2～3 年内完成终身研究，获得大量与年龄相关的生化、血液学、病理学数据以及特定器官自发肿瘤改变。

大鼠的周龄推荐为 6～8w，每组动物数至少 40 只，雌雄各半，雌鼠应为非经产鼠、非孕鼠。若计划试验中期剖检或试验结束做恢复期的观察（卫星组），应该增加动物数（中期剖检每组至少 20 只，雌雄各半；卫星组通常只增加对照组和高剂量组，每组至少 20 只，雌雄各半）。犬应选用不超过 9 个月月龄的幼犬（推荐选用 4～6 月龄），每组动物数至少 8 只，雌雄各半，雌犬应为非经产犬、非孕犬。若计划试验中期剖检或试验结束做恢复期的观察，应增加动物数（对照组和高剂量组各增加 4 只，雌雄各半）。对照组动物性别和数量应与受试物组相同，试验开始时各性别动物体重差异不应超过平均体重的±20％。

3. 饲养管理

实验动物的喂养条件与环境可以影响受试物的毒性效应，因此应该给实验动物提供营养合理的饲料以及清洁充足的饮水，动物房应保持清洁以及适宜的温度和湿度。笼具应保证实验动物能自由活动，不拥挤。试验前实验动物在动物房至少应进行 3～5d 环境适应和检疫观察。试验期间动物自由饮水和摄食，可按组分性别分笼群饲，每笼动物数应满足实验动物最低需要的空间（一般大鼠不超过 3 只），以不影响动物自由活动和观察动物的体征为宜。各组动物饲养条件（笼具、温度、光照、饲料等）应严格一致。

啮齿类动物分笼群饲有利有弊，优点是有助于动物存活和减少自发病理学改变，较年长的啮齿类（尤其大鼠）明显减少肥胖，缺点是不能得到个体动物的摄食量，垂死的动物必须被隔离，如果继续群饲，可能因同类嗜食造成组织样品损失。应该注意的是，历史性对照数据对饲养方式是特异性的，在解释数据与历史对照的关系时单笼饲养和分笼群饲数据不可以通用。

4. 试剂和仪器

试剂包括甲醛、二甲苯、乙醇、苏木素、伊红、石蜡、血球稀释液、生化试剂、血凝分析试剂、尿分析试剂（或试纸）等。仪器包括解剖器械、动物天平、电子天平、生物显微镜、检眼镜、生化分析仪、血细胞分析仪、血液凝固分析仪、尿液分析仪、心电图扫描仪、离心机、切片机等。

（二）实验设计

1. 剂量设置

为得出明确的剂量反应关系，确定 NOAEL，试验至少设 3 个受试物组，1 个阴性（溶剂）对照组，阴性对照组除不给予受试物外，其余处理均同受试物组。必要时增设未处理对照组。

为得出剂量-反应关系、NOAEL 和（或）LOAEL，高剂量应根据亚慢性经口毒性试验确定，原则上应使动物出现比较明显的毒性反应，但不引起过高死亡率，例如受试物组动物体重增加量与对照组相比减少 10%及以上；极限剂量最大不应超过 1000mg/kg BW。低剂量不引起任何毒性作用；中剂量介于高剂量与低剂量之间，可引起轻度的毒性作用，剂量的组间距以 2～4 倍为宜，不超过 10 倍。

2. 受试物给予方式

根据受试物的理化特性、预期应用以及人类接触方式，将受试物以掺入饲料（或饮水）、灌胃或口服胶囊方式给予。食品可首选将受试物混入饲料，让动物自行食入，符合人类接触受试物的实际情况，缺点是适口性差的受试物会造成动物拒食，易挥发或易水解的受试物也不适用。灌胃法优点是受试物剂量的准确性较高，缺点是工作量大，且有伤及食道或误入气管的可能。当用犬进行长期实验时，通常采用胶囊或灌胃给予，不常采用喂养给予，因为浪费量太大。

选择将受试物灌胃给予时，要将受试物溶解或悬浮于合适的溶剂中，首选溶剂为水，不溶于水的受试物可使用植物油（如橄榄油、玉米油等）或羧甲基纤维素、淀粉等配成混悬液或糊状物。受试物应现用现配，除非有资料表明其溶液或混悬液储存稳定。还应考虑使用的溶剂可能对受试物被机体吸收、分布、代谢和蓄积的影响，对受试物理化性质的影响及由此而引起的毒性特征的影响，对动物摄食量或饮水量或营养状况的影响。灌胃给予时，为保证受试物在动物体内浓度的稳定性，每日同一时段灌胃 1 次（每周至少灌胃 6d），试验期间，前 4w 每周称体重 2 次，第 5 周～第 13 周每周称体重 1 次，之后每 4w 称体重 1 次，按体重调整灌胃体积。啮齿类动物灌胃体积一般不超过 10mL/kg BW，犬不超过 15mL/kg BW；如为油性液体，灌胃体积应不超过 4mL/kg BW。

选择将受试物掺入饲料（或饮水）给予时，要将受试物与饲料（或饮水）充分混匀并保证受试物配制的稳定性和均一性，以不影响动物摄食、营养平衡和饮水量为原则。饲料中加入受试物的量很少时，先将受试物加入少量饲料中充分混匀后，再加入一定量饲料后再混匀，如此反复 3～4 次。受试物掺入饲料比例一般小于质量分数 5%，若超过 5%时（最大不应超过 10%），可调整对照组饲料营养素水平（若受试物无热量或营养成分，且添加比例大于 5%时，对照组饲料应填充甲基纤维素等，掺入量等同高剂量)，使其与受试物各剂量组饲料营养素水平保持一致，同时增设未处理对照组；也可以视受试物热量或营养成分的状况调整剂量组饲料营养素水平，使其与对照组饲料营养素水平保持一致。

受试物剂量单位是每千克体重所摄入受试物的毫克（或克）数，即 mg/kg BW（或 g/kg BW)，当受试物掺入饲料其剂量单位可表示为 mg/kg（或 g/kg）饲料，掺入饮水表示为 mg/mL 水。受试物掺入饲料时，需将受试物剂量（mg/kg BW）按动物每 100g 体重的摄食量折算为受试物饲料浓度（mg/kg 饲料)。

3. 试验周期

慢性毒性试验期很长，对啮齿类动物几乎占去生命期的绝大部分或终生。如小鼠试验期一般为 18 个月，大鼠为 24 个月，相当于终生暴露；其他动物试验周期一般为 2 年，对于犬相当于其生命期的 20%。慢性毒性试验期限至少 12 个月，卫星组监测由受试物引起的毒性改变的可逆性、持续性或延迟性作用，停止给受试物后观察期限不少于 28d，不多于试验期限的 1/3。

（三）检测项目或指标

1. 一般观察

试验期间至少每天观察一次动物的一般临床表现，并记录动物出现中毒的体征、程度和持续时间及死亡情况。观察内容包括被毛、皮肤、眼、黏膜、分泌物、排泄物、呼吸系统、神经系统、自主活动（如流泪、竖毛反应、瞳孔大小、异常呼吸）及行为表现（如步态、姿势、对处理的反应、有无强直性或阵挛性活动、刻板反应、反常行为等)。如有肿瘤发生，记录肿瘤发生时间、发生部位、大小、形状和发展等情况。对濒死和死亡动物应及时解剖并尽量准确记录死亡时间。试验期间每组动物非试验因素死亡率应小于 10%，濒死动物应尽可能进行血液生化指标检测、大体解剖以及病理组织学检查，每组生物标本损失率应小于 10%。

2. 体重、摄食量及饮水量

试验期间前 13w 每周记录动物体重、摄食量或饮水量（当受试物经饮水给予时)，之后每 4w 一次；选择犬进行试验时应每周记录体重、摄食量或饮水量。试验结束时，计算动物体重增长量、总摄食量、食物利用率（前 3 个月，啮齿类动物)、总食物利用率（非啮齿类动物)、受试物总摄入量。

动物体重是慢性毒性试验中一个比较重要和敏感的指标，反映了受试物对实验动物的生长发育及一般状态的影响。相同饲养条件下，受试物剂量组动物体重增长比对照组低 10%，且这种改变有剂量-反应关系，一般认为由受试物引起的毒效应可能性较大。试验动物体重增加的抑制或减缓受多种因素的影响，如食欲、食物的消化和吸收、代谢和能量消耗的变化等，应结合其他指标进行综合分析。食物利用率是指动物每食入100g饲料所增加的体重克数，如果受试物干扰了食物的吸收或代谢，则食物利用率降低，动物体重随之降低或增长减缓；如果受试物不适口，影响动物食欲，此时食物利用率不改变，动物体重也会降低。因此测定食物利用率有助于鉴别动物体重的降低或增长减缓是由于受试物适口性差导致进食减少，还是受试物真正的毒作用。

3. 眼部检查

试验前，对动物进行眼部检查（角膜、球结膜、虹膜）。试验结束时，对高剂量组和对照组动物进行眼部检查，观察结膜有无分泌物、充血、水肿；角膜、虹膜、晶状体是否混浊，眼底视网膜有无出血等，若发现高剂量组动物有眼部变化，则对其他组动物进行检查。

4. 血液学、血生化和尿液检查

在慢性毒性试验中，应评价受试物对各器官系统的功能影响。对血、尿等体液进行实验室检查，目的是发现受试物所致的器官功能紊乱。血生化指标与器官系统功能关系如下：心脏——肌酸激酶及其同工酶、乳酸脱氢酶及其同工酶；肝——丙氨酸氨基转移酶、白蛋白、碱性磷酸酶、天冬氨酸氨基转移酶、γ-谷氨酰转肽酶、乳酸脱氢酶、山梨醇脱氢酶、总蛋白；肾——白蛋白、氯、肌酐（尿和血清）、葡萄糖、钾、蛋白（尿和血清）、钠、尿素氮；胰腺——淀粉酶、葡萄糖、脂酶、钙；骨——碱性磷酸酶、钙、磷、尿酸；其他——胆固醇、甘油三酯、高密度脂蛋白胆固醇、脂蛋白、葡萄糖、胆碱酯酶。单个参数的变化很少有生物学意义，因为这些参数常常是相互关联的。

大部分血清酶类都没有组织特异性，但在肝细胞胞浆中水平较高。正常情况下，血清中只检测到低水平的酶（如AST、ALT），在某些毒物的作用下，肝细胞膜的完整性受到破坏，胞浆中的这些酶进入血液，几小时内能升高5～10倍。血清酶类检测其他靶器官毒性的敏感性均不如肝脏。因为一方面在其他靶器官中这些酶存在的水平较低，另一方面，毒物对肝脏的影响常掩盖其他靶器官的毒性效应。

在慢性毒性试验第3个月、第6个月和第12个月及试验结束时（试验期限超过12个月时）进行血液学、血生化和尿液检查，每组至少检查雌雄各10只动物，每次检查尽可能使用同一批动物。取血应不影响实验动物的生理功能，实验动物总血量约为50mL/kg，一般最大取血量为动物总血量的10%。

血液学检查指标包括白细胞计数及分类、红细胞计数、血小板计数、血红蛋白浓度、红细胞压积、红细胞平均容积（MCV）、红细胞平均血红蛋白量（MCH）、红细胞平均血红蛋白浓度（MCHC）、凝血酶原时间（PT）、活化部分凝血活酶时间（APTT）等。如果对造血系统有影响，应加测网织红细胞计数和骨髓涂片细胞学检查。血生化检查指标应包括电解质平衡、糖、脂和蛋白质代谢、肝（细胞、胆管）肾功能等方面。至少包含丙氨酸氨基转移酶（ALT）、天冬氨酸氨基转移酶（AST）、碱性磷酸酶（ALP）、谷氨酰转肽酶（GGT）、尿素（Urea）、肌酐（Cr）、血糖（Glu）、总蛋白（TP）、白蛋白（Alb）、总胆固醇（TC）、甘油三酯（TG）、钙、氯、钾、钠、总胆红素等，必要时可检测磷、尿酸（UA）、总胆汁酸（TBA）、球蛋白、胆碱酯酶、山梨醇脱氢酶、高铁血红蛋白、特定激素等指标。

尿液检查项目包括外观、尿蛋白、相对密度、pH、葡萄糖和潜血等，若预期有毒反应指征，应增加有关项目如尿沉渣镜检、细胞分析等。

5. 体温、心电图检查

选用犬进行慢性毒性试验，应在试验前、试验第 3 个月、第 6 个月和第 12 个月及试验结束时（试验期限超过 12 个月时）进行体温、心电图检查。体温的测定应在每天固定时间采集，因为动物体温每天都有周期性变化，如果在不同时间采集可能会造成较大的误差。心电图的测量应在给予受试物之前进行，避免短暂的效应影响。

6. 病理检查

对各器官进行肉眼观察和显微镜检查可以得到受试物毒性效应的形态学证据，动物功能状态的改变应与其相应的形态学改变相联系，以适当评价其毒理学意义。确定受试物的毒性，最终的依据通常是病理组织学检查。

慢性毒性试验应对所有试验动物（包括试验过程中死亡或濒死而处死的动物及试验期满处死的动物）进行解剖和全面系统的肉眼观察，包括体表、颅、胸、腹腔及其脏器，观察脏器的外形和表面情况、颜色、边界和大小、质地、切面。并称量脑、心脏、肝脏、肾脏、脾脏、子宫、卵巢、睾丸、附睾、胸腺、肾上腺的绝对重量，计算相对重量［脏/体比值和（或）脏/脑比值］，必要时还应选择其他脏器，如甲状腺（包括甲状旁腺）、前列腺等。在不同年龄期各脏器与体重之间比值有一定的规律，如果与对照组比较出现显著性差异，则可能是受试物毒作用的结果。脏器相对重量增加反映该脏器肿大，可能是由于增生、充血、水肿或肿瘤等，脏器相对重量降低反映脏器可能发育不良或坏死、萎缩等变化。

组织病理学检查的原则包括：①可以先对高剂量组和对照组动物所有固定保存的器官和组织进行组织病理学检查；②发现高剂量组病变后再对其他剂量组全部动物的相应器官和组织进行组织病理学检查；③试验过程中死亡或濒死而处死的动物，应对全部保存的组织和器官进行组织病理学检查；④对大体解剖检查肉眼可见的病变器官和组织进行组织病理学检查；⑤成对的器官，如肾、肾上腺，两侧器官均应进行组织病理学检查。检查器官组织包括唾液腺、食管、胃、十二指肠、空肠、回肠、盲肠、结肠、直肠、肝脏、胰腺、胆囊（非啮齿类动物）、脑（包括大脑、小脑和脑干）、垂体、坐骨神经、脊髓（颈、胸和腰段）、眼（眼部检查发现异常时，非啮齿类动物）、视神经（非啮齿类动物）、肾上腺、甲状旁腺、甲状腺、胸腺、气管、肺、主动脉、心脏、骨髓、淋巴结、脾脏、肾脏、膀胱、前列腺、睾丸、附睾、子宫、卵巢、乳腺等。必要时可加测精囊腺和凝固腺、副泪腺（啮齿类动物）、任氏腺（啮齿类动物）、鼻甲、子宫颈、输卵管、阴道、骨、肌肉、皮肤和眼（啮齿类动物）等。应有组织病理学检查报告，病变组织需给出病理组织学照片。

7. 其他指标

在慢性毒性试验中增加特殊终点的评价可以最大限度利用动物资源，获得附加资料。对于在 28d 和/或 90d 经口毒性试验中提示可能引起神经毒性、免疫毒性或内分泌影响的化学物，在慢性毒性试验中也应进行进一步研究。

三、结果的判定与解释

（一）结果描述

将所有的数据和结果以表格形式进行总结，列出各组试验开始前的动物数、试验期间动物死亡数及死亡时间、出现毒性反应的动物数，描述所见的毒性反应，包括出现毒效应的时间、持续时间及程度。对动物体重、摄食量、饮水量（受试物经饮水给予）、食物利用率、血液学指标、血生化指标、尿液检查指标、脏器重量、脏/体比值和（或）脏/脑比值、大体和组织病理学检查等结果进行统计学分析。

（二）结果评价和解释

结果评价应包括受试物慢性毒性的表现、剂量-反应关系、靶器官、可逆性，得出慢性毒性相应的 NOAEL 和（或）LOAEL。

（三）报告内容

慢性毒性试验报告应包括以下内容。

（1）受试物　名称、性状、理化性质、纯度、来源、批号、化学分析证书。

（2）溶剂　试验选择非水溶剂时需说明溶剂选择理由。

（3）实验动物　物种、品系以及选择依据，试验开始时动物的数量、年龄、性别、体重、来源、饲养环境、饲料饮水条件等。

（4）试验条件　受试物给予途径及剂量设置依据；数据分析统计方法；受试

物配制方法或饲料配制方法；受试物配制后浓度、稳定性、和均一性数据；受试物给予途径及其细节；受试物实际剂量［mg/(kg·d)］，受试物掺入饲料或饮水时，受试物在饲料或饮水中的含量（mg/kg）换算成实际剂量时的换算系数；饲料、饮水质量。

（5）试验结果　动物存活情况、体重、摄食量、食物利用率或饮水量、按性别和剂量水平分类的毒性反应、临床观察到的异常情况、发生率（可含严重程度评分）及持续时间、眼部检查、血液学检查、血生化检查、尿液检查、神经毒性或免疫毒性检查结果、终体重、脏器重量（以及相对重量）、大体解剖观察结果、所有剂量组动物组织病理学检查结果、吸收数据（如有）。

（6）试验结果的统计分析。

（7）试验结果的讨论　应包括剂量-反应关系、作用方式信息、BMD、NOAEL或 LOAEL 的确定、历史对照数据、与人类数据的相关性。

（8）结论。

第二节　致癌试验

一、实验目的和原理

致癌性是指长期重复给予受试物所引起的肿瘤（良性和恶性）病变发生。食品在生产、加工、保藏、运输和销售过程中会涉及很多有可能对健康造成危害的化学因素，某些化学物可诱发动物或人类肿瘤，但不是所有的化学物都是致癌的，因此为了更好地利用资源，有必要对可疑的化学物做出致癌性评价。

化学致癌物种类繁多，分类方法有很多种，如可以根据致癌证据可靠性程度、致癌作用机制、化学物的结构等来分类。

（一）根据致癌证据可靠性程度分类

世界卫生组织下属机构国际癌症研究所（IARC）从 1971 年起组织专家组收集和评价世界各国有关化学物质对人类致癌危险性的资料。IARC 对化学物质引起人类癌症危险性评价结果是目前公认的权威性资料。IARC 关于化学物质致人类癌症危险性分类只与该化学物致癌性证据的充分性（证据权重）有关，而不涉及其致癌活性大小及其机制。IARC 将化学物对人类致癌性资料（流行病学调查和病例报告）和对实验动物致癌性资料分为四级：致癌性证据充分、致癌性证据有限、致癌性证据不足及证据提示缺乏致癌性。

1. 人类致癌性资料评价标准

（1）对人致癌性证据充分　指在致癌物与人类癌症发生之间有因果关系。

（2）致癌性证据有限　指因果关系的解释是可信的，但其他的解释如偶然性、偏倚、混杂因素不能完全排除。

（3）致癌性证据不足　指资料的性质、一致性或统计学不足以判断因果关系或没有对人致癌性的资料。

（4）证据提示缺乏致癌性　指有几个在已知人类充分暴露水平范围内的研究表明暴露水平与所研究的癌症无关联。

2. 实验动物致癌性资料证据评价标准

（1）致癌性证据充分　指确立了受试物与肿瘤发生率（恶性或恶性和良性肿瘤合计）增加的因果关系：①见于两种或两种以上动物；②一个物种经两次或多次独立的试验（不同时间、不同实验室或在不同试验方案条件下）；③在一个物种一次试验中，恶性肿瘤发生率、部位、肿瘤类型或发癌时间得到肯定的阳性结果。

（2）致癌性证据有限　指资料提示有致癌作用，但在作确定性评价中证据有限：①致癌性证据限于一个试验；②在设计、实施或结果解释的合理性方面存有疑问；③仅有良性肿瘤、未确定致癌性潜力的损伤、或该种系中此肿瘤的自发率较高。

（3）致癌性证据不足　指资料由于重要的定性或定量上的限制，不足以证明致癌作用的存在与否，或没有实验动物致癌性的资料。

（4）证据提示无致癌性　指有足够的资料（至少两种种系）证明该物质无致癌性。但需指出，证据提示无致癌性的结论必然限于所研究的种系、肿瘤部位和暴露剂量水平。

3. IARC 致癌物（因素等）分类

IARC 根据对人类和实验动物致癌资料，以及在试验系统和人类其他有关的资料（包括癌前病变、肿瘤病理学、遗传毒性、结构-活性关系、代谢和动力学、理化参数及同类的生物因子）进行综合评价，将环境因子和类别、混合物及暴露环境等致癌因素分为以下四类：①1 类，人类致癌物（carcinogenic to humans），对人类致癌性证据充分者属于本类。②2 类，又分为两类，即 2A 类和 2B 类。2A 类为人类可能致癌物（probably carcinogenic to humans），指人类致癌性证据有限，而实验动物致癌性证据充分。2B 类为人类可疑致癌物（possibly carcinogenic to humans），指人类致癌性证据有限，实验动物致癌性证据亦不充分；或指人类致癌性证据不足，实验动物致癌性证据充分。③3 类，基于现有证据不能对人类致癌性进行分类（not classifiable as to its carcinogenicity to humans）。④4 类，人类可能非致癌物（probably not carcinogenic to humans）。

迄今为止，IARC 专家组对 1000 多种化学物、同类化合物、物理因素、生物因素、生产过程或职业接触等进行了致癌性综合评估，其中 1 类有 120 种，2A 类有 82 种，2B 类有 311 种，3 类有 500 种（2019 年 3 月数据）。

分类为 1 类的致癌因素必须要有流行病学证据的支持，但是致癌流行病学研究是比较困难的，一般在人群接触某种化学物多年之后进行，可能有很多混杂因素，并往往受到经费和时间的限制。为治疗目的给予化学物和职业性接触，较易控制接触条件，但个体数和接触期限常常受到限制。因此，对于很多化学物需要通过动物致癌试验、短期试验等，为接触此化学物的致癌危险性提供证据（主要用于危害鉴定）。

（二）根据致癌作用机制分类

根据化学致癌物的作用机制，可分为遗传毒性致癌物和非遗传毒性致癌物。

遗传毒性致癌物对 DNA 造成损害，包括①直接致癌物：亲电子性有机化合物，不依赖代谢活化，能直接与 DNA 反应。②间接致癌物：需经宿主或体外代谢活化成亲电子剂后才能与 DNA 反应。③无机致癌物：有些可能是亲电子剂，但有些是通过选择性改变 DNA 复制保真性，导致 DNA 的改变，如金属镍、铬。

非遗传毒性致癌物不与 DNA 反应，可能间接地影响 DNA 并改变基因组导致细胞癌变，通过促进有丝分裂和抑制凋亡导致癌的发展。包括①促癌物：本身无致癌性，可以增强遗传毒性致癌物的致癌作用，也可促进“自发性”转化细胞发展成癌。②激素调控剂：主要改变内分泌系统平衡及细胞正常分化，常起促癌作用。③细胞毒剂：可能引起细胞死亡，导致细胞增殖活跃及癌发展。④过氧化物酶体增殖剂：可导致细胞内氧自由基过量生成。⑤免疫抑制剂：主要对病毒诱导的恶性转化起增强作用。

（三）根据化学物的结构分类

化学致癌物按结构可分为：烷化剂、多环芳烃类化合物、芳香胺类化合物、氨基偶氮染料、亚硝胺类化合物、黄曲霉毒素、植物毒素、金属致癌物等。

长期动物致癌试验是目前鉴定化学致癌物最可靠且应用最多的一种方法，其优点在于试验周期短且能严格控制试验条件，相较于人类接触受试物后往往需要几年甚至几十年的潜伏期，动物试验一般进行 1～2 年即可获得阳性结果，并且排除了人群流行病学不易控制的许多混杂因素的影响。致癌试验的目的是确定在实验动物的大部分生命期间，经口重复给予受试物引起的致癌效应，了解肿瘤发生率、靶器官、肿瘤性质、肿瘤发生时间和每只动物肿瘤发生数，为预测人群接触该受试物的致癌作用以及最终评定该受试物能否应用于食品提供依据。

二、实验方法

（一）实验材料

1. 受试物

对受试物的要求与慢性毒性试验一致。

2. 实验动物

致癌试验最好使用在吸收、分布、代谢、生物转化等方面与人类相似的动物，并且要考虑动物对感染性疾病的抵抗力、寿命、肿瘤自发率、对已知致癌物的易感性等特性。应选择肿瘤自发率低的动物种属和品系，可选用大鼠、小鼠。

动物的周龄一般为 6～8 周。每组动物数至少 100 只，雌雄各半，雌鼠应为非经产鼠、非孕鼠。若计划试验中期剖检（卫星组），应增加动物数（每组至少 20 只，雌雄各半）。对照组动物性别和数量应与受试物组相同，试验开始时每个性别动物体重差异不应超过平均体重的±20%。试验期间动物自由饮水和摄食，可按组分性别分笼群饲，每笼动物数（一般大鼠不超过 3 只，小鼠不超过 5 只）应满足实验动物最低需要的空间，以不影响动物自由活动和观察动物的体征为宜。

（二）实验设计

1. 剂量设置

试验至少设 3 个受试物组，1 个阴性（溶剂）对照组，对照组除不给予受试物外，其余处理均同受试物组。必要时增设未处理对照组。

高剂量应选择最大耐受剂量，原则上应使动物出现比较明显的毒性反应，但不引起过高死亡率；低剂量不引起任何毒性效应；中剂量应介于高剂量与低剂量之间，可引起轻度的毒性效应。一般剂量的组间距以 2～4 倍为宜，不超过 10 倍。

2. 受试物给予方式

受试物给予方式的要求同慢性毒性试验。

3. 试验周期

一般情况下，小鼠试验期限为 18 个月，大鼠为 24 个月，相当于终生暴露，个别生命期较长和自发性肿瘤率较低的动物可适当延长。试验期间，当最低剂量组或对照组存活的动物数仅为开始时的 25%时（雌、雄性动物分别计算），可及时终止试验。高剂量组动物因明显的受试物毒性作用出现早期死亡，不应终止试验。其原因是虽然试验的有效性可能会受到早期死亡率的影响，但是需要考虑重复试验带来的动物福利问题，而且较低剂量组的数据仍然可以用于评价，所以必须谨慎决定终止试验。

(三) 检测项目或指标

一般观察、体重、摄食量及饮水量、眼部检查、血液学和血生化检查、尿液检查和病理检查的要求同慢性毒性试验。

需要注意的是，在进行一般观察时应特别注意肿瘤的发生，记录肿瘤发生时间、发生部位、大小、形状和发展等情况。老年动物多病易死，应加强巡视，防止动物死亡后未及时剖检，对濒死和死亡动物应及时解剖并尽量准确记录死亡时间。在进行组织病理学检查时应重点检查肿瘤和癌前病变。

三、结果的判定与解释

(一) 结果描述

应将所有的数据和结果以表格形式进行总结，列出各组试验开始前的动物数、试验期间动物死亡数及死亡时间、出现肿瘤及其他毒性反应的动物数，重点描述肿瘤发生部位、数量、性质、癌前病变及肿瘤潜伏期。

肿瘤发生率是整个试验结束时患肿瘤动物数在有效动物总数中所占的百分率。有效动物总数指最早发现肿瘤时存活动物总数。

肿瘤发生率的计算见式(9-1)：

$$\text{肿瘤发生率}(\%)=\frac{\text{试验结束时患肿瘤动物数}}{\text{有效动物总数}}\times 100\% \tag{9-1}$$

肿瘤潜伏期即从摄入受试物起到发现肿瘤的时间。因为内脏肿瘤不易觉察，通常将肿瘤引起该动物死亡的时间定为发生肿瘤的时间。

对动物体重、摄食量、饮水量（受试物经饮水给予)、食物利用率、血液学指标、血生化指标、尿液检查指标、脏器重量、脏/体比值和（或）脏/脑比值、大体和组织病理学检查、患肿瘤的动物数、每只动物肿瘤发生数、各种肿瘤（良性和恶性）的数量、肿瘤发生率及肿瘤潜伏期等结果进行统计学分析。

(二) 结果评价和解释

致癌试验阴性结果确立的前提是小鼠在试验期为 15 个月或大鼠为 18 个月时，各组动物存活率不小于 50%；小鼠在试验期为 18 个月或大鼠为 24 个月时，各组动物存活率不小于 25%。

致癌试验阳性结果的判断采用世界卫生组织 WHO（1969）提出的标准，符合以下任何一条，可判定受试物为对大鼠的致癌物：

(1) 肿瘤只发生在试验组动物，对照组中无肿瘤发生；

(2) 试验组与对照组动物均发生肿瘤，但试验组发生率高；

(3) 试验组与对照组动物肿瘤发生率虽无明显差异，但试验组中发生时间较早；

（4）试验组动物中多发性肿瘤明显，对照组中无多发性肿瘤，或只是少数动物有多发性肿瘤。

需要注意的是，由于动物和人存在种属差异，致癌试验结果外推到人或用于风险评估具有一定的局限性。

（三）报告内容

致癌试验报告应包括以下内容。

（1）受试物　名称、性状、理化性质、纯度、来源、批号、化学分析证书。

（2）溶剂　试验选择非水溶剂时需说明溶剂选择理由。

（3）实验动物　物种、品系以及选择依据，试验开始时动物的数量、年龄、性别、体重、来源、饲养环境、饲料饮水条件等。

（4）试验条件　受试物给予途径及剂量设置依据；数据分析统计方法；受试物配制方法或饲料配制方法；受试物配制后浓度、稳定性、和均一性数据；受试物给予途径及其细节；受试物实际剂量［mg/(kg·d)］，受试物掺入饲料或饮水时，受试物在饲料或饮水中的含量（mg/kg）换算成实际剂量时的换算系数；饲料、饮水质量。

（5）试验结果　一般观察指标包括动物存活情况、体重、摄食量、食物利用率或饮水量、毒代动力学数据（如有）、眼部检查、血液学检查、血生化检查、尿液检查；临床毒性指标观察包括毒性体征、任何异常的发生率和严重程度（如评分）、持续时间；大体解剖检测指标包括动物终体重、脏器重量（以及相对重量）、大体解剖观察结果、异常情况发生率及程度；组织病理学检查包括非肿瘤组织病理学检查、肿瘤组织病理学检查、大体解剖观察结果与组织病理学检查结果的相关性、所有剂量组动物组织病理学检查结果的详细描述（包括病变严重程度分级）。

（6）试验结果的统计分析。

（7）试验结果的讨论　应包括剂量-反应关系、作用方式信息、BMD、NOAEL 或 LOAEL 的确定、历史对照数据、与人类数据的相关性。

（8）结论。

参考文献

［1］ OECD Guideline for the Testing of Chemicals：Carcinogenicity Studies. No. 451，25 June 2018.

［2］ OECD Guideline for the Testing of Chemicals：Chronic Toxicity Studies. No. 452，25 June 2018.

［3］ U. S. FDA. Toxicological Principles for the Safety Assessment of Food Ingredients. Carcinogenicity

Studies with Rodents，CFSAN Redbook 2000 Ⅳ. C. 6，January 2006.

[4] U. S. FDA. Toxicological Principles for the Safety Assessment of Food Ingredients：Chronic Toxicity Studies with Rodents. CFSAN Redbook 2000 Ⅳ. C. 5. a，July 2007.

[5] WHO. Principles for the testing and evaluation of drug for carcinogenicity. WHO Technical Report Series 426，1969.

[6] IARC list of classifications. https：//monographs. iarc. fr/agents-classified-by-the-iarc/.

[7] GB 15193. 26—2015 食品安全国家标准　慢性毒性试验.

[8] GB 15193. 27—2015 食品安全国家标准　致癌试验.

[9] 周宗灿 . 毒理学教程 . 第 3 版 . 北京：北京大学医学出版社，2006.

第十章
化学污染物的危害评估

危害评估是风险评估的前两步，包括危害识别和危害特征描述两个步骤。危害识别是确定一种因素能引起生物、系统或人群发生不良作用的类型和属性的过程，是危害评估的第一个阶段。危害特征描述是对一种因素引起潜在不良作用的固有特性进行定性或定量（可能情况下）描述，该过程应当包括剂量-反应评估及其伴随的不确定性。

危害评估过程首先应当遵循风险评估的一般原则，即科学、客观、全面和公正，即要求在资料收集、分析、整理和选择过程中应当全面收集现有的科学数据，尽量建立并遵循一个客观的分析评价标准，避免受个人主观认识和相关利益团体的影响，保证危害评估结果正确反映了现有的科学认识水平。

第一节　危害评估的基本原则和方法

一、危害识别的基本原则和方法

危害识别是对现有毒理学或流行病学等相关数据进行分析、描述的过程，涉及对文献的选择、数据质量的评价、证据权重的确定等过程。通常，对于有权威数据的危害因素，可以直接分析借鉴国际权威风险评估机构，如 FAO/WHO 食品添加剂联合专家委员会（JECFA）、欧洲食品安全局（EFSA）、美国环保署（EPA）等最新发布的技术报告或述评，在其基础上进行描述。对于缺乏上述权威技术资料的危害因素，可根据在严格试验条件（如良好实验室操作规范等）下所获得的科学数据进行描述。但对于资料严重缺乏的危害因素，则需要根据国际组织推荐的指南或我国相应标准开展毒理学研究工作。对于化学性危害因素，危害识别应从危害因素的理化特性、吸收、分布、代谢、排泄、毒理学特性等方面进行描述。

现有毒理学和流行病学数据的筛选评价是危害识别的重要内容，建立在对数据质量的客观评价基础上。对毒理学数据的质量进行评价需要考虑充分性、可靠性和相关性三个方面。充分性是指数据在危害评估中的可用性，分析现有资料是否能够满足危害评估的需要。当现有数据不能满足评估需求时，需要确认“信息缺口”有多大，决定是否需要重新获取信息。可靠性是评价研究数据的内在质量，涉及研究方法是否可靠、试验操作程序是否正确、试验结果的描述是否清晰等，对试验过程和结果的描述应能够提出清晰而有说服力的证据。相关性是指数据和/或试验对于特定危害识别或风险评估的适合程度，反映了数据是否适用于风险评估的目的。在收集数据前，应首先根据风险评估的目的考虑数据的相关性，制定相应的数据纳入/排除标准，在评价过程中严格根据评价目的和标准收集、评价数据，控制不确定性。

二、危害特征描述的基本原则和方法

危害特征描述应从危害因素与不同健康效应（毒性终点）的关系、作用机制等方面进行定性或定量描述。开展剂量-反应评估是危害特征描述的一个重要内容，也是推导健康指导值、进行风险评估的基础。

同样，在大多数情况下，可以通过查询国内外权威评估报告直接获得可靠的剂量-反应关系或健康指导值。然而对于尚未构建膳食健康指导值的化学物，则需要利用文献资料或试验数据，通过建立剂量-反应模型，建立剂量-反应关系，进而获得的未观察到有害作用水平（NOAEL）、观察到有害作用的最低水平（LOAEL）或基准剂量低限值（BMDL）等毒理学剂量参数，通过确定合适的不确定系数，推算出健康指导值。

（一）剂量-反应关系建模方法和原则

剂量-反应建模包括六个步骤：①确定建模用的反应并选择恰当数据；②选择适用于数据的模型；③选择可描述反应变异性的统计学分布；④用选择的模型对数据进行拟合，估计模型参数；⑤用估计的模型参数和模型公式预测需要的反应或剂量；⑥进行模型验证，包括不确定性分析和敏感性分析。目前可用于剂量-反应关系的模型众多，既有非常简单的线性，也有很复杂的生物模型，不同模型对数据质量的需求不同，所选择的模型应与可获得的数据相匹配。

需要强调的是，任何模型都具有不确定性，实际上真正的模型关系是未知的，这就导致无论是剂量-反应关系中观察剂量间的内推还是外推，都会额外产生不确定性，但是剂量外推所产生的不确定性更大。由于外推仍是当前风险评估中的不可避免的部分，这就需要采取一定的方法对外推所产生的不确定性进行处理。对于来自动物试验数据的外推，通常涉及从动物外推到人，以及不同敏感性的人与人之间的外推。解决这个问题较好的方法是建立实验动物与人之间以及人与人之间的毒代动力学模型和毒效动力学模型，但是这个过程比较复杂，也很难满足面临的大量评估需要。目前比较有效的方法是建立不确定性系数。这一方法在健康指导值的建立过程中被大量应用。

（二）不确定系数的确定原则

不确定系数又称为安全系数，是用于将实验动物获得的未观察到的有害作用剂量（NOAEL）或其他分离点（如基准剂量下限）外推到人（假定人最为敏感）或将部分个体数据外推到一般人群时的缩减系数，从而推导出对人类安全的或无明显风险的参考剂量（健康指导值）。安全系数的大小取决于毒性作用的性质、受保护人群范围以及现有毒理学数据的质量等。

从动物资料外推到人通常采用 100 倍的默认安全系数，可分解为物种间差异 10 倍和人群个体间差异 10 倍（10 倍×10 倍），这两项内容又可分别依据毒代动力学或毒效动力学效应分解为 4 倍×2.5 倍和 3.16 倍×3.16 倍。实际应用中需根据已有数据的质量等相关因素进行调整，基本原则如下。

（1）当采用人群研究资料时，可根据该资料样本量、是否能够代表最敏感人群等因素，确定不采用或减小代表种属差异的不确定系数。

（2）现有试验数据质量不佳或现有知识体系不足时，可能需要额外增加不确定系数。如试验设计未能获得 NOAEL 或缺乏长期慢性试验结果，而只能用 LOAEL 值或亚慢性试验结果时，可能需要额外增加 2～10 倍或更高的不确定系数。

（3）当剂量-反应关系曲线较为陡峭导致 NOAEL 与 LOAEL 比较接近时，应考虑适当增加不确定系数。

（4）如果所选择的反应是可逆的或较为缓和，且与人体健康有关联，则可降低不确定系数。

（5）实验动物与人群的毒代动力学和毒效动力学数据有助于对上述分解后的不确定系数的调整。

（三）健康指导值的制定原则

健康指导值是一个在给定的时间内（如终生或 24h）摄入某种化学物质不会引起可观察到的健康损害的剂量，其意义在于给定了一个易于理解的对风险量化的阈值。常用的健康指导值有两类，一类是用于急性暴露风险评估的健康指导值，如急性参考剂量（ARfD），主要针对那些在人类可能的摄入水平范围内会引起急性毒性的食品化学物（如某些农药、真菌毒素等）。另一类是用于长期慢性暴露风险评估的健康指导值，如每日允许摄入量（acceptable daily intake，ADI）、每日耐受摄入量（tolerable daily intake，TDI）、暂定每周耐受摄入量（provisional tolerable weekly intake，PTWI）、暂定每月耐受摄入量（provisional tolerable monthly intake，PTMI）等。通常对大多数具有潜在慢性毒性的化学物都需要考虑制定这一类健康指导值。ADI 主要针对人们在食品生产过程中为获得某种公认的益处而有意合法使用的化学物质，如食品添加剂、农药等。制定 ADI 必须要有充足的毒理学研究资料。TDI、PTWI、PTMI 等用于非人为合法有意添加但是又无法避免其在食品中存在的化学物，包括各类环境污染物和生产加工过程副产物，如重金属、二噁英、氯丙醇酯等。各类化学物因在人体内的蓄积能力不同，其健康指导值相应选择以每日、每周甚至每月内的摄入量作为计量单位。

无论哪种类型健康指导值，其制定过程一般包括以下四步。

第一步：收集和分析相关数据。该步骤主要遵循上述危害识别中数据收集分析的原则，全面收集目标物质的健康效应，经过充分评议和遴选，选择出适用的数据资料，并对不同类型数据进行证据权重分析。在研究或试验质量均符合相关规范的情况下，证据权重大小顺序为：流行病学资料、动物试验资料、体外试验、定量结构-反应关系。

第二步：确定分离点。该步骤是危害特征描述中的关键环节，目的是确定一个可以反映目标化学物最敏感的或关注的健康效应或毒性特征的分离点。该分离点可用于后续健康指导值的推导。当不适用健康指导值（如遗传毒性效应等）时，该分离点可作为其他评价方法的基点。常用的分离点是 NOAEL 和 BMDL。当无法获得 NOAEL 和 BMDL 时也可选择 LOAEL，但需要相应调整不确定系数。

NOAEL 通常适用于无遗传毒性物质。选择 NOAEL 作为分离点，依赖于试验的剂量设计，NOAEL 值相当于试验中的一个剂量水平。数据需满足：有充足的样本量；各受试物剂量组和对照组进行配对统计检验，至少有一个受试物剂量组与对照组比较没有出现统计学显著性差异；相关品系动物要有相关的观察终点等。当一个试验系统获得多个基于不同观察终点的 NOAEL 值时，原则上应选择公认的最敏感物种的敏感终点的 NOAEL 值或该试验中最低的 NOAEL 值。对于证据权重相同的不同试验系统获得的基于相同观察终点的 NOAEL 值，可基于保守原则选择最低的 NOAEL 值，也可参照相关国际组织的原则和方法剔除明显偏高的 NOAEL 值。BMDL 可通过 BMD 方法获得，该方法是应用现有剂量-反应数据估计总体剂量-反应关系并推导离散点。数据需满足：有充足的样本量；至少有两个剂量组，不同剂量下产生不同的毒性效应。对于计量资料，尽量采用个体数据来计算 BMDL，如果仅有总结型数据如均数、标准差或均数的标准误及每组的例数，则需对这些参数进行综合分析。对于计数资料，需要每一个剂量组的受影响例数和总例数的数据。

第三步：选择不确定系数。根据前述不确定系数的确定原则选择合理的不确定系数。

第四步：推导健康指导值。用确定的分离点除以不确定系数即可推导出用于风险评估的健康指导值。

需要特别强调的是，并非所有食品化学物都可推导健康指导值，对于某些现在还无法获知其最低阈剂量，或认为不存在阈剂量毒性效应的化学物，需要找到其产生一定反应率的分离点，采用暴露边界（MOE）等相应方法进行评估。因此，在开展危害评估时，既需要依据基本的科学原则对该化学物的毒理学数据进行分析，又需要根据其毒性特征进行个案化的评估。

第二节　重金属的危害评估

人类生活的地球，其地壳和岩石中含有多种金属和类金属元素，一般以天然浓度广泛存在于自然界中。由于人类对重金属的开采、冶炼、加工及商业制造活动日益增多，造成不少重金属进入大气、土壤和水中等，人体摄入重金属一般是通过食物和饮水等生活方式，而食品中大多数金属和其他元素的污染主要来源于环境。目前关于重金属的概念并没有统一明确的定义，一般而言重金属通常是指密度等于或大于 $5g/cm^3$ 的金属，比如汞、镉、铅、铜、铬等多种元素。这一概念在食品污染物领域中范围并不十分严格，此外，尽管砷属于非金属元素，但由于砷的毒性及生物活性与有毒重金属元素类似，因此也将其归于重金属一类。目前已被确认对人体健康有较大危害且人们最关注的“重金属”有铅、镉、汞、砷、铬等。以下以砷为例详细描述重金属危害评估需要关注的内容。

一、一般特征

砷是一种类金属，自然界中的存在形式包括有机砷和无机砷，其可以天然存在也可以通过人类活动产生。表 10-1 列出了目前在食物、饮水以及生物样品中已发现的含砷化合物。

表 10-1　食物、饮水以及生物样品中已发现的含砷化合物

中文名称	英文名称	同义词和缩写	CAS 号
砷酸盐	arsenate	AS^{V}	—
亚砷酸盐	arsenite	AS^{III}	—
甲基胂酸	methylarsonic acid	monomethylarsonic acid，methylarsonate，MMA^{V}	124-58-3
二甲基胂酸	dimethylarsinic acid	dimethylarsinite，cacodylic acid，DMA^{V}	75-60-5
甲基亚胂酸	methylarsonous acid	monomethylarsonous acid，MMA^{III}	—

续表

中文名称	英文名称	同义词和缩写	CAS号
二甲基亚胂酸	dimethylarsinous acid	$DMA^{Ⅲ}$	—
砷甜菜碱	arsenobetaine	AB	64436-13-1
砷胆碱	arsenocholine	AC	39895-81-3
三甲基氧化胂	trimethyl arsine oxide	TMAO	4964-14-1
四甲基胂离子	tetramethylarsonium ion	TMA^{+}	27742-38-7
二甲基砷氧化乙醇	dimethylarsionylethanol	DMAE	—
三甲钟丙内酯	trimethylarsoniopropionate	TMAP	—
氧砷糖	dimethylarsionylribosides	oxo-arsenosugars	—
硫代二甲基砷酸	dimethylmonothioarsinic acid	$DMMTA^{Ⅴ}$	—
二硫代二甲基砷酸	dimethyldithioarsinic acid	$DMDTA^{Ⅴ}$	—

二、吸收、分布、代谢和排泄

五价砷和三价砷易经消化道吸收，其吸收率70%～98%。且基于不同的载体，砷的生物利用率不同。一般情况下，土壤中含有的砷通常为硫化砷形式（如方铅矿和毒砂），其吸收率较低。砷的吸收率取决于砷的形态及其溶解度。例如，啮齿类动物模型中亚砷酸钠、砷酸钠、亚砷酸钙的吸收率不同。在较低剂量时（0.4mg/kg BW，以砷计），与砷酸盐相比，亚砷酸盐在小鼠的消化道内吸收更为广泛，但在较高剂量的情况下（4.0mg/kg BW，以砷计）该现象相反。空腹以及限制性进食可增加砷的吸收率，其他的饮食因素也能影响砷的吸收。

在人类及大多数实验物种中，无机砷可以从血液中快速清除，但大鼠例外，在大鼠体内砷可和红细胞结合，延迟了其清除过程。砷在组织中的蓄积随着年龄而增加。有研究表明，成年人肝、肺、脾脏中的砷水平比婴幼儿的高，这与在实验动物中所观察到的现象一致。

经口摄入的有机砷代谢方式不同于无机砷，如“鱼砷”和胂糖进行的生物转化非常有限，几乎以原本的形态排出。在体内，五价无机砷逐渐还原为三价砷，随后三价无机砷将被氧化加入一个甲基。亚砷酸盐的甲基化是由特定甲基转移酶催化，*S*-腺苷甲硫氨酸（*S*-adenosylmethionine，SAM）为其甲基供体。体内和体外研究均表明SAM和谷胱甘肽（glutathione，GSH）是酶催化的砷甲基化过程中的关键辅酶。在无机砷的代谢途径中，除了反复还原和氧化甲基化反应，谷胱甘肽参与的结合反应可导致砷从肝脏中排出。

摄入的砷大多数在几天之内经肾脏迅速排出。不同形式三价砷摄入后几日内可经尿液排出45%～75%，这表明三价砷在消化道的吸收相对广泛且迅速。目前还尚未有可利用的关于人体经胆汁排除三价砷和五价砷的数据。砷也可以经乳汁排泄，但浓度较低。暴露人群中，高剂量的砷会在骨头、皮肤、头发和指甲中蓄积更长的时间。因此，头发和指甲中砷的水平常用作反映长期暴露的生物标志物。

三、毒理学数据

（一）急性毒性

无机砷对实验动物和人类可以产生致命危害，毒性大小取决于它的溶解度、化学形态、给药途径和种属差异。三氧化二砷的小鼠急性经口毒性 LD_{50} 为 15～48mg/kg BW，亚砷酸盐小鼠肌内注射急性毒性 LD_{50} 为 8～22mg/kg BW。一般情况下，三价砷比五价砷毒性更强。

（二）亚慢性毒性

砷的亚慢性毒性研究文献极少见。在一项 28d 毒性研究中，小鼠暴露于砷酸钠（0.025mg/L、2.5mg/L，以砷计）后出现肝细胞空泡变性且具有剂量-反应关系，未观察到对肾脏的影响。有研究显示，豚鼠短期暴露于三氧化二砷后肝脏总碳水化合物显著降低。该效应可能是因糖异生作用受到抑制而导致，可能引起严重的毒效应。

（三）慢性毒性

无机砷经口暴露后会对很多系统造成影响，包括心血管系统、呼吸系统、胃肠道系统、血液系统、免疫系统、生殖系统和神经系统。

一项 2 年的犬慢性毒性试验结果显示，每日经口给予犬 2.4mg/kg BW 亚砷酸盐，可对动物胃肠道系统产生损伤作用，但在大鼠慢性毒性试验中，砷酸盐或亚砷酸盐的暴露剂量达到每日 30mg/kg BW 时，未出现上述损伤。

研究证实甲基胂酸对消化道、肾脏、甲状腺和生殖系统均会造成影响。最敏感的效应为腹泻，低剂量长期暴露时在大鼠、小鼠、家兔和犬均可观察到这一现象。一般而言，出现消化道病理损伤的剂量高于导致腹泻的最低剂量。一项关于 2 年的大鼠慢性毒性试验中，NOAEL 为 3.0mg/kg BW，而导致腹泻的 LOAEL 为 25.7mg/kg BW。

甲基胂酸对膀胱、肾脏、甲状腺和胎儿发育均有影响。

（四）致癌性

国际癌症研究机构（IARC）已详细综述了砷化物的致癌性。大部分的实验动物研究表明，经口慢性暴露无机砷不会影响动物的肿瘤发生率。大鼠和小鼠经口暴露三氧化二砷、各种砷酸盐及亚砷酸钠均未产生致癌作用，亚砷酸钠和砷酸盐对犬也没有致癌性。

有两项致癌性研究出现阳性结果。一项研究中，30 只 A/J 小鼠经饮水摄入砷酸钠（浓度分别为 0mg/L、1mg/L、10mg/L、100mg/L），18 个月后出现了肺部多发性肿瘤数目增加和体积增大，呈剂量-反应关系；除了高剂量组外，其余各剂量组小鼠均从 10 个月开始出现死亡现象。另一项研究中，70 只 C57BL/6J 小鼠自由摄入含砷酸钠（As^{V}）或 MMA^{III} 的饮水 24 个月，剂量为＜0.0001mg/L（对照，$n=105$）、0.1mg/L、0.25mg/L、0.5mg/L。结果显示，与对照组比较，各剂量组小鼠的体重、进食量和摄水量均无明显差异。部分动物出现了死亡，其中一部分的死因未知，另一部分死于充血性卵巢囊肿破裂或肿瘤。摄入砷酸钠和 MMA^{III} 会导致剂量相关的淋巴瘤发病率增长，具有统计学意义。在最高剂量组中，MMA^{III} 导致的淋巴瘤发生率高于砷酸钠，但在其余剂量组中未观察到该差异。该研究未检测 DMA^{III} 的致癌性。

在一项两年的致癌性试验中，雄性大鼠经饮水摄入浓度达 200mg/L MMA^{V} 未观察到致癌性。小鼠或大鼠摄入含 400mg/kg MMA^{V} 的饲料也未观察到致癌性。上述染毒浓度相当于每日 100mg/kg BW。TMAO（浓度为 200mg/L，经饮水摄入，持续 2 年）会导致大鼠产生肝细胞腺瘤，致癌机制可能为氧化损伤和细胞增生。DMA^{V}（经饮水摄入，浓度为≥50mg/L）对大鼠膀胱有致癌作用，对小鼠却未观察到。

研究显示，亚砷酸钠可透过小鼠胎盘产生致癌作用。亚砷酸钠（≥1.25mg/L，经饮水摄入）与紫外线（UV）有联合致癌作用。砷酸盐（25mg/L，自由饮水 25w）与 9,10-二甲基-1,2-苯并蒽有联合致癌作用。

最近与砷相关的评估中，IARC 认为，在动物实验中已有充分的证据表明无机砷化合物和 DMA^{V} 具有致癌性。

（五）遗传毒性

一系列研究证据提示砷化物不会直接与 DNA 发生作用。

研究表明，无机砷不会与 DNA 共价结合，也不会诱导细菌或哺乳动物的点突变，并且无机砷是单基因位点的一种极弱的诱变剂。但长期低剂量暴露于非细胞毒性浓度（0.1μmol/L）的亚砷酸盐，会造成 *HPRT* 基因位点的延迟突变及人骨肉瘤细胞在 20～30 代培养后发生恶性转化。更高剂量的亚砷酸盐（≥7μmol/L）会诱导仓鼠-人杂交细胞株多基因座 DNA 的较大缺失，也会诱导多种哺乳动物微核产生和染色体畸变、非整倍体以及姊妹染色体单体互换。体内试验结果显示，亚砷酸盐经口摄入会导致小鼠外周血淋巴细胞和骨髓细胞的染色体畸变。

Ames 试验中尚未观察到 DMA^{V} 和 MMA^{V} 具有致突变性，但另外一些研究结果表明，当达到细胞毒性浓度（μmol/L 的水平）时可导致染色体畸变和基因突变。在亚细胞和细胞系统中，通常情况下导致 DNA 断裂和碱基氧化损伤的 $MMA^{Ⅲ}$ 和 $DMA^{Ⅲ}$ 的浓度要低于无机砷和五价砷代谢物。大于或等于 10μmol/L 剂量水平 $DMMTA^{Ⅴ}$ 可导致非整倍体、染色体结构畸变以及纺锤体结构和中心体完整性的异常。

以上砷化物遗传毒性的可能机制包括快速诱导 DNA 氧化损伤、抑制 DNA 修复、DNA 甲基化、非整倍性和基因修饰的缓慢改变等。

(六) 生殖发育毒性

欧盟食品安全局（European food safety authority，EFSA）指出，无机砷对实验动物具有胚胎毒性和致畸性，然而多数研究采用的是肠外高剂量砷染毒，可能产生母体毒性。最近的研究表明（无母体毒性条件下），经口摄入一定剂量的砷化物（以砷酸盐形式为主）会导致胎儿生长发育迟缓、神经毒性和肺组织结构改变。使用小鼠模型在其宫内和产后的早期阶段暴露于砷（亚砷酸盐形式，饮水中浓度≤100μg/L），发现 28 日龄小鼠对胆碱激发的呼吸道反应发生了改变，这种功能性的改变与蛋白质、基因表达以及呼吸道周围形态结构的改变有关。

动物试验结果表明，子宫内无机砷暴露（母鼠经消化道暴露）会导致神经管缺陷，胎儿生长迟缓和神经毒性，包括自主活动和空间学习能力的变化、后代与抑郁行为有关的神经-内分泌相关物质的改变。研究证明抑制砷的甲基化会增加其发育毒性。

(七) 特殊毒性

1. 免疫毒性

EFSA 的报告综述了关于砷化物对免疫系统功能的影响。雌性小鼠经饮水摄入砷酸盐（浓度为 0.5mg/L、5mg/L、50mg/L）12w，会导致受到刺激后的腹腔巨噬细胞的一氧化氮和超氧化物的生成减少。雄性小鼠经饮水摄入亚砷酸盐（浓度为 0.5mg/L、2.0mg/L、10mg/L）3w，会导致体液免疫的抑制，也会导致初次免疫应答和再次免疫应答受到抑制。1 日龄雏鸡经饮水摄入浓度为 3.7mg/L 的无机砷，持续 60d 后出现了细胞免疫和体液免疫的抑制。有研究报道，斑马鱼胚胎暴露于 2μg/L 和 10μg/L 的含无机砷的水中数日后，以及小鼠摄入浓度为 10μg/L 或 100μg/L 的亚砷酸盐饮水或摄入含 10μg/kg 亚砷酸盐食物 5～6w 后，均出现了免疫系统的抑制反应。

2. 神经毒性

对大鼠和小鼠进行的一系列研究中未发现无机砷具有明显的神经毒性，仅对神经行为有一定的影响。大鼠经口摄入高剂量无机砷（每日 10mg/kg BW 和

20mg/kg BW，灌胃 2～4w）后，动物的自主活动减少。此外，大鼠经口暴露砷后，在进行学习记忆能力滞后。近期研究发现，大鼠经口摄入 20mg/kg BW 的亚砷酸盐 28d 后，对其自发活动、抓握力、转杆试验表现均有影响。小鼠经饮水摄入三氧化二砷（浓度为 1mg/L 和 4mg/L）持续 60d，可观察到明显的与记忆有关的神经行为（水迷宫试验）的改变，且与剂量相关。通过膳食慢性暴露于 MMA^{V}（大鼠每日达 70.4mg/kg BW，小鼠每日达 67.1mg/kg BW），并未观察到神经毒性症状或大脑损伤。关于 DMA^{V} 也有类似的结果报告。

3. 心血管系统毒性

大鼠和家兔的研究表明，砷酸盐和亚砷酸盐可改变心血管反应能力。给予大鼠砷酸盐或亚砷酸盐浓度为 50mg/L 的饮用水持续 200d，直到第 80d 大鼠血压均保持较高水平，其中亚砷酸盐产生的作用比砷酸盐更明显。砷酸盐或亚砷酸盐对动物的血管紧张素（ACE）均无明显改变，但细胞色素 P450 4A（CYP4A）均显著升高，结果提示 CYP4A 在造成砷诱导型高血压时的作用可能较 ACE 更为重要。大鼠（18 月龄）或家兔（10 月龄）经饮水摄入亚砷酸钠（50mg/L）后心搏量和血液输出量均减少，且血管阻力增加。一些研究也发现摄入亚砷酸钠会改变血细胞数量和血红素合成相关酶水平，可能会导致贫血发生。给予大鼠 0.9mg/kg BW 亚砷酸盐和豚鼠 0.7mg/kg BW 亚砷酸盐均可造成动物红细胞压积改变。

与无机砷不同的是，尚无研究显示 MMA^{V} 和 DMA^{V} 可对心血管造成影响。

4. 肾毒性

在一项短期试验中，昆明小鼠经饮水摄入三氧化二砷（浓度为 1mg/L、2mg/L、4mg/L）持续 60d，肾脏发生组织病理学改变（如细胞肿胀，肾小管扩张和淋巴细胞浸润），以及肾组织中 8-羟基脱氧鸟嘌呤水平（8-OHdG）的显著增加（$P<0.01$），这些变化可能与砷诱导的氧化应激增加有关。也有研究在 Bowman's 囊和肾小管中观察到了肾功能损伤和 8-OHdG 的改变，且存在剂量-反应关系。

四、人群流行病学数据

（一）致癌性

1. 皮肤癌

砷的致癌性分类证据最初来源于在职业场所接触含砷制剂的皮肤癌患者。随后，在黑脚病流行区——中国台湾开展的生态学研究显示，当地饮用水中砷的暴露水平较高，提示砷暴露与皮肤癌可能存在因果关联。这些研究以及来自该地区的其他研究确认了这种关联。在美国和丹麦开展了饮用水中低水平砷暴露的研究，以检测其对非黑色素瘤皮肤癌（NMSC）的风险。

2. 膀胱癌

在智利、阿根廷、中国台湾的生态学研究和中国台湾的病例对照研究中，观察到了饮水中高水平的砷暴露和膀胱癌之间的显著关联。一些较新的膀胱癌研究中，这些研究人群通过饮水的砷暴露不超过 100μg/L，均使用趾甲总砷浓度作为暴露生物标志物。因趾甲砷浓度可以反映所有暴露途径的总和，且相较于血液或尿液砷浓度，趾甲砷浓度能反应较长时间的暴露。

在美国和阿根廷的 3 项病例对照研究发现曾吸烟者中较高砷暴露发生膀胱癌的风险增高。

在芬兰开展的一项关于膀胱癌的病例对照研究，用趾甲砷（0.02～17.5μg/g）作为暴露生物标志物，未发现无机砷浓度和膀胱癌发病风险之间有关联（OR 1.13，95% CI 0.70～1.81，上三分位暴露组与下三分位暴露组相比）。

中国台湾东北部地区开展的一项纳入 8086 名受试者的队列研究随访 5 年，使用了几个多变量校正模型进行计算，研究发现砷暴露量在 10.1～50μg/L 时，相对危险度（RR）增加但无统计学意义。随后开展的一项随访时间为 12 年的研究中，45 个泌尿系统肿瘤病例通过了国家癌症登记处的链接确认，该研究发现随饮水中砷浓度增高发病风险表现出显著增加趋势。暴露水平高于 100μg/L，RR 增加 5 倍，低暴露水平（＜100μg/L）的发病风险升高但不具有统计学意义。

Cantor 以及 Mink 等（2008）对砷和膀胱癌的关系进行过文献综述。据推测砷与膀胱癌关系研究结果的不一致性可能是由于在检测低水平暴露轻微效应时，统计学功效低的原因。一般说来，较低暴露水平（如 100μg/L）的膀胱癌的发病风险似乎低于根据中国台湾和其他高暴露地区研究所得的预测值。

3. 肺癌

在日本、智利、阿根廷、美国和中国台湾的研究中，饮水中高浓度的砷暴露被证明与肺癌有关。饮水中砷暴露低于 100μg/L 的研究较少。在智利、美国和中国台湾的 4 项肺癌研究考虑了吸烟和饮水砷暴露的联合作用，其中有 3 项研究是病例对照研究，而另一项是队列研究。总体而言，吸烟者比从不吸烟者砷暴露表现出更高的肺癌风险。

4. 其他癌症

其他可能涉及砷暴露的癌症包括前列腺癌、肝癌和肾脏癌症，确定性的研究结果较少。美国犹他州的一项研究显示砷暴露对于前列腺癌存在超额风险（标准化死亡比 1.5，95% CI 1.7～1.9）；然而，澳大利亚的另一项研究显示并无风险。在智利开展的一项研究发现，持续 13 年高水平饮水砷暴露（＞850μg/L）

后，肾脏癌症死亡的潜伏期约 25 年。最近的 IARC 评估认为砷导致肾脏、肝脏和前列腺癌症的证据“有限”。

（二）其他非致癌作用

1. 皮肤损伤

世界不同地区的流行病学研究一致显示了长期摄入无机砷和皮肤损害之间的强关联性，尤见于以角化过度、色素沉着和色素减退为表现的皮肤损害。NRC 和 ASTDR 已经审核了大量的研究成果。近年来，已出现与低剂量无机砷（饮水 $<100\mu g/L$）暴露有关的人体研究报道，EFSA 已经在其科学意见中（2009 年 EFSA 的表 36）总结了这些研究。这些在低剂量暴露后出现的皮肤损害提示：这些特征性皮肤改变是无机砷毒效应的敏感指标。

在大多数流行病学研究中，皮肤损害的患病率和比值比与无机砷的暴露有着剂量依存关系。三个大规模饮用水研究发现，对于无机砷相关性皮肤损害男性较女性更敏感。砷对健康影响的纵向研究显示吸烟、身体质量指数、叶酸和硒的营养状况可以影响人体对由无机砷导致的皮肤损害的易感性。

2. 发育毒性

有关无机砷暴露在胎儿发育影响方面的研究报道很少。流行病学研究表明，孕妇饮水中砷浓度暴露升高与自发流产、死胎、早产、新生儿死亡、出生缺陷和妊娠丢失的风险升高之间有相关性。在智利和中国台湾的研究表明，孕妇在妊娠期间饮用水含高浓度无机砷，婴儿出生体重明显减轻。

婴儿出生前和哺乳期后无机砷暴露可能影响儿童健康与发育，还可导致婴儿死亡，这是砷暴露对胎儿生长和免疫功能影响所致。队列研究发现，在妊娠期间饮用水砷浓度为 $164\sim275\mu g/L$ 的母亲生出的婴儿在出生后第一年死亡率明显升高，剂量-反应关系表明婴儿死亡风险在水中砷浓度约为 $50\mu g/L$ 时开始上升。婴儿死亡的增多可能归因于砷相关机制，例如生长迟缓和免疫功能受损。

3. 心血管毒性

非治疗性经口无机砷暴露对于心血管的影响已经做了大量的调查研究。Navas-Acien 等和 EFSA 综述中，通过慢性饮用水暴露引起的心血管结局包括黑脚病，增加了冠心病、外周动脉疾病、心肌梗死，增加了卒中的死亡率和患病率。

尽管很多研究证实了黑脚病和无机砷暴露的相关性，但是黑脚病仅在中国台湾的西南海岸线有报道，当地的井水中砷的含量非常高（$170\sim880\mu g/L$）。一项横断面研究发现无机砷暴露与收缩期高血压和高脉压呈正相关，并且此种联系在叶酸和 B 族维生素低水平摄入的参与者中更为明显。没有发现无机砷暴露与一般性高血压存在明显联系。另一项横断面研究发现无机砷暴露与收缩压之间有剂量依赖性关联。

4. 神经毒性

砷暴露可能会影响中枢和外周神经系统，最常见的神经系统影响就是外周神经系统的病变。人体急性无机砷暴露常常导致外周神经病变，具体变现为轴突病变和脱髓鞘病变。人体慢性无机砷暴露可能导致中枢和外周神经病变，早期的症状可能包括感觉异常和肌肉无力。在外周神经中，运动和感觉神经元都会受到影响。

5. 糖尿病

EFSA 最近综述了经口无机砷暴露对于糖代谢异常和糖尿病的影响。结果显示高暴露人群糖尿病患病率的超额风险增加，但这些研究中有许多都没有根据体质指数进行调整。在低剂量到中剂量暴露的一般人群研究中，未表现出正相关联系。

五、危害特征描述

随着砷毒理学的研究进展，无机砷及其化合物已被国际癌症研究机构（IARC）确认为致癌物。由于无机砷的毒性远高于有机砷，国际上对砷的安全性评价均以无机砷为依据。1989 年，JECFA 对无机砷的健康危害进行了评价，将其暂定每周耐受摄入量（PTWI）确定为 15μg/kg BW。二十年来，在砷与健康方面又出现了很多新的数据和证据。新的研究证据显示，无机砷暴露量即使低于 JECFA 当年确定的 PTWI，仍会引起一系列的副作用。因此，JECFA 以前建立的 PTWI 已不适于风险评估。2010 年 JECFA 第 72 次会议上，已正式废除了该 PTWI。目前，JECFA 以无机砷的肺癌发生作为毒性效应终点，确定其基准剂量下限值（$BMDL_{0.5}$）为每天 3.0μg/kg BW。EFSA 认为无机砷可增加肺癌、皮肤癌、膀胱癌以及皮肤损伤的风险，其 $BMDL_{01}$ 为每天 0.3～8μg/kg BW。

第三节　生物毒素的危害评估

生物毒素又称生物毒和天然毒素，是指生物来源并不可自复制的有毒化学物质。已知化学结构的生物毒素有数千种，依据来源把生物毒素分为微生物毒素（细菌毒素、真菌毒素）、海洋生物毒素、动物毒素和植物毒素等。生物毒素是食品生物性污染的来源之一，在种植或养殖、生产加工及储存等环节直接或间接进入食物链可导致动植物食品受到污染，而造成对人群急性或慢性的健康影响。如真菌毒素可对谷物、粮食、油脂、果蔬等农产品造成污染，是影响农产品质量安全的一类关键风险因素，不仅危害人体健康，也直接造成严重的经济损失和频繁的国际贸易纠纷，引起了国际社会的广泛关注。

真菌毒素是一些真菌（主要为曲霉属/青霉属及镰孢属）在生长过程中产生的易引起人和动物病理变化和生理变化的次级代谢产物，可广泛污染农作物、食品及饲料等植物性产品。迄今发现的真菌毒素已有300多种，粮油作物产品中常见的、危害较大的主要有黄曲霉毒素（aflatoxin，AF）、玉米赤霉烯酮（zearalenone，ZEN）、赭曲霉毒素A（ochratoxin A，OTA）、脱氧雪腐镰刀菌烯醇（deoxynicalenol，DON）和伏马毒素（fumonisin，FB）等。影响真菌产毒的因素有贮藏、环境以及生态条件等，其中许多是人类难以控制的。世界许多国家都已开始重视真菌毒素对粮食及其制品的污染。这些真菌毒素不仅可以污染食品引起食物中毒，而且有些还具有致癌、致畸、致突变作用，对健康造成极大威胁。由于现代农业及加工储存方式的改进可将真菌毒素的污染控制在较低的水平，但是仍很难将其从食品链中完全去除，因此真菌毒素低剂量慢性暴露风险成为关注的重点。已有研究表明，一些人类疾病可能与真菌毒素的暴露有关，如肝癌、地方性肾病、食物中毒性白细胞缺乏病、食管癌、克山病等。因此，对真菌毒素进行风险评估不仅具有重要的公共卫生意义，也成为Codex、欧盟等国际组织和地区制定真菌毒素限量标定和管理规定制定的主要依据。通过系统、客观地评估人类暴露于真菌毒素而产生的已知或潜在有害作用的科学过程，以确定真菌毒素对健康的已知和潜在有害作用的可能性和严重性。在本节中重点以在食品安全风险监测中重点关注的黄曲霉毒素和伏马菌素展开介绍。

一、黄曲霉毒素

（一）一般特征

黄曲霉毒素是由黄曲霉（*Aspergillus flavus*）、特曲霉（*Aspergillus nomius*）、寄生曲霉（*Aspergillus parasiticus*）等产生的一类含有二氢呋喃环结构的次生代谢产物。自然界中至少存在14种不同类型的黄曲霉毒素，天然污染的黄曲霉毒素主要包括黄曲霉毒素B1（AFB1）、黄曲霉毒素B2（AFB2）、黄曲霉毒素G1（AFG1）、黄曲霉毒素G2（AFG2）。其中AFB1是目前发现的真菌类毒素中毒性最大、污染范围最广的毒素之一。

黄曲霉毒素可广泛污染各类农产品、食品及动物饲料，大量调查研究资料表明，在花生、玉米、大米、豆类、棉籽、坚果类、茶叶、中草药、调料品等农产品和食品中均有检出，尤以花生及其制品、玉米、大米和各类坚果、干果为重。黄曲霉毒素污染分布的地理范围广，农作物在生长、收获、贮藏、加工、运输等各个环节遇到适宜的环境条件，都有可能发生黄曲霉毒素污染。由于地理环境的差异，污染情况各地有所不同，非洲某些国家花生和玉米的污染较为严重；美国棉籽和玉米也易被污染，亚洲的菲律宾和泰国污染的主要是花生及其制品、玉米和熟食等。我国南方高温高湿地区一些粮油及其制品也易受到污染。除粮油外也有报道干果类如胡桃、杏仁、榛子、无花果，以及动物性食品如奶及制品、肝、干咸鱼中也有黄曲霉毒素污染。工业生产的发酵制品如酱、酱油中一般无污染，但家庭自制的发酵食品曾检出黄曲霉毒素。

(二) 吸收、分布、代谢和排泄

人类主要是通过食用被污染的食物而接触 AFB1。通过食物途径摄入 AFB1 后，由于 AFB1 的高脂溶性，很快被胃肠道吸收，并进入循环系统。AFB1 主要分布在肝脏，其次是肾脏，亦有少量以游离的 AFB1 或其水溶性代谢产物形式分布在肠系膜静脉。被吸收的 AFB1 进入血液，和血浆蛋白（尤其是白蛋白）形成 AFB1-白蛋白加合物。人类白蛋白的半衰期约为 20d，慢性暴露于毒素会出现加合物的累积。尿中 AFM1 和其他代谢产物可以反映最近接触黄曲霉毒素的水平；外周血黄曲霉毒素白蛋白加合物在体内的半衰期为 30～60d，它反映了在一个较长时期的暴露，是反映人体慢性接触的一个可靠的测量指标。

小肠吸收以后，AFB1 容易结合血浆白蛋白，其在血液中充当黄曲霉毒素的主要输送者。在肝脏中，AFB1 经 P450 氧化酶 CYP450 家族成员代谢转化为 AFM1、AFP1、AFQ1 和黄曲霉毒素醇等，前三者均无活性，黄曲霉毒素醇又可被氧化成 AFB1。经肝微粒体细胞色素 P450 的活性代谢物 AFB1-8，9-环氧化合物具有亲电活性，可与 DNA、RNA 和蛋白质的共价结合，在急性和慢性中毒中起关键作用。其中，AFB1-8，9-环氧化合物结合蛋白质会导致急性毒性，结合 DNA 造成损伤则会引起随时间增加患肝癌的风险。AFB1 的环氧化物还可与鸟嘌呤残基反应，生成 AFB1-N7-鸟嘌呤加合物（AFB1-N7-GUA），是 AFB1 发挥毒性作用的主要形式之一。

摄入含 AFB1 的饮食后，约有 50% 在十二指肠被吸收，未被吸收的 AFB1 通过粪便排出体外而不对机体造成损害。吸收的 AFB1 经 P450 氧化酶代谢后经尿液直接排出或与葡萄糖醛酸基转移酶结合经粪便排出。

(三) 毒理学数据

1. 急性毒性

不同动物对其易感性不同。对一些物种毒性很大（LD_{50}＜1mg/kg BW），如猪、犬、猫、彩虹真鳟和雏鸭等。大多数动物物种通过口服途径接触 AFB1 的 LD_{50} 范围较宽，从雏鸭的 0.3mg/kg BW 到成年雌性大鼠的 17.9mg/kg BW。幼年个体似乎比成年个体更敏感，大多数雄性比雌性更敏感。急性中毒的特征在许多物种中表现为急性肝疾病本身，如厌食、黄疸及出血。肝脏组织学病变包括与胆管增生和卵圆细胞肥大。黄曲霉毒素亚急性中毒表现为不同的症状，一般包括中等到严重程度的肝损伤、黄疸、血液凝结异常，其他症状包括贫血、体重降低、繁殖下降、免疫应答受损、肾损伤和过早死亡。

2. 慢性毒性

如果长期食用被黄曲霉毒素污染的食物，即使在很低的浓度下，黄曲霉毒素也将作为内源性基因毒物持续刺激，发生突变，最终导致癌症发生。黄曲霉毒素慢性暴露还会使人类和动物发生肝功能逐渐受损相关的症状，如体重下降、增加对传染性继发症的易感性、肝和其他器官坏死、死亡率增加等。

3. 致癌性

天然产生的黄曲霉毒素被国际癌症研究机构（IARC）列为 1 类致癌物，并对许多动物具有致癌性，包括一些鱼、啮齿类动物和灵长类动物。

AFB1 是一种很强的肝毒素和肝致癌剂，肝脏被认为是黄曲霉毒素首要的靶器官。食品接触黄曲霉毒素是肝癌的一个显著危险因素，同时，黄曲霉毒素与乙肝病毒协同作用增大了人类患肝癌的风险。在 AFB1 诱导肝癌的易感性方面，生物种间和种内存在着极大的差异。例如，啮齿类动物中大鼠对 AFB1 具有高敏感性，而小鼠却有较强的耐受性。雄性大鼠又比雌性大鼠敏感。

AFB1 及其代谢产物致癌的分子机制主要是癌基因的激活和抑癌基因的失活，有研究提示它们在肝癌发生和进展过程中引起了癌基因（如 *ras*、*C-fos*）及抑癌基因（如 *p*53、*survivin*）表达的改变。AFB1 诱发肝癌的部分原因为 AFB1-8,9-环氧化物与 DNA 中的鸟嘌呤结合，形成 AFB1-N7-GUA，从而引起 *p*53 抑癌基因突变，最后导致肝癌的发生。另外，由 AFB1-N7-GUA 产生的 AFB1-甲酰嘧啶（FAPY）加合物还能够激活人体诱导的 *ras* 肝癌基因。

4. 致突变性

黄曲霉毒素具有致突变性，被国际癌症研究所（IARC）认定是已知的最强的基因毒性剂。AFB1 及其代谢物的毒性和诱导突变能力逐渐减弱的趋势为：AFB1＞AFG1＞AFB2＞AFG2。其中，AFB1 是对哺乳动物致突变毒性最强的形式。在哺乳动物中，AFB1 加合到 DNA 上后，可产生染色体畸变、微核、姐妹染色单体互换、程序外 DNA 合成及染色体链断裂。

黄曲霉毒素致突变的作用主要是通过与 DNA、RNA 和蛋白质形成加合物而实现，同时它也会引起脂质过氧化作用和 DNA 氧化损伤。黄曲霉毒素的代谢产物 AFT-8,9 环氧化合物与 DNA 共价结合形成加合物，引起 DNA 损伤包括碱基修饰、形成无嘌呤/无嘧啶位点、DNA 单链和双链损伤、DNA 氧化性损伤、DNA 碱基错配损伤及引起姐妹染色体交换频率增加，增加基因的不稳定性。

5. 生殖发育毒性

黄曲霉毒素可诱导畸形。黄曲霉毒素可通过影响性成熟、卵泡的生长和成熟、激素水平、妊娠和胎儿的发育影响生殖发育。研究结果显示，AFB1 可引起胚胎发育迟缓、畸形、流产或死亡。黄曲霉毒素可对激素水平和性器官产生严重影响。AFB1 可通过减少雄性的精子数量、精子活力和精子活力持续时间，来影响繁殖能力。

6. 免疫毒性

黄曲霉毒素具有免疫毒性，作为一个强效的免疫抑制剂，可降低人体或动物的免疫力。淋巴滤泡受到黄曲霉毒素袭击而破坏，导致淋巴细胞溶解。免疫球蛋白的产生和淋巴细胞的增殖受到抑制。AFB1 对粒细胞生成具有毒性，它可直接减弱一些免疫相关因子（CSA，IL-1，IL-2）的水平，而这些因子与粒细胞生成的途径相关。此外，低剂量的 AFB1 可导致人类淋巴细胞有丝分裂失常。

7. 其他毒性

AFB1 还可造成中毒性肝炎、出血、水肿、营养紊乱等。

（四）危害特征描述

一次大量食用被黄曲霉毒素严重污染的食品后，可出现发热、腹痛、呕吐、食欲减退等急性中毒现象，严重者可出现急性肝损害症状。黄曲霉毒素的慢性毒性主要表现为肝脏损害和诱发肝癌等消化系统恶性肿瘤。1988 年被国际癌症研究机构（IARC）确定为 1 类致癌物（明确的人类致癌物）。1993 年和 2002 年 IARC 研究报告指出，黄曲霉毒素对人体有明确的致癌性，可引起急慢性中毒甚至死亡，诱导畸形，降低人体或动物的免疫力，造成营养紊乱等。

二、伏马菌素

（一）一般特征

伏马菌素（fumonisins）是一组主要由串珠镰刀菌在一定温度和湿度条件下繁殖所产生的水溶性代谢产物，是一组不同的多氢醇和丙三羧酸组成的结构类似的双酯化合物。目前，已发现的伏马菌素可分为 A、B、C、P 四类，其中 B 族的伏马菌素均以鞘氨醇基团修饰，是伏马菌素的主要结构形式，包括 FB1，FB2 及 FB3 等，以 FB1 的毒性最强，占总伏马菌素的 70%～80%。伏马菌素主要污染的食物种类为玉米及其制品，此外还有大米、小米、小麦、燕麦、高粱、大豆等谷类食物，也是目前污染饲料的主要霉菌毒素之一。伏马菌素的污染状况随着环境、气候、地域、食品种类的不同而有所差异。

(二) 吸收、分布、代谢和排泄

伏马菌素在动物体内的吸收率很低，从而使其生物利用率较低。伏马菌素B1经口摄入后，绝大多数以原型的形式通过粪便排出，在尿、肝、肾和血红细胞内含量很少，而且绝大多数是未经代谢的原型。伏马菌素B1在体内主要分布在肝脏和肾脏。伏马菌素B1可在母乳喂养的婴儿尿液中检出，表明乳汁可能是婴儿暴露的一个主要途径。

伏马菌素是神经鞘脂类生物合成的抑制剂，通过抑制脂酰基神经鞘氨醇合成酶，阻断神经鞘氨醇合成，干扰鞘脂类的代谢或影响鞘脂类的功能，同时引起组织、血、尿中二氢神经鞘氨醇/神经鞘氨醇比值升高。伏马菌素的毒性作用机理与其对鞘脂类代谢的干扰或抑制神经酰胺合酶相关。

(三) 毒理学数据

1. 急性毒性

已有研究表明，伏马菌素的急性毒性较低。通过灌胃或皮下注射的方法给予小鼠25mg/kg BW的伏马菌素，可以发现小鼠的细胞因子水平、血清中酶的活性、血细胞计数等指标的改变，但这种改变都是可逆的。

2. 亚急性和亚慢性毒性

亚急性和亚慢性毒性研究表明，伏马菌素主要作用的靶器官为肝脏和肾脏。肾脏对伏马菌素的敏感性要比肝脏高，在较低含量（雄性≥15mg/kg，雌性≥50mg/kg）就会造成大鼠的肾脏损伤，包括细胞增生、变性和细胞程序性死亡。雄性大鼠的肾脏比雌性大鼠更易受到攻击。而肝脏的病变主要是引起细胞增生、变性、坏死、胆管增生、纤维化、肝硬化。研究表明，伏马菌素B1引起的肝脏的病理性改变是诱发大鼠肝脏中癌前病灶产生的先决条件。

3. 慢性毒性与致癌性

伏马菌素的慢性毒性主要表现为肝脏和肾脏毒性，和癌前病变有密切的联系。FB1在啮齿类动物体内具有有丝分裂原样作用，是慢性促癌剂和致癌剂。长期摄入高水平伏马菌素（50mg/kg以上）可引起大鼠肾脏损伤，包括肾小管腺肿、细胞增生和细胞程序性死亡，肾小管良性和恶性肿瘤的发生率显著增加。

4. 遗传毒性

大部分对于伏马菌素的致突变性的研究都显示的是阴性的结果，仅在Knasmüller. S等人的一项染色体畸变实验中，发现伏马菌素造成了阳性的结果。有研究表明伏马菌素与细胞毒性和脂质过氧化有一定的关系。体内和体外实验显示伏马菌素B1能够通过加重氧化应激的方式使得DNA产生损伤。

5. 免疫毒性

大量试验结果表明，伏马菌素可对动物免疫系统造成损害，引起免疫功能降低，造成免疫抑制。伏马菌素 B1 可引起巨噬细胞形态学改变，显著降低细胞活性以及产生功能损伤，导致免疫应答降低，从而增加了传染易感性，或表现为影响疫苗的免疫效果，使免疫后抗体水平低下。

（四）流行病学数据

伏马菌素还被认为与诱发人类食道癌有一定相关性。对南非 Transkei 食管癌高发地区的流行病学研究发现，在食管癌高发区伏马菌素的污染水平与低发区的污染水平有显著的不同，高发区的伏马菌素污染水平是低发区的 2 倍多。但 IARC 的相关数据表明，没有充分的证据证明伏马菌素对于人类具有致癌性。伏马菌素和其他的真菌毒素的协同作用可能是肝癌发生的诱因之一。1993 年，国际癌症研究中心（IARC）将伏马菌素列为 2B 类致癌物质（即人类可能致癌物）。此外，流行病学研究也发现伏马菌素与人类食道癌和神经管型缺陷的发生有一定的相关性。

（五）危害特征描述

JECFA 第 56 次会议（2001 年）首次评估了伏马菌素，并在第 74 次会议（2012 年）及 83 次会议（2017 年）上进行了重新评估。JECFA 在第 74 次会议（2012 年）上规定 FB1、FB2、FB3，不论单一的或混合的每日最大耐受摄入量（PMTDI）均为 2μg/kg BW（JECFA，2001）。

第四节　持久性有机污染物及加工过程污染物的危害评估

持久性有机污染物（persistent organic pollutants，POPs）是指化学稳定性强，难于降解转化，在环境中不易消失，能长时间滞留的物质。一般而言，POPs 有以下四大特点：①POPs 有半挥发性，可以长距离迁移；②POPs 在环境中有很长的半衰期，难以在环境中降解，可以长期在环境中滞留；③POPs 具有高脂溶性，其水溶性很低，可以在食物链中浓缩、富集和放大；④POPs 具有较强的毒性，其中许多污染物不仅具有致癌、致畸和致突变的作用，而且具有环境内分泌干扰作用，对人类健康和生态环境具有较大的潜在威胁。因此，全球许多国家都在努力淘汰和消除 POPs。早在 1995 年，联合国环境规划署（United nations environment programme，UNEP）就对 POPs 进行了定义并号召在全球范围内对 12 类典型 POPs 进行研究，包括艾氏剂（aldrin）、狄氏剂（dieldrin）、异狄氏剂（endrin）、氯丹（chlordane）、七氯（heptachlor）、六氯苯（hexachlorbenzene）、灭蚁灵（mirex）、毒杀芬（toxaphene）、滴滴涕（DDT）、多氯联苯（polychlorinated biphenels，PCBs）、多氯代苯并二噁英（polychlorinated dibenzodioxins，PCDDs）和多氯代苯并呋喃（polychlorinated dibenzofurans，PCDFs），并于2001年5月列入具有强制效力的《关于POPs的斯德哥尔摩公约》中要求消减或消除的POPs名单。2009年5月，第4次《斯德哥尔摩公约》大会在原有12类POPs基础上又新增9类：α-HCH、β-HCH、开篷（一种杀虫剂）、六溴联苯（Hexa-BBs）、商业化五溴联苯醚混合物组分（主要为四溴代BDEs和五溴代BDEs）和商业化八溴联苯醚混合物组分（主要为六溴代BDEs和七溴代BDEs）、林丹（γ-HCH）、五氯苯、全氟辛基磺酸及其盐（perfluorooctane sulfonic acid，PFOS）和全氟辛基磺酰氟（perfluorooctane sulfonyl fluoride，PFOSF）。近年又新增列进POPs清单的有7种，如十溴二苯醚、短链氯化石蜡（SCCP）、六氯丁二烯等。在本章节中重点以在食品安全风险监测中重点关注的二噁英及其类似物以及加工过程产生的化学污染物氨基甲酸乙酯和多环芳烃展开介绍。

一、二噁英及其类似物

（一）一般特征

多氯代二苯并-对-二噁英（polychlorinated dibenzo-*p*-dioxins，PCDDs）、多氯代二苯并呋喃（polychlorinated dibenzofurans，PCDFs）和二噁英样多氯联苯（dioxin-like polychlorinated biphenyls，dl-PCBs）因具有相似的结构和毒性特征，统称为二噁英及其类似物。它们作为典型持久性有机污染物（persistent organic pollutants，POPs），具有持久性、生物积累性、半挥发性、高脂溶性和高毒性的特征，能够通过多种传输途径长距离迁移，从而造成全球性污染，并可以在食物链中富集放大，从而对人体健康和生态环境构成严重威胁。

PCDD/Fs是由2个或1个氧原子连接2个被氯原子取代的苯环组成的一类三环芳香族有机化合物，因氯原子在苯环取代数目和位置的不同，理论上具有75种PCDDs同类物和135种PCDFs同类物。PCBs是由碳碳键连接的2个被氯原子取代的苯环组成的一类二环芳香族有机化合物，理论上共有209种同类物。PCDD/Fs和PCBs的化学结构式见图10-1。

PCDD/Fs和PCBs的理化性质非常稳定，具有较高的熔点，极难溶于水，可以溶于大部分有机溶剂，无色无味。自然环境中的微生物降解、水解及光分解作用对二噁英及其类似物分子结构的影响均很小。尽管紫外线可以很快破坏二噁英，但在大气中由于主要吸附在气溶胶颗粒上，可以抵挡紫外线；一旦进入土

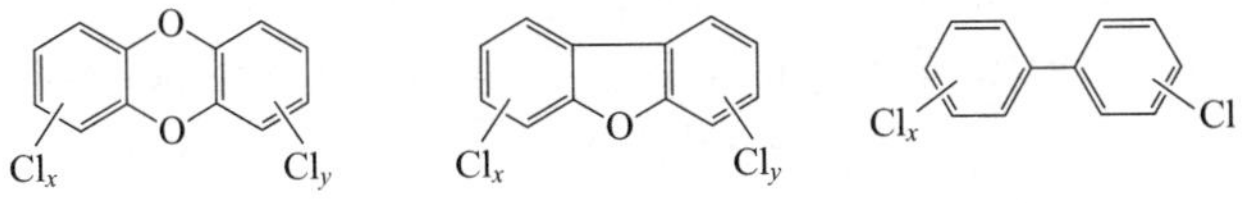

Cl$_x$ O O Cl$_y$ PCDDs　Cl$_x$ O Cl$_y$ PCDFs　Cl$_x$ Cl PCBs

图 10-1 PCDDs、PCDFs 和 PCBs 的化学结构式

壤，二噁英半衰期长达 10 年之久。二噁英及其类似物的强亲脂性使其具有很强的生物蓄积性，可以通过食物链传递并且易存在于动物脂肪组织和哺乳动物乳汁中。食物链中的 PCDD/Fs 和 dl-PCBs 既可来自污染源的直接排放（空气途径），也可经受污染的水、土壤、底泥等介质的传输。在自然环境中，二噁英及其类似物在生物体内的蓄积程度会沿食物链逐级放大，而人类处于食物链的最顶端，因此暴露于二噁英及其类似物的剂量可能高过其他生物。在动物体内二噁英及其类似物的清除是很慢的，在人体内难以生物降解，不易排出甚至不排出，2,3,7,8-TCDD 的生物半衰期约为 5～10 年。

二噁英及其类似物通常是以混合物的形式出现，由于它们的毒性不同，因此在评价其综合毒性时需要进行统一。在国际上把不同组分的二噁英及其类似物折算成相当于 2,3,7,8-TCDD 的量来表示，称为毒性当量（toxic equivalencies，TEQ）。毒性的强弱以毒性当量因子（toxic equivalency factor，TEF），即用某 PCDDs/PCDFs 或 DL-PCBs 的毒性与 2,3,7,8-TCDD 的毒性相比得到的系数的大小来表示。毒性当量因子（TEF）与其浓度或者含量的乘积，称为其毒性当量含量（TEQ）1988 年北大西洋公约组织首先提出了二噁英及其类似物毒性当量因子（I-TEF），1997 年世界卫生组织（WHO）提出了包括 PCDDs/PCDFs 和 dl-PCBs 的毒性当量体系，并确立了毒性当量的计算方法，以便于对二噁英及其类似物进行综合的健康风险评估。WHO 于 2005 年对该体系进行了再次评估，将以往的半数量级递减的系统改为指数级递减系统，即按照 0.3—0.1—0.03—0.01 递减，并对部分二噁英及其类似物同系物的 TEF 进行了调整。

(二) 吸收、分布、代谢和排泄

消化道是人体吸收 PCDD/Fs 和 dl-PCBs 的主要场所，而皮肤的吸收率最低，且大部分停留于皮肤的角质层；附着在空气中颗粒物上的 PCDD/Fs 和 dl-PCBs 约有 25%被肺吸收，吸收后没有到达肺的以及被肺排出的 PCDD/Fs 和 dl-PCBs，大部分经过吞咽转移到消化道内，进一步被人体吸收。母亲体内的二噁英及其类似物能够通过胎盘转移到胎儿体内，或由乳汁经过哺乳过程转移到婴儿体内。

由于 PCDD/Fs 和 dl-PCBs 亲脂性的特点，进入人体的 PCDD/Fs 和 dl-PCBs 主要集中在人体各组织器官的脂肪组织中。Lida 等人通过测定人体血液、肺、肝、胆、胰、脾、肾和肠系膜脂肪中 PCDD/Fs 和 dl-PCBs 的含量发现，PCDD/

Fs和dl-PCBs在肝脏中含量最高，在胆汁中含量最低。

PCDD/Fs和dl-PCBs在人体内能够长时间稳定存在，较难被代谢，尤其是毒性最高的2,3,7,8-TCDD，估算半衰期在5～10年。PCDD/Fs和dl-PCBs能够在生物体内酶体系的作用下发生氧化、脱氯和重排反应，生成毒性较低的羟基化或脱氯产物。人体内的PCDD/Fs和dl-PCBs主要经肠道通过粪便排出体外。有研究指出大剂量二噁英暴露可以通过抑制磷酸烯醇丙酮酸羧激酶导致对葡萄糖代谢功能的干扰。也有研究发现给予大鼠一次性30μg/kg BW 2,3,7,8-TCDD腹腔注射后，血中胆固醇升高，提示二噁英可能干扰脂代谢的过程。

（三）毒理学数据

1. 急性毒性

2,3,7,8-TCDD作为二噁英及其类似物中毒性最强的物质，其半数致死量（median lethal dose，LD_{50}）在不同种属动物间存在较大差异。对于2,3,7,8-TCDD较敏感的豚鼠的急性经口毒性LD_{50}为0.6μg/kg BW，而仓鼠的急性经口毒性LD_{50}＞3000μg/kg BW。其他种属动物，如猴、兔、大鼠、小鼠和犬，LD_{50}在100～300μg/kg BW。与其他急性毒物不同的是其他毒物染毒仅过几个小时到几天就可使动物死亡，而PCDD/Fs使动物死亡的时间长达数周，在此期间机体表现为“代谢废物综合征”，即染毒几天内出现严重的体重降低，并伴随肌肉和脂肪组织的急剧减少。低于致死剂量染毒也可引发体重减轻，且呈一定的剂量-反应关系。

2. 亚急性/亚慢性毒性

有研究报道，猕猴经灌胃给予2,3,7,8-TCDD，剂量为0.1μg/kg BW，每周3次，持续3w，结果发现猕猴鼻出血。猴子经掺入饲料给予2,3,7,8-TCDD（饲料中的含量为0.5×10^{-9}），动物出现体重下降，睑炎，指甲和睫毛减少，面部脱毛并伴有痤疮样皮疹、轻度贫血、嗜中性白细胞减少症、淋巴球减少症以及血清胆固醇降低和血清甘油三酯增高；肝脏、肾脏和肾上腺的相对重量增加，而胸腺的相对重量明显降低；组织病理学检测发现，皮脂腺出现增生，且肾盂、胃、胆囊和胆管出现上皮增生，骨髓中红细胞数量减少。

3. 生殖毒性

研究表明，围产期幼鼠的发育对二噁英及其类似物高度敏感，在对小鼠母体进行二噁英及其类似物低剂量染毒后可导致其胎鼠发生腭裂和肾盂积水等畸形。斑马鱼胚胎细胞体外试验亦证实二噁英及其类似物可以干扰鱼类的胚胎发育过程。大鼠孕期或哺乳期给予二噁英及其类似物，可导致子代生殖系统发育异常，包括生殖器畸形、精子数减少、卵泡发育异常以及牙齿发育异常等。

4. 神经毒性与神经发育毒性

动物试验也在一定程度上证明二噁英可以干扰神经系统的发育。Nguyen 等在大鼠受孕后第 15 日给予 1.0μg/kg BW 2,3,7,8-TCDD，比较 TCDD 组与对照组新生动物的社交能力和强制游泳时间，发现 TCDD 组中雄性仔鼠移动的频率和持续时间更长，尤其是第一天的强制游泳时间显著延长，但是相互接近的时间减短和社交情绪降低，而雌性仔鼠仅相互接近的时间减短。Mitsuhashi 等发现小鼠妊娠期暴露二噁英及其类似物，可改变其仔代神经祖细胞分化，并导致非抑制性神经元数量的下降及深脑新皮层变薄。

Williamson 等研究表明，粒细胞可能是 2,3,7,8-TCDD 神经发育毒性的直接靶标。Nayyar 等分析了动物妊娠期二噁英及其类似物暴露对与子代大脑生长发育密切相关的转录因子（Sp1）发育表达谱的变化，结果发现在发育过程中的脑部 Sp1 与 DNA 结合的调控和表达非常活跃，提示妊娠期二噁英对胎儿的影响可能是通过胎盘实现的。Tanida 等发现，小鼠胚胎暴露 2,3,7,8-TCDD 引起的神经发育紊乱可能与多巴胺合成的关键限速酶——酪氨酸羟化酶（TH）基因表达上调，并导致神经元的过度生长有关。

5. 慢性毒性/致癌性

经掺入饲料给予猴子 0.011μg/kg BW 2,3,7,8-TCDD，连续 9 个月，动物出现支气管和其他具有黏液分泌细胞的器官部位出现出血、增生和化生，且 8 只猴子中有 5 只出现死亡。

为了测试 TCDD 是否具有促癌剂的潜力，对大鼠肝部分切除术后，单次给予 10mg/kg BW 的二乙基亚硝胺，然后给予 2,3,7,8-TCDD（0.14、1.4μg/kg BW，单次剂量，每 2 周一次）为期 7 个月。肝部分切除术后只单次给予二乙基亚硝胺，未给予 TCDD 的大鼠；或未给予二乙基亚硝胺，只给予 TCDD 的大鼠，均未出现肝癌前病变酶变灶和肝细胞癌。但给予二乙基亚硝胺和 TCDD 的大鼠出现肝癌前病变酶变灶显著增多，且 TCDD 的较高剂量组的 7 只大鼠中有 5 只出现肝细胞癌。通过三种不同的酶标记物来评价酶变灶的表型，在大鼠在肝部分切除术和给予二乙基亚硝胺和 TCDD 组发现病灶明显存在表型异质性，并倾向于与正常肝脏偏离越来越大的表型进行转变。二维组织切片所得到的测定结果与肝脏单位体积内的病灶数目进行关联，来对酶变灶的数目进行量化，酶变灶所占据的肝脏总体积随着 TCDD 剂量的升高而增加，但是酶变灶数目未见此趋势。

65w 喂养试验：6 组雄性大鼠，每组 10 只，通过掺入饲料给予 2,3,7,8-TCDD，剂量分别为 0.001μg/kg BW、0.005μg/kg BW、0.05μg/kg BW、0.5μg/kg BW、1μg/kg BW、5μg/kg BW，连续 65 周。结果发现，12 只死亡（两个较高剂量组分别死亡 5 只和 4 只，0.5μg/kg BW 组死亡 1 只，0.005μg/kg BW 组死亡 2

只）。5μg/kg BW 组中 3 只大鼠的死亡原因是再生障碍性贫血；其余的 9 只大鼠中的 6 只发现 2 例肾癌，2 例肝癌，1 例皮肤癌和 1 例肉瘤。存活的大鼠中，发现 2 例肿瘤（1 例胆管癌和 1 例血管肉瘤）。

2 年喂养试验：大鼠经掺入饲料给予 2,3,7,8-TCDD，剂量分别为 0.001μg/kg BW、0.01μg/kg BW 和 0.1μg/kg BW，连续 2 年。结果发现，高剂量组动物出现体重增重下降、死亡率增加、红细胞数量减低、尿液中卟啉类和 δ-氨基乙酰丙酸含量增加以及肝功能异常，组织病理学检测发现肝脏、淋巴结、呼吸道和血管组织均发生改变；且高剂量组动物肝细胞癌和肺鳞状细胞癌的发病率增多，上腭、鼻甲和舌头发硬，但是脑垂体、子宫、乳腺、胰腺和肾上腺肿瘤的发生率降低。中剂量组动物主要表现为尿液中卟啉含量增高以及肝脏和肺脏出现病变。低剂量组未出现任何具有毒理学意义的效应。

2,3,7,8-TCDD 对动物有极强的致癌性，可在实验动物中诱发出多个部位的肿瘤，如肝脏、肺脏、胆管、淋巴结、甲状腺、鼻甲骨、硬腭和舌头等。IARC 在 2012 年再次评价了二噁英的致癌性。报告指出“有充分流行病学证据表明 TCDD 有致癌性，其与所有癌症组合的相关性最强，此外还与软组织肉瘤、非霍奇金淋巴瘤和肺癌正相关”；有充分动物试验证据表明 TCDD 有致癌性。此外，有充分动物试验证据表明 2,3,4,7,8-PeCDF 和 PCB-126 有致癌性。有充分的证据支持 TCDD 的致癌性来源于一种受体介导的作用机制，主要分子机制是通过调控细胞增殖凋亡从而促进肿瘤的形成，氧化应激所致 DNA 损伤机制也可能参与其中。AhR 及其相关信号通路在人及其他种属中的保守性进一步支持了上述作用机制在人体中的适用性。报告将 2,3,7,8-TCDD、2,3,4,7,8-PeCDF 和 PCB-126 定为一类致癌物。同时解释了 2,3,4,7,8-PeCDF 和 PCB-126 对人体致癌性的确定主要是“基于动物试验证据以及这两个物质在作用机制的各个环节上与 2,3,7,8-TCDD 的一致性”。

6. 免疫毒性

二噁英及其类似物对免疫系统的毒性作用在实验室研究中也得到了一些佐证。细胞免疫方面，研究发现二噁英及其类似物主要影响免疫细胞的功能和分化，包括抑制杀伤性 T 细胞的功能，影响 CD4＋T 细胞的分化，打破 Treg/Th17 的平衡等。体液免疫方面，二噁英可以抑制 B 细胞发育成成熟的浆细胞，并且抑制抗体的分泌，从而削弱机体对外界刺激的抵御能力。动物试验研究还表明，二噁英及其类似物在自身免疫疾病方面也具有一定作用，例如 TCDD 可降低小鼠的过敏反应症状，在过敏性脑脊髓炎（EAE）的动物模型中发现 TCDD 可诱导调节性 T 细胞的分化，从而减轻 EAE 的临床症状。类风湿性关节炎是一种普遍的自身免疫疾病，TCDD 会引起炎症因子分泌增加，从而加重类风湿性关节炎的临床症状。

7. 内分泌干扰作用

动物试验研究提示，早期二噁英暴露可对机体代谢功能产生影响。Merrill等研究发现，给予对DBA/2J受孕小鼠二噁英后，其后代在高脂饮食的诱导下表现出血糖的明显增高。大鼠慢性暴露TCDD后可使胰腺组织发生腺泡上皮细胞变性、增生、慢性活动性炎症等非瘤性病变，可能影响胰岛素分泌及引起胰岛素代谢紊乱。实验动物大剂量暴露二噁英后糖代谢功能可出现异常，Ishida等发现C57BL/6J小鼠大剂量暴露TCDD 10d后，动物出现葡萄糖耐量受损。二噁英及其类似物在雌性动物体内表现为抗雌激素效应，可以使雌性动物的受孕或坐窝数减少、子宫重量减轻、卵巢卵泡发育和排卵障碍。

（四）二噁英及其类似物的毒性作用机制

目前研究认为，通过激活芳香烃受体（aryl hydrocarbon receptor，AhR）信号通路，并诱导下游分子的转录表达而产生毒性作用，是二噁英及其类似物发挥毒性效应的主要机制。AhR在不同物种之间高度保守，可以被多种外源性的配体激活，其中二噁英及其类似物就是其最为经典的配体。流行病学及试验研究发现，AhR所介导的二噁英及其类似物的毒性效应非常广泛。以肝脏为例，AhR在肝脏中被激活后通过调节解毒酶的表达使机体产生相应的适应性或毒性反应；研究发现，二噁英暴露可引起实验小鼠肝脏中与纤维化有关的基因的表达升高，如α-平滑肌激动蛋白（α-smooth muscle actin，αSMA）和胶原蛋白（collagen 1A1），而在AhR基因敲除的小鼠中并未检测到与此相关的效应，提示二噁英及其类似物所引起的肝脏纤维化依赖于AhR的作用。还有研究发现，AhR也参与调控二噁英暴露所引起的脂肪性肝炎的发病过程。在此基础上，一般认为有29种二噁英及其类似物毒性最强，包括17种2,3,7,8位被氯原子取代的PCDD/Fs同类物（其中，有7种PCDDs同类物和10种PCDFs同类物），以及12种非邻位取代或单邻位取代的PCBs同类物，见表10-2。风险评估通常针对这29种二噁英及其类似物进行。

表10-2　PCDD/Fs和dl-PCBs的毒性当量因子体系

物质	同类物	I-TEFs	WHO TEFs(1998)	WHO TEFs(2005)
PCDDs	2,3,7,8-TCDD	1	1	1
	1,2,3,7,8-PeCDD	0.5	1	1
	1,2,3,4,7,8-HxCDD	0.1	0.1	0.1
	1,2,3,7,8,9-HxCDD	0.1	0.1	0.1
	1,2,3,6,7,8-HxCDD	0.1	0.1	0.1
	1,2,3,4,6,7,8-HpCDD	0.01	0.01	0.01
	OCDD	0.001	0.0001	0.0003

续表

物质	同类物	I-TEFs	WHO TEFs(1998)	WHO TEFs(2005)
PCDFs	2,3,7,8-TCDF	0.1	0.1	0.1
	2,3,4,7,8-PeCDF	0.5	0.5	0.3
	1,2,3,7,8-PeCDF	0.05	0.05	0.03
	1,2,3,4,7,8-HxCDF	0.1	0.1	0.1
	1,2,3,7,8,9-HxCDF	0.1	0.1	0.1
	1,2,3,6,7,8-HxCDF	0.1	0.1	0.1
	2,3,4,6,7,8-HxCDF	0.1	0.1	0.1
	1,2,3,4,6,7,8-HpCDF	0.01	0.01	0.01
	1,2,3,4,7,8,9-HpCDF	0.01	0.01	0.01
	OCDF	0.001	0.0001	0.0003
dl-PCBs	PCB77		0.0001	0.0001
	PCB81		0.0001	0.0003
	PCB126		0.1	0.1
	PCB169		0.01	0.03
	PCB105		0.0001	0.00003
	PCB114		0.0005	0.00003
	PCB118		0.0001	0.00003
	PCB123		0.0001	0.00003
	PCB156		0.0005	0.00003
	PCB157		0.0005	0.00003
	PCB167		0.00001	0.00003
	PCB189		0.0001	0.00003

(五) 危害特征描述

1990 年在 Bilthoven 举行的 Dioxins 会议上，WHO 发布了根据人和动物的肝脏毒性、生殖毒性和免疫毒性，结合动力学资料制定的二噁英的每日耐受摄入量（tolerable daily intake，TDI），即 10pgTEQs/kg BW。1998 年根据流行病学数据的累积和最新获得的神经发育和内分泌毒性效应，WHO 将 TDI 修订为 1～4pgTEQ/kg BW。欧盟的食品科学委员会（Scientific committee on food，SCF）规定二噁英及其类似物的每周耐受量（tolerable weekly intake，TWI）为 14pgTEQ/kg BW。2001 年 JECFA 对其进行评估，由于二噁英的半减期较长，应以耐受摄入量暂定每月耐受摄入量来表示，因此 JECFA 对二噁英及其类似物提出暂定每月耐受量（provisional tolerable monthly intake，PTMI）为 70pg TEQ/kg BW。

二、加工过程产生的化学污染物的危害评估

食品在加工的过程中复杂的化学反应可形成毒性物质，这些物质具有明显的毒性效应，可能存在一些潜在的对人体健康有害作用，如致癌或致畸作用，这一

类化学物统称为加工过程产生的化学污染物。食品加工过程中最典型的复杂化学反应如美拉德反应，这类反应常在油炸、干燥、杀菌等热处理过程中发生，加工过程产生的化学污染物如由高碳水化合物、低蛋白类的植物性食品高热加工过程中形成的丙烯酰胺；蛋白质类食品在高温加工过程中产生的杂环胺；在熏制、焙烤或油炸等加工过程中产生的多环芳烃。此类化学性污染物一般具有生物蓄积性，被人体摄入后，代谢清除时间较长，可能危害人体健康。

（一）氨基甲酸乙酯

1. 一般特征

部分食品（如酒类、面包、酱油、酸奶等）在发酵和储存过程中可生成氨基甲酸乙酯。食品中氨基甲酸乙酯的形成机制主要由食品中的氰化物、尿素、瓜氨酸和其他氨甲酰化合物等前体物质在适宜的条件下（光照、温度、时间）与乙醇反应生成氨基甲酸乙酯。

2. 吸收、分布、代谢和排泄

食品中的氨基甲酸乙酯可经胃肠道快速、完全吸收入体内，并迅速、均匀地在体内分布于组织和器官。超过 90％的氨基甲酸乙酯通过水解作用被肝脏中的酯酶介导分解为乙醇、氨和二氧化碳。羟化作用和侧链氧化途径则由细胞色素 P450 2E1（CYP2E1）介导生成 *N*-羟基-氨基甲酸酯、*α*-羟基-氨基甲酸乙酯和乙烯基氨基甲酸乙酯，乙烯基氨基甲酸乙酯则可进一步氧化为乙烯基氨基甲酸乙酯环氧化物，是导致氨基甲酸乙酯致癌作用的主要代谢物。氨基甲酸乙酯在机体内可被迅速代谢并排出体外，超过 90％氨基甲酸乙酯可代谢为 CO_2 呼出体外，约 4％～10％经尿排出，约 1％经粪便排出，无明显生物蓄积性。

3. 毒理学数据

（1）急性毒性　不同种属、不同性别的动物和染毒途径试验得出氨基甲酸乙酯 LD_{50} 为 1400～2500mg/kg BW。氨基甲酸乙酯的急性经口毒性属于低毒级。

（2）亚慢性毒性　动物试验表明，经口给予氨基甲酸乙酯 90d 后，与对照组比较，500mg/kg BW 和 1500mg/kg BW 氨基甲酸乙酯剂量组小鼠表现肺部炎症、支气管增生、肾脏病变、门静脉周围肝细胞空泡化、心肌出血、骨髓淋巴数量减少、卵泡退化、生精小管变性等，病变发生率和严重程度与剂量呈正相关。165mg/kg BW 及以上剂量组可观察到小鼠体重增重减少。该项小鼠经口亚慢性毒性试验获得未观察到作用水平（NOEL）为 50mg/kg BW。

（3）生殖发育毒性　动物试验表明，氨基甲酸乙酯具有一定的生殖发育毒性。经口给予氨基甲酸乙酯可致小鼠、大鼠和仓鼠胚胎或胎鼠死亡或畸形。经口单次给予孕小鼠氨基甲酸乙酯 300～1000mg/kg BW，胎鼠骨骼异常的发生呈剂量相关性增加。重复灌胃给予孕6～13d大鼠1000mg/kg BW氨基甲酸乙酯，第1天、第2天和第7天后，母鼠摄食量和体重增重降低，胎鼠体重下降，缺尾和露脑以及骨骼异常的发生率增加。

（4）致突变性和遗传毒性　染色体畸变试验、微核试验和姐妹染色单体交换试验结果均呈阳性；果蝇伴性隐性致死试验和遗传易位试验结果为阳性；小鼠经口给予190～370mg/kg BW或经腹腔注射给予1250～1750mg/kg BW氨基甲酸乙酯，生殖细胞显性致死试验结果则为阴性。

（5）致癌性　2007年国际癌症研究机构（IARC）将氨基甲酸乙酯归类为2A类致癌物（即人类可能致癌物）。致癌性是氨基甲酸乙酯的主要毒性特征，亚慢性、慢性毒性实验等多项试验结果表明氨基甲酸乙酯可诱发肺肿瘤、恶性淋巴癌、肝癌、皮肤癌、血管肉瘤等多种肿瘤，为多位点、潜伏期短的致癌物质。致癌机制主要是通过活性代谢物损伤DNA而产生致癌性。单次经口给予100～2000mg/kg BW氨基甲酸乙酯可诱发小鼠、大鼠和仓鼠肿瘤；啮齿类动物经口亚慢性毒性试验也显示氨基甲酸乙酯可诱发肿瘤，尤其是肺部肿瘤；一项小鼠亚慢性毒性研究显示氨基甲酸乙酯在剂量为10mg/kg BW可表现出致癌性。2004年美国国家毒理学计划（NTP）一项为期两年的小鼠致癌性研究结果表明氨基甲酸乙酯剂量为1mg/kg BW时即表现出致癌性，且其诱导肿瘤最敏感的靶器官是肺和哈氏腺。

4. 流行病学数据

目前关于氨基甲酸乙酯对人类健康影响的人群研究未有报道。

5. 危害特征描述

一般人群主要通过食品摄入氨基甲酸乙酯。动物试验表明致癌性是经口摄入氨基甲酸乙酯最明确的观察终点，可致实验动物肺脏、肝脏、心脏、乳腺、卵巢、皮肤、淋巴系统、造血系统等多脏器或组织的肿瘤发生。

2005年，JECFA第64次会议上对食品中氨基甲酸乙酯进行风险评估时，采用了美国国家毒理学计划的一项两年小鼠氨基甲酸乙酯经口暴露试验数据进行基准剂量（BMD）及其95%可信区间下限值（BMDL）的推导。以肺和哈氏腺肿瘤作为观察终点指标，基准反应（BMR）设定为10%，通过log-probit、Weibull等8种数学模型分别进行剂量反应关系曲线模拟，获取氨基甲酸乙酯肿瘤$BMDL_{10}$为0.3～0.5mg/kg BW（肺肿瘤），0.3～0.6mg/kg BW（哈氏腺肿瘤）。最终，JECFA采用肺肿瘤$BMDL_{10}$的最小值（0.3mg/kg BW）计算膳食氨基甲酸乙酯暴露限值（MOE），以评估人群健康风险。2007年EFSA在食品与酒类中氨基甲酸乙酯安全性评估中也采用了此方法和相同的MOE值进行评估。

(二) 多环芳烃

1. 一般特征

多环芳烃（PAHs）是一类多样化的有机化合物，每种都含有两个或两个以上稠合的由碳氢原子组成的芳香环。大多数PAHs是由各种燃烧和热解过程产生，一般人群主要是通过食物、大气和室内空气接触PAHs。在某些食品加工过程中可形成PAHs，如炭烤、烧烤、油炸或烘焙，发展中国家普遍采用明火加热和烹调食物可能会增加PAHs暴露。环境携带的PAHs可在食物中沉积，如鱼类体内的PAHs来自污染的水体。在评估PAHs时，主要集中于经口途径暴露，由欧盟食品科学委员会（SCF）在2002年鉴定出优先管理的15种PAHs及2005年提出的苯并［*c*］芴（benzo[*c*]fluorene）。

2. 吸收、分布、代谢和排泄

在通过膳食暴露于多环芳烃时，多环芳烃的吸收率取决于膳食中多环芳烃分子的大小、亲脂性、消化道中的胆汁、摄入剂量以及饮食中脂肪的含量。大鼠试验表明，门静脉系统是7,12-二甲基苯并蒽吸收的主要途径。烃类化合物荧蒽、芘、苯并芘以20mg/kg BW剂量灌胃给予大鼠1～2h后达血药峰值。哺乳动物与亲脂性高的大分子量的多环芳烃相比，哺乳动物经口摄入的小分子量的多环芳烃化合物例如3-和4-环的多环芳烃（如蒽、菲、荧蒽或芘）的吸收率更高。人体可经胃肠道吸收多环芳烃类化合物。

经口摄入多环芳烃后，几乎在所有的组织器官中都可检测到多环芳烃和/或其代谢产物，其中多环芳烃富集水平最高的部位是胃肠道和富含脂质组织的部位。

一般认为多环芳烃在体内的代谢主要有三种代谢假说：①湾区二氢二醇环氧化途径；②自由基正离子途径；③邻醌途径。湾区二氢二醇环氧化途径反应主要生成邻位二醇环氧化物，可以与细胞大分子、蛋白质等共价结合，是构成癌变的物质基础，进一步水解后，形成水溶性的硫酸盐和葡萄糖苷酸，通过尿液和粪便等排出体外。自由基正离子途径和邻醌途径都可生成加合物，引起癌基因和抑癌基因的改变，从而导致癌变。多环芳烃在最初的代谢过程中，大部分的多环芳烃经过解毒后，会将多环芳烃及其代谢产物排泄到胆汁中，随后通过粪便排出体外。但也有很小一部分的代谢产物会通过尿液排出体外。多环芳烃具有生物蓄积性。

人体暴露于多环芳烃最突出的生物标志物是尿液中多环芳烃代谢产物。1-羟基芘、羟基萘和羟基蒽醌是PAH代谢物中被广为接受的内源性暴露生物标志物，这些暴露标志物可以通过尿液排出体外，目前已经被广泛地应用于不同环境中多环芳烃的暴露评估。

3. 毒理学数据

（1）急性毒性　1998 年 WHO/IPCS 报道苯并 [*a*] 芘在小鼠和大鼠的 LD_{50} >1600mg/kg BW。2001 年 Knuckles 等人研究了苯并 [*a*] 芘（BaP）经口染毒对 F344 大鼠的急性毒性，使用 0mg/kg BW、100mg/kg BW、600mg/kg BW、1000mg/kg BW 的剂量对大鼠进行灌胃，之后观察 14d。结果表明，600mg/kg BW、1000mg/kg BW 组雄性大鼠血液中白细胞数明显下降，所有受试物组雄性大鼠血红蛋白浓度显著升高；600mg/kg BW 雌性大鼠及所有受试物组雄性大鼠肝脏的脏体比与对照组比较显著升高。EFSA 在 2008 年的 PAH 评估报告中总结经口毒性试验研究表明多环芳烃有低度至中度的急性毒性。

（2）亚慢性毒性　2001 年 Knuckles 等研究了苯并 [*a*] 芘（BaP）经口对雌雄 F344 大鼠的亚慢性毒性。给予剂量为 0mg/kg BW、5mg/kg BW、50mg/kg BW、100mg/kg BW，通过拌入饲料进行染毒 90d。结果显示雄性大鼠体重明显下降，肝脏的脏体比明显升高。受试物组雌雄大鼠红细胞（RBC）、血细胞比容（Hct）、血红蛋白（Hgb）升高；100mg/kg BW 雄性大鼠染毒 90d 后血尿素氮（BUN）显著升高；50mg/kg BW、100mg/kg BW 组的雄性大鼠肾脏有明显的病理损伤。EFSA 在 2008 年的 PAH 评估报告中总结认为基于肝脏毒性的大鼠 90d 毒性研究中苯并 [*a*] 芘的 NOEL 值为 3mg/kg BW。

（3）生殖发育毒性　单个多环芳烃生殖毒性相关资料有限。一项小鼠一代生殖毒性研究中，给予小鼠含 133mg/kg BW 苯并 [*a*] 芘的饲料，结果表明对小鼠生殖没有明显影响。另一项实验通过灌胃给予雌性小鼠>10mg/kg BW 的苯并 [*a*] 芘，小鼠生育能力受损。另一项实验通过饲料给予易感小鼠 120mg/kg BW 的苯并 [*a*] 芘，发现苯并 [*a*] 芘对小鼠有发育毒性。FAO/WHO 没有明确经口途径的苯并 [*a*] 芘生殖发育毒性 NOAEL。

（4）致突变性和遗传毒性　根据现有资料，食品添加剂联合专家委员会（JECFA）认为 PAHs 中有 15 种物质在体外和体内都具有明显的遗传毒性。这 15 种物质为：苯并 [*a*] 蒽（benz [*a*] anthracene）、苯并 [*a*] 芘（benzo [*a*] pyrene）、苯并 [*b*] 荧蒽（benzo [*b*] fluoranthene）、苯并 [*ghi*] 苝（benzo [*ghi*] perylene）、苯并 [*j*] 荧蒽（benzo [*j*] fluoranthene）、苯并 [*k*] 荧蒽（benzo [*k*] fluoranthene）、䓛（chrysene）、环戊二烯并 [*cd*] 芘（cyclopenta [*cd*] pyrene）、二苯并 [*a*,*h*] 蒽（dibenz [*a*,*h*] anthracene）、二苯并 [*a*,*e*] 芘（dibenzo [*a*,*e*] pyrene）、二苯并 [*a*,*h*] 芘（dibenzo [*a*,*h*] pyrene）、二苯并 [*a*,*i*] -芘（dibenzo [*a*,*i*]-pyrene）、二苯并 [*a*,*l*] 芘（dibenzo [*a*,*l*] pyrene）、茚并 [1,2,3-*cd*] 芘（indeno [1,2,3-*cd*] pyrene）、5-甲基䓛（5-methylchrysene）。

多环芳烃活性代谢产物可以与DNA进行结合，主要与鸟嘌呤和腺嘌呤的氨基进行结合。在脱氧鸟嘌呤的N2位点形成主要的稳定加合物。一般认为DNA加合物的形成是可致突变性多环芳烃致癌的第一步。但是很难定量的评价组织加合物和肿瘤加合物之间的关系。

给予煤焦油的大鼠肺中苯并［*c*］芴形成的加合物水平高于苯并［*a*］芘形成的加合物，表明经口暴露于煤焦油后主要由苯并［*c*］芴引起肺肿瘤，但煤焦油中苯并［*c*］芴含量未知。

（5）致癌性　多环芳烃经口暴露致癌性最受关注。食品中的多环芳烃是导致皮肤癌和肺癌的主要因素之一。经口给予大鼠和小鼠苯并［*a*］芘后在大鼠和小鼠的胃肠道、肝、肺及乳腺均发生肿瘤。SCF和JECFA对单个PAH进行了毒理学试验。小鼠经口给予苯并［*a*］芘作为实验组，两种煤焦油混合物作为对照组，48只雌性小鼠经饲料给予0mg/kg BW、0.7mg/kg BW、3.7mg/kg BW、14mg/kg BW苯并［*a*］芘两年，在前胃、食管和舌头观察到乳头状瘤和肿瘤。给予48只B6C3F1雌性小鼠0、0.01％、0.03％、0.1％、0.3％、0.6％、1％含有2240mg/kg苯并［*a*］芘的Ⅰ型煤焦油（相当于0.03mg/kg BW、0.09mg/kg BW、0.32mg/kg BW、0.96mg/kg BW、1.92mg/kg BW、3.2mg/kg BW），或0、0.03％、0.1％、0.3％含有3669mg/kg苯并［*a*］芘的Ⅱ型煤焦油（相当于0.16mg/kg BW、0.52mg/kg BW、1.1mg/kg BW）。在0.3％、0.6％和1.0％ Ⅰ型化合物组及0.1％、0.3％ Ⅱ型化合物组中，实验动物肺泡和细支气管腺瘤和癌的发病率显著增加。0.3％、0.6％及1.0％ Ⅰ型化合物组中实验动物前胃肿瘤发病率明显增加。该研究表明苯并［*a*］芘单独作用仅诱发消化道肿瘤，煤焦油混合物可诱发肝癌和肺癌。

104只雌雄Wistar大鼠每周5d灌胃给予0mg/kg BW、3mg/kg BW、10mg/kg BW、30mg/kg BW苯并［*a*］芘持续2年，实验动物发生多种肿瘤，肝和胃肿瘤最多。雌雄大鼠肝部均发生腺瘤和癌变。

（6）免疫毒性　以50～150mg/kg BW口服给予小鼠PAHs，如BaP和DMBA，可抑制体液和细胞介导的免疫反应。已有研究表明多环芳烃通过受体发挥免疫抑制作用。在一项免疫研究中，一项灌胃给予大鼠苯并［*a*］芘免疫毒性试验得到未观察到有害作用水平（NOAEL）为3mg/kg BW。

4. 对人类健康的影响

人群数据主要集中在职业和环境暴露，无论是多环芳烃的暴露效应还是多环芳烃暴露的生物标志物。多环芳烃经口暴露未见直接定量数据。

5. 危害特征描述

JECFA在2001年PAHs评估中通过利用大鼠苯并［*a*］芘实验数据和两种

含苯并［*a*］芘煤焦油小鼠致癌数据建立BMD模型。以给予含苯并［*a*］芘煤焦油荷瘤雌性小鼠数量，用8种不同数学模型计算出苯并［*a*］芘的BMD_{10}（0.13～0.29mg/kg BW）及$BMDL_{10}$（0.10～0.23mg/kg BW）。最终JECFA在对食品中PAH评估时应用$BMDL_{10}$最小值（0.1mg/kg BW）推导MOE。

EFSA在2008年PAHs评估中，也使用了BMD模型，以经口给予含苯并［*a*］芘煤焦油小鼠2年致癌实验为剂量-反应模型，以荷瘤小鼠数量计算BMD。在以苯并［*a*］芘为PAHs代表物质以外，EFSA还增加了PAH2（苯并［*a*］芘和䓛）、PAH4（苯并［*a*］蒽、苯并［*a*］芘、苯并［*b*］荧蒽和䓛）、PAH8（苯并［*a*］蒽、苯并［*b*］荧蒽、苯并［*k*］荧蒽、苯并［*ghi*］苝、苯并［*a*］芘、䓛、二苯并［*a*,*h*］蒽、茚并［1,2,3-*cd*］芘）作为PAHs代表物。通过数学模型计算得出：苯并［*a*］芘、PAH2、PAH4、PAH8的$BMDL_{10}$为0.07mg/kg BW、0.17mg/kg BW、0.34mg/kg BW、0.49mg/kg BW。在暴露评估中，以$BMDL_{10}$推导相关MOEs。

参考文献

［1］ IPCS. Principles and methods for the risk assessment of chemicals in food. Geneva：FAO/WHO，2009.

［2］ Elsa Nielsen，Grete Ostergaard，John Christian Larsen. Toxicological Risk Assessment of Chemicals. Informa Healthcare USA，Inc：New York，2008.

［3］ 石阶平．食品安全风险评估．北京：中国农业大学出版社，2010.

［4］ 杨杏芬，吴永宁，贾旭东，等．食品安全风险评估 毒理学原理、方法与应用．北京：化学工业出版社，2017.

［5］ Owen B A. Literature-derived absorption coefficients for 39 chemicals via oral and inhalation routes of exposure. Regulatory Toxicology and Pharmacology，1990，11：237-252.

［6］ IPCS. Arsenic. Geneva，World Health Organization，International Programme on Chemical Safety. Environmental Health Criteria 18，1981.（http://www.inchem.org/documents/ehc/ehc/ehc018.htm）.

［7］ IPCS. Arsenic and arsenic compounds，2nd ed. Geneva，World Health Organization，International Programme on Chemical Safety. Environmental Health Criteria 224，2001.（http:// www.who.int/entity/ipcs/publications/ehc/ehc _ 224/en/index.html）.

［8］ Raie R M. Regional variation in As，Cu，Hg，and Se and interaction between them. Ecotoxicology and Environmental Safety，1996，35：248-252.

［9］ Marafante E，Bertolero F，Edel J，et al. Intracellular interaction and biotransformation of arsenite in rats and rabbits. Science of the Total Environment，1982，24：27-39.

［10］ Tam G K，Charbonneau S M，Bryce F，et al. Metabolism of inorganic arsenic（74As）in humans following oral ingestion. Toxicology and Applied Pharmacology，1979，50：319-322.

[11] Vahter M. Species differences in the metabolism of arsenic. In：Chappell W R，Abernathy C O，Cothern C R，eds. Arsenic：exposure and health. Northwood，Science and Technology Letters，1994：171-179.

[12] Karagas M R，Tosteson T D，Blum J，et al. Measurement of low levels of arsenic exposure：a comparison of water and toenail concentrations. American Journal of Epidemiology，2000，152（1）：84-90.

[13] Mandal B K，Ogra Y，Suzuki K T. Speciation of arsenic in human nail and hair from arsenic-affected area by HPLC-inductively coupled argon plasma mass spectrometry. Toxicology and Applied Pharmacology，2003，189（2）：73-83.

[14] Done A K，Peart A J. Acute toxicities of arsenical herbicides. Clinical Toxicology，1971，4（3）：343-355.

[15] ATSDR. Toxicological profile for arsenic. Atlanta，GA，United States Department of Health and Human Services，Public Health Service，Agency for Toxic Substances and Disease Registry，2007.（http://www. atsdr. cdc. gov/toxprofiles/tp2. html）.

[16] Petrick J S，Ayala-Fierro F，Cullen W R，et al. Monomethylarsonous acid（MMAIII）is more toxic than arsenite in Chang human hepatocytes. Toxicology and Applied Pharmacology，2000，163（2）：203-207.

[17] Kaise T，Watanabe S，Itoh K. The acute toxicity of arsenobetaine. Chemosphere，1985，14：1327-1332.

[18] Harrison J W E，Packman E W，Abbott D D. Acute oral toxicity and chemical and physical properties of arsenic trioxides. AMA Archives of Industrial Health，1958，17：118-123.

[19] Rössner P，Bencko V，Havránková H. Effect of the combined action of selenium and arsenic on suspension culture of mice fibroblasts. Environ Health Perspect. 1977，19：235-237.

[20] Petrick J S，Jagadish B，Mash E A，et al. Monomethylarsonous acid（MMAIII）and arsenite：LD50 in hamsters and in vitro inhibition of pyruvate dehydrogenase. Chemical Research in Toxicology，2001，14：651-656.

[21] Hughes M F，Thompson D J. Subchronic dispositional and toxicological effects of arsenate administered in drinking water to mice. Journal of Toxicology and Environmental Health，1996，49：177-196.

[22] Reichl F X，Szinicz L，Kreppel H，et al. Effect of arsenic on carbohydrate metabolism after single or repeated injection in guinea pigs. Archives of Toxicology，1988，62：473-475.

[23] Szinicz L，Forth W. Effects of As_2O_3 on gluconeogenesis. Archives of Toxicology，1988，61：444-449.

[24] Arnold L L，Eldan M，van Gemert M，et al. Chronic studies evaluating the carcinogenicity of monomethylarsonic acid in rats and mice. Toxicology，2003，190（3）：197-219.

[25] IARC. Arsenic and inorganic arsenic compounds. In：Some inorganic and organometallic compounds. Lyon，International Agency for Research on Cancer，1973，48-149（IARC Monographs on the Evaluation of the Carcinogenic Risk of Chemicals to Humans，Vol. 2）.

[26] IARC. Some metals and metallic compounds. Lyon，International Agency for Research on Cancer，1980，39-141（IARC Monographs on the Evaluation of the Carcinogenic Risk of Chemicals to Humans，Vol. 23）.

[27] Cui X, Wakai T, Shirai Y, et al. Chronic oral exposure to inorganic arsenate interferes with methylation status of p16INK4a and RASSF1A and induces lung cancer in A/J mice. Toxicological Sciences, 2006, 91: 372-381.

[28] Krishnamohan M. Carcinogenicity of monomethylarsonous acid (MMAIII) and sodium arsenate (AsV) and identification of early warning biomarkers. Brisbane, University of Queensland, 2007.

[29] Waalkes M P, Liu J, Diwan B A. Transplacental arsenic carcinogenesis in mice. Toxicology and Applied Pharmacology, 2007, 222 (3): 271-280.

[30] Waalkes M P, Liu J, Germolec D R, et al. Arsenic exposure in utero exacerbates skin cancer response in adulthood with contemporaneous distortion of tumor stem cell dynamics. Cancer Research, 2008, 68 (20): 8278-8285.

[31] IARC (in press). A review of carcinogens. C. Metals, arsenic, dusts and fibres. Lyon, International Agency for Research on Cancer (IARC Monographs on the Evaluation of Carcinogenic Risks to Humans, Vol. 100).

[32] EFSA. Scientific opinion on arsenic in food. EFSA Panel on Contaminants in the Food Chain (CONTAM). European Food SafetyAuthority, Parma, Italy. EFSA Journal, 2009, 7 (10): 1351 (http://www. efsa. europa. eu/EFSA/efsa _ locale-1178620753812 _ 1211902959840. htm).

[33] Kitchin K T, Wallace K. Evidence against the nuclear in situ binding of arsenicals— oxidative stress theory of arsenic carcinogenesis. Toxicology and Applied Pharmacology, 2008, 232 (2): 252-257.

[34] Ochi T, Kita K, Suzuki T, et al. Cytotoxic, genotoxic and cell-cycle disruptive effects of thio-dimethylarsinate in cultured human cells and the role of glutathione. Toxicology and Applied Pharmacology, 2008, 228 (1): 59-67.

[35] Golub M S, Macintosh M S, Baumrind N. Developmental and reproductive toxicity of inorganic arsenic: animal studies and human concerns. Journal of Toxicology and Environmental Health. Part B, Critical Reviews, 1998, 1 (3): 199-241.

[36] Wang A, Holladay S D, Wolf D C, et al. Reproductive and developmental toxicity of arsenic in rodents: a review. International Journal of Toxicology, 2006, 25 (5): 319-331.

[37] Hill D S, Wlodarczyk B J, Finnell R H. Reproductive consequences of oral arsenate exposure during pregnancy in a mouse model. Birth Defects Research. Part B, Developmental and Reproductive Toxicology, 2008, 83 (1): 40-47.

[38] Lantz R C, Chau B, Sarihan P, et al. In utero and postnatal exposure to arsenic alters pulmonary structure and function. Toxicology and Applied Pharmacology, 2009, 235 (1): 105-113.

[39] Rodríguez V M, Carrizales L, Mendoza M S, et al. Effects of sodium arsenite exposure on development and behavior in the rat. Neurotoxicology and Teratology, 2002, 24 (6): 743-750.

[40] Arkusz J, Stańczyk M, Lewińiska D, et al. Modulation of murine peritoneal macrophage function by chronic exposure to arsenate in drinking water. Immunopharmacology and Immunotoxicology, 2005, 27 (2): 315-330.

[41] Nayak A S, Lage C R, Kim C H. Effects of low concentrations of arsenic on the innate immune system of the zebrafish (Danio rerio). Toxicological Sciences, 2007, 98 (1): 118-124.

[42] Kozul C D, Hampton T H, Davey J C, et al. Chronic exposure to arsenic in the drinking water alters the expression of immune response genes in mouse lung. Environmental Health Perspectives, 2009, 117 (7): 1108-1115.

[43] Yadav R S, Sankhwar M L, Shukla R K, et al. Attenuation of arsenic neurotoxicity by cucumin in rats. Toxicology and Applied Pharmacology, 2009, 240 (3): 367-376.

[44] Arnold L L, Eldan M, Nyska A, et al. Dimethylarsinic acid: results of chronic toxicity/oncogenicity studies in F344 rats and in B6C3F1 mice. Toxicology, 2006, 223 (1-2): 82-100.

[45] Yang H T, Chou H J, Han B C, et al. Lifelong inorganic arsenic compounds consumption affected blood pressure in rats. Food and Chemical Toxicology, 2007, 45 (2): 2479-2487.

[46] Chen C L, Chiou H Y, Hsu L I, et al. Ingested arsenic, characteristics of well water consumption and risk of different histological types of lung cancer in northeastern Taiwan. Environmental Research, 2010, 110 (5): 455-462.

[47] IARC. Overall evaluations of carcinogenicity: an updating of IARC Monographs volumes 1 to 42. Lyon, International Agency for Research on Cancer (IARC Monographs on the Evaluation of the Carcinogenic Risks to Humans, 1987, Suppl. 7).

[48] Tseng W P, Chu H M, How S W, et al. Prevalence of skin cancer in an endemic area of chronic arsenicism in Taiwan. Journal of the National Cancer Institute, 1968, 40 (3): 453-463.

[49] IARC. Some drinking-water disinfectants and contaminants, including arsenic. Lyon, International Agency for Research on Cancer (IARC Monographs on the Evaluation of Carcinogenic Risks to Humans, 2004, Vol. 84).

[50] Steinmaus C, Yuan Y, Bates M N, et al. Case-control study of bladder cancer and drinking water arsenic in the western United States. American Journal of Epidemiology, 2003, 158 (12): 1193-1201.

[51] Karagas M R, Tosteson T D, Morris J S, et al. Incidence of transitional cell carcinoma of the bladder and arsenic exposure in New Hampshire. Cancer Causes & Control, 2004, 15 (5): 465-472.

[52] Bates M N, Rey O A, Biggs M L, et al. Case-control study of bladder cancer and exposure to arsenic in Argentina. American Journal of Epidemiology, 2004, 159 (4): 381-389.

[53] Michaud D S, Wright M E, Cantor K P, et al. Arsenic concentrations in prediagnostic toenails and the risk of bladder cancer in a cohort study of male smokers. American Journal of Epidemiology, 2004, 160 (9): 853-859.

[54] Chiou H Y, Chiou S T, Hsu Y H, et al. Incidence of transitional cell carcinoma and arsenic in drinking water: a follow-up study of 8, 102 residents in an arseniasis-endemic area in northeastern Taiwan. American Journal of Epidemiology, 2001, 153 (5): 411-418.

[55] Chen C L, Chiou H Y, Hsu L I, et al. Arsenic in drinking water and risk of urinary tract cancer: afollow-up study from northeastern Taiwan. Cancer Epidemiology, Biomarkers & Prevention, 2010, 19 (1): 101-110.

[56] Cantor K P, Lubin J H. Arsenic, internal cancers, and issues in inference from studies of low-level exposures in human populations. Toxicology and Applied Pharmacology, 2007, 222 (3): 253-257.

[57] Ferreccio C, González C, Milosavjlevic V, et al. Lung cancer and arsenic concentrations in drinking water in Chile. Epidemiology, 2000, 11 (6): 673-679.

[58] Chen C L, Hsu L I, Chiou H Y, et al. Ingested arsenic, cigarette smoking, and lung cancer risk: a follow-up study in arseniasis-endemic areas in Taiwan. Journal of the American Medical Association, 2004, 292 (24): 2984-2990.

[59] Mostafa M G, McDonald J C, Cherry N M. Lung cancer and exposure to arsenic in rural Bangladesh. Occupational and Environmental Medicine, 2008, 65 (11): 765-768.

[60] Hinwood A L，Jolley D J，Sim M R. Cancer incidence and high environmental arsenic concentrations in rural populations：results of an ecological study. International Journal of Environmental Health Research，1999，9 (2)：131-141.

[61] Yuan Y，Marshall G，Ferreccio C，et al. Kidney cancer mortality：fifty-year latency patterns related to arsenic exposure. Epidemiology，2010，21 (1)：103-108.

[62] Straif K，Benbrahim-Tallaa L，Baan R，et al. A review of human carcinogens—Part C：Metals，arsenic，dusts，and fibres. Lancet Oncology，2009，10 (5)：453-454.

[63] Guha Mazumder D N，Haque R，Ghosh N，et al. Arsenic levels in drinking water and the prevalence of skin lesions in West Bengal，India. International Journal of Epidemiology，1998，27：871-877.

[64] Rahman M，Vahter M，Sohel N，et al. Arsenic exposure and age and sex-specific risk for skin lesions：a population-based case-referent study in Bangladesh. Environmental Health Perspectives，2006，114 (12)：1847-1852.

[65] Ahsan H，Chen Y，Parvez F，et al. Arsenic exposure from drinking water and risk of premalignant skin lesions in Bangladesh：baseline results from the Health Effects of Arsenic Longitudinal Study. American Journal of Epidemiology，2006，163 (12)：1138-1148.

[66] NRC. Arsenic in drinking water：2001 update. Prepared by the Subcommittee to Update the 1999 Arsenic in Drinking Water Report，Committee on Toxicology，National Research Council. Washington，DC，National Academy Press，2001. (http：//www. nap. edu/openbook/ 0309076293/html/R1. html).

[67] Hopenhayn-Rich C，Browning S R，Hertz-Picciotto I，et al. Chronic arsenic exposure and risk of infant mortality in two areas of Chile. Environmental Health Perspectives，2000，108 (7)：667-673.

[68] Ahmad S A，Sayed M H，Barua S，et al. Arsenic in drinking water and pregnancy outcomes. Environmental Health Perspectives，2001，109 (6)：629-631.

[69] Milton A H，Smith W，Rahman B，et al. Chronic arsenic exposure and adverse pregnancy outcomes in Bangladesh. Epidemiology，2005，16 (1)：82-86.

[70] Kwok R K，Kaufmann R B，Jakariya M. Arsenic in drinking-water and reproductive health outcomes：a study of participants in the Bangladesh integrated nutrition programme. Journal of Health，Population and Nutrition，2006，24 (2)：190-205.

[71] Von Ehrenstein O S，Guha Mazumder D N，Hira-Smith M，et al. Pregnancy outcomes，infant mortality，and arsenic in drinking water in West Bengal，India. American Journal of Epidemiology，2006，163 (7)：662-669.

[72] Rahman A，Vahter M，Ekström EC，et al. Association of arsenic exposure during pregnancy with foetal loss and infant death：a cohort study in Bangladesh. American Journal of Epidemiology，2007，165 (12)：1389-1396.

[73] Hopenhayn C，Ferreccio C，Browning S R，et al. Arsenic exposure from drinking water and birth weight. Epidemiology，2003，14 (5)：593-602.

[74] Yang C Y，Chang C C，Tsai S S，et al. Arsenic in drinking water and adverse pregnancy outcome in an arseniasis-endemic area in northeastern Taiwan. Environmental Research，2003，91 (1)：29-34.

[75] Huyck K L，Kile M L，Mahiuddin G，et al. Maternal arsenic exposure associated with low birth weight in Bangladesh. Journal of Occupational and Environmental Medicine，2007，49 (10)：1097-1104.

[76] Soto-Peña G A，Luna A L，Acosta-Saavedra L，et al. Assessment of lymphocyte subpopulations and

cytokine secretion in children exposed to arsenic. FASEB Journal，2006，20（2）：779-781.

[77] Ferrario D，Croera C，Brustio R，et al. Toxicity of inorganic arsenic and its metabolites on haematopoietic progenitors "in vitro"：comparison between species and sexes. Toxicology，2008，249（2-3）：102-108.

[78] Raqib R，Ahmed S，Sultana R，et al. Effects of in utero arsenic exposure on child immunity and morbidity in rural Bangladesh. Toxicology Letters，2009，185（3）：197-202.

[79] Navas-Acien A，Sharrett A R，Silbergeld E K，et al. Arsenic exposure and cardiovascular disease：a systematic review of the epidemiologic evidence. American Journal of Epidemiology，2005，162（11）：1037-1049.

[80] Chen Y，Factor-Litvak P，Howe G R，et al. Arsenic exposure from drinking water，dietary intakes of B vitamins and folate，and risk of high blood pressure in Bangladesh：a population-based，cross-sectional study. American Journal of Epidemiology，2007，165（5）：541-552.

[81] Kwok R K，Mendola P，Liu Z Y，et al. Drinking water arsenic exposure and blood pressure in healthy women of reproductive age in Inner Mongolia，China. Toxicology and Applied Pharmacology，2007，222（3）：337-343.

[82] FAO/WHO. Safety evaluation of certain food additivies and contaminatants（seventy-sencond report of the Joint FAO/WHO Expert Committee on Food Additives）. WHO Technical Report Series，No. 63，2010.

[83] EFSA（European Food Safety Authority）. Opinion of the scientific panel on contaminants in the food chain（CONTAM）related to the potential increase of consumer health risk by a possible increase of the existing maximum levels for aflatoxins in almonds，hazelnuts and pistachios and derived products. EFSA Journal，2007，5（3）：446，127.

[84] FAO/WHO（Food and Agriculture Organization-World Health Organization）. Zearalenone. Prepared by the Fifty-third meeting of the Joint FAO/WHO Expert Committee on Food Additives（JECFA）. In：Safety Evaluation of Certain Food Additives and Contaminants，WHO Food Additives Series 44，2000.

[85] FAO/WHO（Food and Agriculture Organization of the United Nations/World Health Organization）. Safety evaluation of certain food additives and contaminants. WHO Food Additives Series 47，2001.

[86] FAO/WHO（Food and Agriculture Organization of the United Nations/World Health Organization）. Safety evaluation of certain food additives and contaminants. WHO Food Additives Series 63，2011.

[87] FAO/WHO（Food and Agriculture Organization of the United Nations/World Health Organization）. Evaluation of certain contaminants in food. WHO Food Additives Series 1002，2017.

[88] IARC（International Agency for Research on Cancer）. Aflatoxins. Chemical Agents and Related Occupations. A review of Human Carcinogens. IARC monographs on the evaluation of carcinogenic risks to humans，2012，100F：225-248.

[89] IARC（International Agency for Research on Cancer）. Fumonisin B1. IARC Mongraphs Volume，2002，82：301-366.

[90] Bakker GJAS M I，Paulsch W E，van Egmond H P. Risk assessment of fumonisin B1 in the Netherlands. RIVM report 310301001/2003，2003：1-19.

[91] Sulistyaningdyah W T，Ogawa J，Li Q S，et al. Metabolism of polychlorinated dibenzo-p-dioxins by cytochrome P450 BM-3 and its mutant. Biotechnology Letters，2004，26（24）：1857-1860.

［92］ Harrad S, Wang Y, Sandaradura S, et al. Human dietary intake and excretion of dioxin-like compounds. Journalof Environmental Monitoring, 2003, 5 (2): 224-228.

［93］ Suzuki G, Nakano M, Nakano S. Distribution of PCDDs/PCDFs and Co-PCBs in human maternal blood, cord blood, placenta, milk, and adipose tissue: dioxins showing high toxic equivalency factor accumulate in the placenta. Bioscience, biotechnology, and biochemistry, 2005, 69 (10): 1836-1847.

［94］ Walisser J A, Glover E, Pande K, et al. Aryl hydrocarbon receptor-dependent liver development and hepatotoxicity are mediated by different cell types. Proc Natl Acad Sci USA, 2005, 102: 17858-17863.

［95］ Pierre S, Chevallier A, Teixeira-Clerc F, et al. Aryl hydrocarbon receptor-dependent induction of liver fibrosis by dioxin. Toxicol Sci, 2014, 137: 114-124.

［96］ Lee J H, Wada T, Febbraio M, et al. A novel role for the dioxin receptor in fatty acid metabolism and hepatic steatosis. Gastroenterology, 2010, 139: 653-663.

［97］ Van den Berg M, Birnbaum L, Bosveld A T, et al. Toxic equivalency factors (TEFs) for PCBs, PCDDs, PCDFs for humans and wildlife. Environmental health perspectives, 1998, 106 (12): 775.

［98］ McConnell E, Moore J, Haseman J, et al. The comparative toxicity of chlorinateddibenzo-p-dioxins in mice and guinea pigs. Toxicology and Applied Pharmacology, 1978, 44 (2): 335-356.

［99］ 杨永滨，郑明辉，刘征涛．二噁英类毒理学研究新进展．生态毒理学报，2006，02：105-115.

［100］ Boffetta P, Mundt K A, Adami H O, et al. Tcdd and cancer: A critical review of epidemiologic studies. Crit Rev Toxicol, 2011, 41: 622-636.

［101］ Cole P, Trichopoulos D, Pastides H, et al. Dioxin and cancer: A critical review. Regulatory toxicology and pharmacology: RTP, 2003, 38: 378-388.

［102］ Manuwald U, Velasco Garrido M, Berger J, et al. Mortality study of chemical workers exposed to dioxins: Follow-up 23 years after chemical plant closure. Occup Environ Med., 2012, 69: 636-642.

［103］ WHO. Evaluation of certain food additivesand contaminants. Sixty-fourth meeting of the Joint FAO/WHO Expert Committee on Food Additives (WHO Technical Report Series: 930). WHO: Geneva, 2006.

［104］ IRAC. International Agency for Research. Volume 96: Alcoholic Beverage Consumption and Ethyl Carbamate (Urethane) 6-13 February2007 1-5. World Health Organization, Lyon, France. (http: //monographs. Iarc. fr/ENG/Meetings/vol96-summary. pdf).

［105］ JECFA Sixty-fourth Report of the Joint FAO/WHO Expert Committee on Food Additives. Evaluation of Certainfood Contaminants. [EB/OL]. 2005-02-17. (ftp://ftp. fao. org/es/esn/jecfa/jecfa64 _ call. pdf).

［106］ EFSA, Opinion of the Scientific Panel on Contaminants in the Food chain on a request from the European Commission on ethyl carbamate and hydrocyanic acid in food and beverages. The EFSA Journal, 2007, 55: 1-44.

［107］ Wang F, Wang Y, Geng X, et al. Neuroprotective effect of acute ethanol administration in a rat with transient cerebral ischemia. Stroke, 2012, 43 (1): 205-210.

［108］ IARC, Alcohol consumption and ethyl carbamate. IARC monographs on the evaluation of carcinogenic risks to humans/World Health Organization, International Agency for Research on Cancer, 2010, 96: 3.

［109］ An D C S. Ough, Urea excretion and uptake by wine yeasts as affected by various factors. American journal of enology and viticulture，1993，44（1）：35-40.

[110] Cañas B J，Diachenko G W，Nyman P J. Ethyl carbamate levels resulting from azodicarbonamide use in bread. Food Additives & Contaminants，1997，14（1）：89-94.

[111] Conacher，H，Page B. Ethyl carbamate in alcoholic beverages：A Canadian case history. in Proceedings of Euro Food Tox Ⅱ. European Society of Toxicology Schwerzenbach. Switzerland，1986.

[112] Osswald H. On the question of mitosis-inhibition by polyvalent carbamic acid esters in 43 Ehrlich's carcinoma. Arzneimittel-Forschung，1959，9：595-598.

[113] Salamone，Heddle J，Katz M，et al. Mutagenic activity of 41 compounds in the in vivo micronucleus assay. Progress in Mutation Research，1981，1：686-697.

[114] Nomura T，Okamoto E. Transplacental carcinogenesis by urethan in mice：teratogenesis and carcinogenesis in relation to organogenesis. Gann= Gan，1972，63（6）：731-742.

[115] Schïnenberger H，Schmidt F，Bindl L，et al. Tumour inhibitory N-(bis-(2-chlorethyl)-aminomethyl)-urethanes（author's transl). Zeitschrift fur Krebsforschung und klinische Onkologie. Cancer research and clinical oncology，1975，84（3）：277-240.

[116] Pereira M A，Khoury M M，Glauert H P，et al. Screen of five alkyl carbamates for initiating and promoting activity in rat liver. Cancer letters，1991，57（1）：37-44.

[117] NTP，NTP technical report on toxicity studies of urethane in drinking water and urethane in 5% ethanol administered to F344/N rats and B6C3F1 mice. Toxicity report series No. 52，1996.

[118] Witt K L，Knapton A，Wehr C M，et al. Micronucleated erythrocyte frequency in peripheral blood of B_6C_3F（1）mice from short-term，prechronic，and chronic studies of the NTP carcinogenesis bioassay program. Environmental and molecular mutagenesis，2000，36（3）：163-194.

[119] Edwards A J，Anderson D，Brinkworth M H，et al. An investigation of male-mediated F1 effects in mice treated acutely and sub-chronically with urethane. Teratogenesis，carcinogenesis，and mutagenesis，1999，19（2）：87-103.

[120] Hübner P，Groux P M，Weibel B，et al. Genotoxicity of ethyl carbamate（urethane）in Salmonella，yeast and human lymphoblastoid cells. Mutation Research/Genetic Toxicology and Environmental Mutagenesis，1997，390（1）：11-19.

[121] Allen J W，Stoner G D，Pereira M A，et al. Tumorigenesis and genotoxicity of ethyl carbamate and vinyl carbamate in rodent cells. Cancer research，1986，46（10）：4911-4915.

[122] Westmoreland C，Plumstead M，Gatehouse D. Activity of urethane in rat and mouse micronucleus tests after oral administration. Mutation Research Letters，1991，262（4）：247-251.

[123] Miller Y E，Dwyer-Nield L D，Keith R L，et al. Induction of a high incidence of lung tumors in C57BL/6 mice with multiple ethyl carbamate injections. Cancer letters，2003，198（2）：139-144.

[124] NTP. studies of urethane，ethanol，and urethane/ethanol（urethane，cas NO. 51-79-6；ethanol，CAS NO. 64-17-5）in B6C3F1 mice in NTP technical report on the toxicology and carcinogenesis，2004.

[125] Paris A，Ledauphin J，Poinot P，et al. Polycyclic aromatic hydrocarbons in fruits and vegetables：Origin，analysis，and occurrence. ENVIRON POLLUT，2018，234：96-106.

[126] Lammel G，Heil A，Stemmler I，et al. On the Contribution of Biomass Burning to POPs（PAHs and PCDDs）in Air in Africa. ENVIRON SCI TECHNOL，2013，47：11616-11624.

[127] Polycyclic Aromatic Hydrocarbons in Food-Scientific Opinion of the Panel on Contaminants in the Food Chain. The EFSA Journal，2008，724：1-114.

［128］ Buckley T J，Lioy P J. An examination of the time course from human dietary exposure to polycyclic aromatic hydrocarbons to urinary elimination of 1-hydroxypyrene. British Journal of Industrial Medicine，1992，49：113-124.

［129］ Lipniak M，Brandys J. Toxicokinetics of Fluoranthene，Pyrene and Benz（a）anthracene in the Rat. POLYCYCL AROMAT COMP，1993，3：111-119.

［130］ Saunders C R，Ramesh A，Shockley D C. Modulation of neurotoxic behavior in F-344 rats by temporal disposition of benzo（a）pyrene. TOXICOL LETT，2002，129：33-45.

［131］ Blanton R H，Lyte M，Myers M J，et al. Immunomodulation by Polyaromatic Hydrocarbons in Mice and Murine Cells. CANCER RES，1986，46（6）：2735-2739.

［132］ Knuckles M E，Inyang F，Ramesh A. Acute and subchronic oral toxicities of benzo［a］pyrene in F-344 rats. TOXICOL SCI，2001，61：382-388.

［133］ Commission E E. Opinion of the Scientific Committee on Food on the risks to human health of Polycyclic Aromatic Hydrocarbons in food，2002.

［134］ Culp S J，Gaylor D W，Sheldon W G，et al. A comparison of the tumors induced by coal tar and benzo［a］pyrene in a 2-year bioassay. CARCINOGENESIS，1998，19：117.

［135］ Kroese E D，Jja M，Mohn G R，et al. Tumorigenic effects in Wistar rats orally administered benzo［a］pyrene for two years（gavage studies）. Implications for human cancer risks associated with oral exposure to polycyclic aromatic hydrocarbons. Rijksinstituut Voor Volksgezondheid En Milieu Rivm，2001.

第十一章
申报许可产品的安全性评价

第一节　新食品原料

一、概述

随着人类对自然资源不断利用和开发，涌现出越来越多的新食品原料。国内市场对新食品原料的需求在不断增加，新食品原料的应用领域也不断扩大。新食品原料尚无明确的定义，各国法律规定只是对新食品原料的范畴进行了限定。我国《新食品原料安全性审查管理办法》规定，新食品原料是指在我国无传统食用习惯的以下物品：动物、植物和微生物；从动物、植物和微生物中分离的成分；原有结构发生改变的食品成分；其他新研制的食品原料。新食品原料应当具有食品原料的特性，符合应当有的营养要求，且无毒、无害，对人体健康不造成任何急性、亚急性、慢性或者其他潜在性危害。新食品原料不包括转基因食品、保健食品、食品添加剂新品种，这些特殊食品或食品原料的管理依照国家有关法律法规执行。从发展过程来看，我国的新食品原料脱胎于最初的新资源食品。

由于中国特有的食品管理模式，如何区别普通食品、保健食品、新食品原料，生产者和消费者存在一定的困惑和误区。《中华人民共和国食品安全法》定义的食品“指各种供人食用或者饮用的成品和原料以及按照传统既是食品又是药品的物品，但是不包括以治疗为目的的物品”。食品具有特定的色、香、味、形，也有一定的生理功能作用；保健食品是具有特定功能的、针对特殊人群、不以治疗为目的食品种类中的一种特殊形式。

（一）新食品原料、普通食品的界定

对于新食品原料的界定，关键是要确定是否有传统食用习惯。根据《中华人民共和国药典》规定中，“传统食用习惯”是指某种食品在省辖区域内有30年以上作为定型或者非定型包装食品生产经营的历史，并且未载入《中华人民共和国

药典》。属于无传统食用习惯的物品，如需开发用于普通食品的生产经营，应当纳入新食品原料来进行管理，按照《新食品原料安全性审查管理办法》的规定申报批准。食品中含有新食品原料的，其产品标签标识应当符合国家法律、法规、食品安全标准和国家卫生健康委员会公告要求。

对符合《新食品原料安全性审查管理办法》规定的有传统食用习惯的食品（即普通食品），企业生产经营可结合该办法，依照《中华人民共和国食品安全法》规定执行。原卫生部于2002年公布的《既是食品又是药品的物品名单》中的物品，可用于生产普通食品；于2010年公布的《可用于食品的菌种名单》中的菌种可用于生产普通食品。原卫生部1998年下发《关于1998年全国保健食品市场整顿工作安排的通知》，将新资源食品油菜花粉、玉米花粉、松花粉、向日葵花粉、紫云英花粉、荞麦花粉、芝麻花粉、高粱花粉、魔芋、钝顶螺旋藻、极大螺旋藻、刺梨、玫瑰茄、蚕蛹列为普通食品管理。

（二）新食品原料、保健食品原料的界定

原卫生部于2002年发布《关于进一步规范保健食品原料管理的通知》并公布了《可用于保健食品的物品名单》和《保健食品禁用物品名单》，保健食品原料的具体管理规定，依据这个通知要求。原卫生部2007年、2009年分别发布《关于“黄芪”等物品不得作为普通食品原料使用的批复》《关于普通食品中有关原料问题的批复》规定，《可用于保健食品的物品名单》所列物品仅限用于保健食品。除已公布可用于普通食品的物品外，《可用于保健食品的物品名单》中的物品不得作为普通食品原料生产经营。如需开发《可用于保健食品的物品名单》中的物品用于普通食品生产，应当按照《新食品原料安全性审查管理办法》规定的程序申报批准。保健食品的监督管理（含审批的）现由国家市场监督管理总局负责。

二、我国的新资源食品管理制度

我国的新资源食品管理制度起源于1983年的《中华人民共和国食品卫生法（试行）》，第22条规定：利用新资源生产的食品必须经卫生部门审批，由此确定了我国新资源食品管理的基本制度。1987年原卫生部又发布了相关的配套规定《新食品资源卫生管理办法》，1990年对该办法进行修订，形成新的《新资源食品卫生管理办法》。1990年的管理办法规定了新资源食品的试生产制度、新资源食品在正式生产前必须进行试生产，试生产期限为2年。截至1997年的10年间，卫生部共审批了312个新资源食品，全部为终端产品形式，例如少林可乐、天府可乐、851口服液等。按照当时的管理办法，批准的312个产品均为试生产，2年后申请转为正式生产的产品仅有66个，占批准总数的21%。2004～

2007 年，审批并转为正式生产的新资源食品 10 个。

2007 年原卫生部发布并实施了《新资源食品管理办法》，对新资源食品的定义、安全性评价、申请与审批、生产经营和管理、卫生监督等内容提供了指导。同时制定了相关配套的《新资源食品安全性评价规程》和《新资源食品卫生许可申报与受理规定》。2007 年的《新资源食品管理办法》的主要变化是取消了新资源食品的试生产制度，批准形式发生根本性转变，增加了实质等同的审查制度，完整地规定了新资源食品的申请、安全性评价和审批、生产经营管理、卫生监督的制度内容。2013 年原国家卫生计生委再次修订《新食品原料安全性审查管理办法》，并于 2013 年 10 月 1 日正式实施（以下简称 2013 年《办法》）。其中规定，新食品原料是指在我国无传统食用习惯的以下物品：动物、植物和微生物；从动物、植物和微生物中分离的成分；原有结构发生改变的食品成分；其他新研制的食品原料。新食品原料不包括转基因食品、保健食品、食品添加剂新品种，这些特殊食品或食品原料的管理依照国家有关法律法规执行。2013 年《办法》与过去的有关规定比较，发生很大的变化。重新定义了新食品原料的定义；增加了向社会征求意见的程序及现场核查的程序内容；在安全评价资料中，增加了风险评估单位出具安全性评估意见的要求；删除了生产经营和卫生监督的内容。截至 2020 年 6 月，国家卫生健康委员会批准公告的新资源食品 112 个，从分类上看，从动物、植物、微生物中分离的食品原料最多。

三、毒理学安全性评价

新食品原料的安全性评价必须遵循“科学公认、风险控制、安全评估、实质等同、个案分析”等进行综合判断。安全性评估需要从成分分析报告、卫生学报告、毒理学评价报告、微生物耐药性试验报告和产毒能力试验报告、安全性评估意见、国内外的研究利用情况和相关安全性评估资料等方面综合进行安全性的评价。

毒理学检验和评价是安全性评价的重要内容，我国境内试验报告需要由具备检验资质的检验机构（CMA）出具，进口产品可由国外符合良好实验室规范（GLP）的实验室出具。不同的新食品原料进行的毒理学试验项目需符合《新食品原料申报与受理规定》的要求。具体包括以下几点。

（1）国内外均无传统食用习惯的（不包括微生物类），原则上应当进行急性经口毒性试验、三项遗传毒性试验（细菌回复突变试验、小鼠骨髓细胞微核试验和小鼠精子畸形试验或睾丸染色体畸变试验）、90d 经口毒性试验、致畸试验和生殖毒性试验、慢性毒性和致癌试验及代谢试验；仅在国外个别国家或国内局部地区有食用习惯的（不包括微生物类），原则上进行急性经口毒性试验、三项遗传毒性试验、90d 经口毒性试验、致畸试验和生殖毒性试验。

(2) 若有关文献材料及成分分析未发现有毒性作用且人群长期食用历史而未发现有害作用的新食品原料，可以先评价急性经口毒性试验、三项遗传毒性试验、90d经口毒性试验和致畸试验。

(3) 已在多个国家批准广泛使用的（不包括微生物类），在提供安全性评价材料的基础上，原则上进行急性经口毒性试验、三项遗传毒性试验、28d经口毒性试验。

(4) 食品加工过程中使用的微生物新品种和新食品原料在生产加工过程中使用的微生物要符合微生物评价的一般要求，国内外均无食用习惯的微生物，应当进行急性经口毒性试验/致病性试验、三项遗传毒性试验、90d经口毒性试验、致畸试验和生殖毒性试验；仅在国外个别国家或国内局部地区有食用习惯的微生物类，应当进行急性经口毒性试验/致病性试验、三项遗传毒性试验、90d经口毒性试验；已在多个国家批准食用的微生物类，可进行急性经口毒性试验/致病性试验、二项遗传毒性试验。大型真菌的毒理学试验按照植物类新食品原料进行。

(5) 根据新食品原料可能的潜在危害，选择必要的其他敏感试验或敏感指标进行毒理学试验，或者根据专家评审委员会的评审意见，验证或补充毒理学试验。各毒理学试验方法应当符合《食品安全国家标准　食品安全性毒理学评价程序》对各试验的具体要求。进口原料毒理学试验应当符合国际OECD等国际认可的毒理学指导原则要求，其检测指标至少和我国《食品安全性毒理学评价程序》中各试验的要求一致。

四、安全性评估意见中毒理学资料要求

新食品原料安全性评估意见是2013年《办法》增加的资料要求，即由有资质的风险评估技术机构出具评估意见。安全性评估意见须按照危害因子识别、危害特征描述、暴露评估、危险性特征描述的原则和方法进行。国家食品安全风险评估中心发布了《新食品原料安全性评估意见申请资料指南》。申请人需按照申请资料要求应尽可能提供全面的安全性相关材料，包括：基本信息、成分分析、毒理学资料、食用和使用情况、生产工艺、卫生学检验报告和其他有助于安全性评估的材料。新食品原料安全性评估意见出具单位在申请人提交的申请资料基础上，查阅相关文献，综合给出一个相对全面的评估意见。其中毒理学资料要求主要包括以下内容。

(1) 提供《新食品原料申报与受理规定》要求的不同种类新食品原料需要提交的毒理学检验报告或资料，对从动物、植物和微生物中分离的新食品原料还应尽可能提供其主要分离成分的吸收、分布、代谢、排泄资料。

(2) 申报物品的国内外毒理学安全性评价相关技术报告以及毒理学文献和未公开发表的内部资料等，人群临床试验和干预研究等流行病学资料以及人群食用

的不良反应资料。所提供文献资料中采用的受试物应与申报物品具有一致性。

（3）对于申报物品中其他的生物活性成分、天然有害物质和主要杂质还应尽可能提供以下资料：①吸收、分布、代谢、排泄等毒代动力学资料；②急性毒性、（亚）慢性毒性、遗传毒性、致畸性、致癌性和生殖发育毒性等毒性研究资料；③人群食用的不良反应资料；④每日允许摄入量（ADI）、每日耐受摄入量（TDI）、急性参考剂量（ARfD）等健康指导值以及计算依据资料。

第二节　转基因食品

一、概述

转基因食品（genetically modified food）是指利用现代分子生物学技术将某些生物的基因转移到其他物种中，改造其遗传物质，使动物、植物或微生物具备或增强某种特性，使其在性状、营养品质、消费品质等方面向人们所需要的方向转变，可以降低生产成本，增加食品或食品原料的产量或价值。这种以改良的动物、植物和微生物为食物或原料加工生产的食品就是转基因食品。根据世界卫生组织的定义，转基因食品是指生物体内的基因组被以非自然的方法加以改变，使基因由一个生物体移至另一个生物体或在两个没有关系的生物体之间转移而生产的食品或食品原料。欧盟将转基因食品定义为：一种由经基因修饰的生物体生产或制造的食品。目前，全球的科学家们还无法为转基因食品安全问题在短时间内下一个定论。简而言之，以转基因生物为原料加工而成的食品就是转基因食品。

20 世纪 60 年代末，斯坦福大学的生化教授 Paul Berg 首次将外源基因导入真核细胞，获得了第一例重组 DNA。但由于 SV40 病毒（猴空泡病毒 40）可使体外培养的人细胞转化为类肿瘤细胞，科学家担心，研究中的一些材料如果扩散到环境中可能会对人类造成巨大的灾难。20 世纪 80 年代末，科学家们开始把 10 多年分子研究的成果运用到转基因食品上，转基因育种以其培育周期短、性状转移精确等优点，使转基因技术在农业种植上迅速发展。1994 年，美国第一例转基因番茄被批准商业化种植，1995 年成功地生产出抗杂草黄豆，并在市场上出售。又经过 7 年的努力，现在利用转基因技术已批量生产出抗虫害、抗病毒、抗杂草的转基因玉米、黄豆、油菜、土豆、西葫芦等。目前转基因食品的主要产地是美国、加拿大、欧盟、南非、阿根廷等。根据来源，转基因食品分为植物源转基因食品、动物源转基因食品和微生物源转基因食品。植物源转基因食品涉及的食品或食品原料包括大豆、玉米、番茄、马铃薯、油菜、番木瓜、甜椒、西葫芦等，其中玉米是使用转基因最早、种植最广、产量最多的作物；其次就是大豆，美国目前种植的大豆94%是转基因的，巴西、阿根廷的大豆和玉米基本都是转基因的。转基因作物的商业化进程发展很快，1996年美国转基因作物全面进入商业化，全球种植转基因农作物耕种面积为170万公顷，到了2000年增至4420万公顷。其中转基因大豆和玉米的耕种面积，约占总耕种面积的80%。据国际农业生物技术应用服务组织（ISAAA）数据，2014年共有28个国家种植转基因作物，其中20个为发展中国家，8个为发达国家，全球转基因作物的种植面积为1.815亿公顷，比2013年增长3.6%，相比于转基因作物商业化种植元年1996年的170万公顷，增幅超过100倍；种植面积最大的5个国家是美国7310万公顷、巴西4220万公顷、阿根廷2430万公顷，印度和加拿大也均达1160万公顷，中国排第六位，种植面积约390万公顷（约为美国的1/19）。美国转基因作物种类最多，有玉米、大豆、棉花、油菜、甜菜、苜蓿、木瓜、南瓜共8种。

我国种植转基因作物开始于1989年。到2014年底，原农业部批准进口的证书在有效期内的转基因作物有玉米、大豆、油菜、甜菜和棉花5种，规定这些除棉花可以种植外，其余4种仅限用于加工原料；这些进口转基因作物涉及的转基因性状有抗除草剂、抗虫、改善品质、抗旱及上述部分性状的组合。根据美国农业部外国农业局2015年1月发布的《中国农业生物技术年报》，截至2014年12月31日，中国批准进口的转基因作物产品共涉及41个转基因事件或事件组合。

我国接受了更多的国外转基因食品，1998年起从生物技术食品生产大国美国和加拿大进口了较大数量的粮油，2002年我国转基因大豆的进口量在2000万吨左右。中国进口转基因食品最多的是大豆，2013年进口大豆6338万吨，2014年7140万吨（2014年进口转基因食品总量为8000多万吨，包括大豆、玉米和菜籽油），2015年中国进口转基因大豆8100多万吨。进口转基因大豆绝大部分来自巴西、阿根廷，全部用作加工原料，生产豆油、豆腐、豆奶等制品。在国内用转基因大豆生产的大豆色拉油比例为80%以上。

20世纪80年代后期，第一例转基因食品牛乳凝乳酶商业化生产，使人们开始关注转基因食品的安全性。20世纪90年代中期，陆续报道了一些对转基因食品的安全性提出质疑的研究结果，使许多国家对转基因食品的安全性给予了更多关注。1998年英国Rowett研究所的Pusztai博士在*Nature*上发表文章称，转有植物雪花莲凝集素基因的马铃薯饲养大鼠可引起大鼠器官发育异常和免疫系统受损，虽然最终表明试验结果并不可靠，但这一事件使公众对转基因食品使用安全性产生了怀疑；1999年5月，美国康奈尔大学在*Nature*上发表文章称，用带有转基因抗虫玉米花粉的马利筋（一种杂草）叶片喂饲美国大斑蝶，导致44%的幼虫死亡，虽然最终斑蝶减少的真正原因是农药的过度使用和大斑蝶越冬地（墨西哥）生态环境的破坏，但由此引发转基因生物环境安全性的争论。

转基因食品主要有三个方面的安全问题：一是环境安全性。转基因生物导致原有相近物种的灭绝、生态系统平衡被破坏。二是食用安全性。转基因技术已经应用近30年，但对于转基因食品的食用安全性问题没有定论。限于目前的技术，对转基因食品的食用安全性评价方法主要包括：毒性、致敏性、营养成分、抗营养因子等。三是粮食供给安全问题。转基因生物种子安全问题是众多学者所担忧的，长期种植转基因作物，特别是粮食，造成原有种子灭绝后，十几亿人口大国的粮食种子将受控于人，粮食种子安全是不可忽视的战略问题。

二、转基因食品的安全性评价

转基因技术在遗传性状表达上似乎是成功的，但由于这项技术不具有排他性，同时可能存在一些对长远影响的未知性，包括食品营养品质的改变、潜在的毒素、潜在的过敏原、抗生素抗性、对农业可持续发展的影响、对环境的影响等。因此，自转基因食品问世以来一直面临怀疑者严厉的质疑。转基因食品代表着未来食品的发展方向，但其潜在的风险不容忽视，必须建立科学合理的安全评价技术体系，加强生物技术食品的安全管理，使其更好地服务于人类。

1991年世界卫生组织和粮农组织联合召开了有关评价用生物技术生产的食品的安全性的专家咨询会议。会议一致认为：这些生物技术生产的食品的安全性不次于现有用传统方法生产的同类食品；在评价安全性时，应对每个食物作个案处理，并以传统食物作为对照；尽可能不做长期动物经口毒性试验，而着重于评价新食品的成分及其分子生物学特征。

农业转基因生物与传统生物在研究开发、品种培育以及生产技术等方面都有极大的差异，因而必然带来其特殊的食用安全方面的疑问和问题。现行的食品卫生标准和传统的食品安全性评价体系对转基因食品的安全性评价缺乏足够的针对性、特异性和敏感度，且各国缺乏对该问题的统一标准。

我国2002年修订的《中华人民共和国农业法》首次规定，任何单位和个人都必须在依照国家规定和严格执行安全防范措施的前提下进行农业转基因生物的研究、试验、生产、加工、经营及其他应用工作。2012年新修订的《中华人民共和国农业法》仍保留该条款。有关转基因生物的行政管制措施主要是针对农业领域，其中包括国务院2001年制定，并于2011年和2017年修订的《农业转基因生物安全管理条例》及其实施细则。其中规定，农业转基因生物是指利用基因工程技术改变基因组构成，用于农业生产或者农产品加工的动植物、微生物及其产品，主要包括：转基因动植物（含种子、种畜禽、水产苗种）和微生物；转基因动植物、微生物产品；转基因农产品的直接加工品；含有转基因动植物、微生物或者其产品成分的种子、种畜禽、水产苗种、农药、兽药、肥料和添加剂等产品。2002年原农业部公布《农业转基因生物安全评价管理办法》，分别于2004年、2016年、2017年进行了修订。

转基因食品安全性评价应包括几个方面：直接健康影响（毒性）；引起过敏反应的趋势（过敏性）；被认为有营养特性或毒性的特定组成部分的组成分析；插入基因的稳定性；与基因改良有关的营养影响；可由基因插入产生的任何非预期影响；所表达的物质（非核酸物质）分析；代谢评价；基因改变引起的营养效果及其他不必要的功能等。

转基因食品进行安全性评价的原则主要包括以下内容。

（1）实质等同性原则　目前普遍认可的食用安全性评价的原则是经济合作与发展组织（Organization for economic cooperation and development，OECD）1993年提出的“实质等同性”（substantial equivalence）原则。运用实质等同性概念来形成一个多学科的方法用于安全性评价，并考虑到可能产生的预期和非预期变化。

实质等同性概念是转基因食品安全性评价过程中的关键。但实质等同本身并不是安全性评价，而是构建新食品相对于其传统对应物的安全性评价这一框架的起点。它为进一步的科学研究提供了一个有效的框架，在这一框架之下，任何安全评估都要求通过对已预想到的或未预想到的效果进行全面的分析，才能判断各种转基因食品和它们所对应的传统食品是否一样安全。通过这种方式进行安全性评价并不意味着新产品的绝对安全。

（2）逐步评估原则　转基因食品的安全性评价要遵循一个逐步的过程，这一过程涉及以下相关因素：新品种的描述、宿主植物及其被用于食品的描述、供体的描述、遗传修饰的描述和遗传修饰的特性。

（3）个案评估原则　由于很难将传统的毒理学试验和风险评估步骤应用于所有转基因食物，每一例转基因食品应具体进行分析。因此，包括重组DNA植物在内的食用植物的安全性评价需要一个更加有针对性的方案。由于转基因食品的研发是通过不同的技术路线，选择不同的供体、受体和转入不同的目的基因，在相同的供体和受体中也会采用不同来源的目的基因，因此采用个案原则分析和评价转基因食品的安全性可以最大限度地发现安全隐患，保障食品安全。

（4）科学评价原则　对生物技术本身带来的安全问题需要有科学的认识，所有的试验都应有科学的试验设计，获得的数据应准确可靠。

（5）重新评价原则　食品安全是一个相对的和动态的概念，随着整体科学技术的发展，现代医学、预防医学和现代食品工业技术的进步，消费者对健康意识的不断更新，转基因食品的安全性评价也会随之而发生变化，对当时的一些认识和方法会提出新的看法。当对转基因食品食用安全性和营养质量的科学认识发生改变，或转基因食品食用安全性和营养质量受到质疑，或有其他必要的原因时，都应进行重新评价。

三、我国转基因植物及其产品食用安全性评价的相关法规

我国与转基因产品食用安全性有关的文件有 NY/T 1101—2006《转基因植物及其产品食用安全性评价导则》《转基因植物安全评价指南》。评价方法参考了国际上通用的评价原则。

(一)《转基因植物及其产品食用安全性评价导则》

该导则为我国农业部发布的行业标准。该标准规定了基因受体植物、基因供体生物、基因操作的安全性评价和转基因植物及其产品的毒理学评价、关键成分分析和营养学评价、外源化学物蓄积性评价、耐药性评价。转基因植物及其产品食用安全性评价原则：转基因植物及其产品的食用安全性评价应与传统对照物比较，其安全性可接受水平应与传统对照物一致。转基因植物及其产品的食用安全性评价采用危险性分析、实质等同和个案处理原则。随着科学技术发展和对转基因植物及其产品食用安全性认识的不断提高，应不断对转基因植物及其产品食用安全性进行重新评价和审核。包括受体植物的安全性评价、基因供体生物的安全性评价、基因操作的安全性评价、转基因植物及其产品的毒理学评价。

(二)《转基因植物安全评价指南》

按照个案分析原则，评价转基因植物与非转基因植物的相对安全性。传统非转基因对照物选择：无性繁殖的转基因植物，以非转基因植物亲本为对照物；有性繁殖的转基因植物，以遗传背景与转基因植物有可比性的非转基因植物为对照物。对照物与转基因植物的种植环境（时间和地点）应具有可比性。

(1) 新表达物质毒理学评价，应提供以下资料。

① 新表达蛋白质资料　提供新表达蛋白质（包括目标基因和标记基因所表达的蛋白质）的分子量和生化特征等信息，包括分子量、氨基酸序列、翻译后的修饰、功能叙述等资料。表达的产物若为酶，应提供酶活性、酶活性影响因素(如 pH、温度、离子强度)、底物特异性、反应产物等。提供新表达蛋白质与已知毒蛋白质和抗营养因子（如蛋白酶抑制剂、植物凝集素等）氨基酸序列相似性比较的资料。提供新表达蛋白质热稳定性试验资料，体外模拟胃液蛋白消化稳定性试验资料，必要时提供加工过程对其影响的资料。若体外表达的蛋白质作为安全性评价的试验资料，需要提供体外表达蛋白质与植物中新表达蛋白质等同性分析（如分子量、蛋白测序、免疫原性、蛋白活性）的资料。

② 新表达蛋白毒理学试验　当新表达蛋白质无安全食用历史，安全性资料不足时，必须提供急性经口毒性资料，28d 喂养试验毒理学资料依该蛋白质在植物中的表达水平和人群可能摄入水平而定，必要时应进行免疫毒性检测评价。如果不提供新表达蛋白质的经口急性毒性和 28d 喂养试验资料，则应说明理由。

③ 新表达非蛋白质物质的评价　新表达的物质为非蛋白质，如脂肪、碳水化合物、核酸、维生素及其他成分等，其毒理学评价可能包括毒物代谢动力学、遗传毒性、亚慢性毒性、慢性毒性/致癌性、生殖发育毒性等方面。具体需进行哪些毒理学试验，采用个案分析原则。

④ 摄入量估算　应提供外源基因表达物质在植物可食部位的表达量，根据典型人群的食物消费量，估算人群最大可能摄入水平，包括同类转基因植物总的摄入水平、摄入频率等信息。进行摄入量评估时需考虑加工过程对转基因表达物质含量的影响，并应提供表达蛋白质的测定方法。

（2）致敏性评价　外源基因插入产生新蛋白质，或改变代谢途径产生新蛋白质的，应对其蛋白质的致敏性进行评价。如转基因植物及其产品致敏性评价，要求对在转基因植物及其产品中出现的因基因修饰表达的蛋白质，应遵循整体、分步和个案分析的原则，对其潜在致敏性进行综合评价。

外源基因表达蛋白质致敏性评价，通常包括以下内容。

① 来源　根据基因供体生物致敏性的信息，确定评价致敏性所采用的方法和数据。基因供体生物致敏性信息包括可获得的筛选血清、过敏类型、过敏反应程度和频度、外源基因表达蛋白质结构特征和氨基酸序列、外源基因表达蛋白质物理化学性质和免疫学特性。

② 氨基酸序列的同源性　外源基因表达蛋白质与已知致敏原氨基酸序列的同源性比较。对于来源于已知致敏原或与已知致敏原具有序列同源性的蛋白质，如果可获得过敏血清，可采用免疫学方法评价；对于来源于非已知致敏原或与已知致敏原不具有序列同源性的蛋白质，必要时，应进行目标血清的筛选。

③ 稳定性　外源基因表达蛋白质在加工过程和胃肠消化系统的稳定性。

（3）关键成分分析　营养素、天然毒素及其有害物质、抗营养因子、其他成分。

（4）全食品安全性评价　大鼠 90d 喂养试验资料。必要时提供大鼠慢性毒性试验和生殖毒性试验及其他动物喂养试验资料。转基因植物及其产品因基因修饰而改变特性所产生的潜在毒性效应评价，应进行喂养试验和其他必要的毒理学试验。

转基因植物及其产品食用安全检测大鼠 90d 经口毒性试验内容如下。

受体植物指被导入重组 DNA 分子的植物。传统对照组指有传统使用安全历史并可作为转基因植物及其产品安全性评价参照对比物的非转基因植物，包括受体植物及其他相关植物。

① 试验材料　受试物为转基因植物及其产品、传统对照物。试验动物，一般选用雌、雄两种性别出生后 6～8w 的 SD 大鼠或 Wistar 大鼠。实验开始前给予常规基础饲料适应 3～5d，试验开始时各动物体重之间的差异应不超过平均体

重的 ±20%。

② 试验设计原则

a. 试验动物分组　设转基因植物（转基因植物产品组）、传统对照物对照组和常规基础饲料对照组。转基因植物（转基因植物产品）组和传统对照物对照组至少设低、中、高三个剂量组，每组至少 20 只动物，雌雄各半。

b. 剂量设计　应考虑转基因植物及其产品的品种和特性及其在人群膳食组成中所占的比例等因素。以大鼠常规基础饲料配方为框架设计饲料配方。饲料中蛋白质、脂肪、碳水化合物、维生素和矿物质等营养素应满足动物生长需要，并经过检测分析符合国标要求。在营养平衡的基础上，应以饲料中最大掺入量作为高剂量组。转基因植物及其产品与传统对照物在饲料中的比例应一致。饲料中其他各主要营养成分的比例和饲料的最终营养素含量也应一致。

③ 测定指标

a. 一般指标　试验动物每天的一般表现、行为、毒性表现和死亡数量，试验动物每周及总的摄食量、体重、体重增重和食物利用率，试验动物的 30d 动物生长曲线。

b. 血液学指标　在试验中期和末期测定血红蛋白、红细胞计数、白细胞计数及分类、血小板数，必要时，测定网织红细胞数、凝血能力。

c. 血液生化学指标　在试验中期和末期测定丙氨酸氨基转移酶、天冬氨酸氨基转移酶、碱性磷酸酶、乳酸脱氢酶、尿素氮、肌酐、血糖、血清白蛋白、总蛋白、总胆固醇和甘油三酯，必要时，测定胆酸和胆碱酯酶。

④ 病理学检查

a. 大体解剖　试验结束时，所有试验动物应进行解剖和肉眼观察各脏器外部异常表现，并将重要器官和组织用固定液固定保存。

b. 脏器称量　称量试验动物心脏、肝、肾、肾上腺、脾、胸腺、睾丸的绝对重量并计算相对重量，必要时，称量其他脏器重量。

c. 组织病理学　进行试验动物脑、心脏、肺、肝、肾、肾上腺、脾、胃、肠（十二指肠、空肠和回肠）、胸腺、甲状腺、睾丸、附睾、前列腺、卵巢和子宫组织病理学检查，必要时，进行其他组织、器官的组织病理学检查。

d. 其他指标　必要时，测定免疫等其他敏感指标。

⑤ 数据处理　对试验结果进行统计学分析。

⑥ 结果判定　综合分析转基因植物及其产品组、传统对照物对照组和常规基础饲料对照组的试验结果，在排除营养不平衡等因素对结果影响的基础上，判定转基因植物及其产品与传统对照物大鼠 90d 经口毒性试验的实质等同性。

（5）营养学评价　如果转基因植物在营养、生理作用等方面有改变的，应提供营养学评价资料。提供动物体内主要营养素的吸收利用资料、提供人群营养素摄入水平的资料，以及最大可能摄入水平对人群膳食模式影响评估的资料。

(6) 生产加工对安全性影响的评价　应提供与非转基因对照物相比，生产加工、储存过程是否可改变转基因植物产品特性的资料，包括加工过程对转入DNA和蛋白质的降解、消除、变性等影响的资料，如油的提炼和精炼、微生物发酵、转基因植物产品的加工与储存等对植物中表达蛋白质含量的影响。

(7) 按个案分析的原则需要进行的其他安全性评价　对关键成分有明显改变的转基因组物，需提供其改变对食用安全性和营养学评价资料。

第三节　食品接触材料

一、概述

《中华人民共和国食品安全法》规定食品相关产品包括用于食品的包装材料和容器、洗涤剂、消毒剂以及用于食品生产经营的工具、设备，GB 4801.6—2016《食品安全国家标准　食品接触材料及制品通用安全要求》进一步明确了食品接触材料及制品标准的管理范畴，首次提出了食品接触材料及制品（以下简称食品接触材料）的定义，即在正常使用条件下，各种已经或预期可能与食品或食品添加剂接触、或其成分可能转移到食品中的材料和制品，包括食品生产、加工、包装、运输、贮存、销售和使用过程中用于食品的包装材料、容器、工具和设备，及可能直接或间接接触食品的油墨、黏合剂、润滑油等。食品接触材料不包括洗涤剂、消毒剂和公共输水设施。因此，除洗涤剂和消毒剂之外的食品相关产品均属于食品接触材料的范畴。本节仅介绍食品接触材料的安全性评价。

食品接触材料新品种包括尚未列入食品安全国家标准或者国家卫生健康委员会公告允许使用的食品接触材料基础树脂、添加剂等新品种，以及扩大使用范围或者使用量的食品接触材料，不包括食品用洗涤剂和消毒剂新品种。国家食品安全风险评估中心（以下简称食品评估中心）受国家卫生健康委员会（以下简称国家卫健委）委托，组织开展食品接触材料新品种安全性技术审查工作。安全性技术审查工作采取会议审查形式，由专家评审委员会根据有关法律、法规、标准等要求，对申报资料的完整性、规范性、科学性进行审查，提出技术评审意见以及审查结论。专家技术评审的主要内容包括理化特性、技术必要性、生产工艺、质量规格要求、毒理学安全评价、迁移量和/或残留量及其检验方法、膳食暴露量评估、国内外允许使用情况的资料或证明文件以及其他有助于评估的资料。

食品接触材料安全性评价总体上要遵循国际食品化学物的风险评估一般原则及国家食品安全风险评估专家委员会的《食品安全风险评估工作指南》。食品接触材料中所有可能迁移到食品中的物质均需要评估。包括：单体、起始物和添加剂等有意添加物，以及杂质生产过程中的副反应产物和降解物等非有意添加物。

二、毒理学安全性评价资料要求

毒理学资料用于建立消费者对食品接触材料的安全暴露水平，预期暴露量越高，需要证明安全性的毒理学资料越多。根据迁移实验的结果（以迁移量试验的最大值为依据）确定所需提供的毒理学试验资料，以及毒理学安全性评估报告。

（一）基本要求

（1）各毒理学试验方法应符合我国《食品安全国家标准　食品安全性毒理学评价程序》对各试验的具体要求。进口原料毒理学试验应符合 OECD 等国际认可的毒理学指导原则要求，其检测指标至少和我国《食品安全国家标准　食品安全性毒理学评价程序》中各试验的要求一致。

（2）毒理学安全性试验受试物的染毒途径应为经口给药，如提供其他给药途径的试验，应当说明理由。试验动物和动物房应符合国家有关要求，溶剂选择、剂量设计、检测指标等符合有关标准的要求，检测数据科学合理。

（3）如申报物质本身不能开展毒理学试验，用已知结构或组成类似物质的毒性资料替代申报物质的安全性评价资料时，应当考虑两者的联系和毒作用特点等，提供分析比较的科学资料，经专家委员会讨论后决定是否认可。

（4）如提供的是已发表的毒理学安全文献资料，应当证明发表文章中的受试物是申报物质。否则，所提供的毒理学资料只能作为参考文献资料，不能作为该物质的毒理学安全性试验的依据。

（二）所需资料要求

（1）迁移量≤0.01mg/kg，应当提供结构活性分析资料以及其他安全性研究文献分析资料，如国内外公开发表的文献、法规、权威机构公布的安全性评估资料等。

（2）迁移量为 0.01～0.05mg/kg（含 0.05mg/kg），至少应提供三项遗传毒性试验资料：①细菌回复突变试验；②骨髓细胞微核试验；③体外哺乳动物细胞染色体畸变试验或体外哺乳动物细胞基因突变畸变试验。

我国《食品安全国家标准　食品安全性毒理学评价程序》修改了遗传毒性试验组合，申请者可参考最新的国家标准，选择相应的遗传毒性实验（编者注）。

（3）迁移量为 0.05～5.0mg/kg（含 5.0mg/kg），至少应提供三项遗传毒性试验资料［要求同“(2)”］、大鼠 90d 经口亚慢性毒性试验资料。

（4）迁移量为 5.0～60mg/kg，至少应提供急性经口毒性、三项遗传毒性试验［要求同“(2)”］，大鼠 90d 经口亚慢性毒性、繁殖发育毒性（两代繁殖和致畸试验）、慢性经口毒性和致癌试验资料。

(5) 高分子聚合物（平均分子量大于 1000Da）应当提供各单体的毒理学安全性评估资料。

(三) 毒理学试验结果的判定

(1) 急性毒性试验　急性毒性试验结果应给出半数致死剂量（LD_{50}）值和潜在的毒性靶器官。急性毒性试验仅作为试验设计的参考，不单独进行安全性评估。

(2) 遗传毒性试验　遗传毒性试验用于预测受试物的潜在致癌性。在评价遗传毒性试验结果时应综合考虑受试物的化学结构、试验质量、遗传学终点等相关信息。

如遗传毒性试验组合中两项或以上试验阳性，则表示该受试物可能具有遗传毒性和致癌作用；如遗传毒性试验组合中一项试验为阳性，则再选两项备选试验（至少一项为体内试验）。如再选的试验均为阴性，则遗传毒性结果为阴性；如其中有一项试验阳性，则遗传毒性结果为阳性；如“(二) 所需资料要求”规定的三项遗传毒性试验均为阴性，则遗传毒性结果为阴性。

(3) 短期毒性试验　28d/30d 的短期毒性试验不能确定每日允许摄入量。应重点关注毒性反应和剂量设置，以及潜在靶器官。

(4) 亚慢性毒性试验　亚慢性毒性试验获得的未观察到有害作用水平（NOAEL）可作为每日允许摄入量的参考。应确定毒性靶器官、毒作用终点、以及 NOAEL 或观察到有害作用的最低水平（LOAEL），并分析所有实验结果。

(5) 生殖和发育毒性试验　生殖和发育毒性试验获得的 NOAEL 可以作为每日允许摄入量的参考。应确定毒性靶器官、毒作用终点、以及 NOAEL 或 LOAEL，并分析所有试验结果。

(6) 慢性毒性试验　慢性毒性试验在安全性评估中起重要作用，慢性毒性试验结果可以取代亚慢性试验结果。慢性毒性应确定毒性靶器官、毒作用终点，以及 NOAEL 或 LOAEL，并分析所有实验结果。

(7) 致癌试验　分析动物各个器官部位单独/并发出现的良性和恶性肿瘤的风险，分析致癌试验所有肿瘤性和非肿瘤性的试验观察结果。应确定毒性靶器官以及 NOAEL 或 LOAEL。

(8) 特殊毒性试验　特殊研究包括代谢和药物动力学试验，以及旨在测试其他特殊类型的动物毒性试验（如神经毒性试验、免疫毒性试验）。

(9) 临床资料　临床试验资料对申报物质的安全性评估有帮助，如提供了临床试验，则在安全性评估过程中给予充分关注。

（10）结构-活性关系分析　化学结构和物理化学性质是毒性的潜在决定因素，可通过结构活性关系预测潜在毒性。必要时，可用专家分析、决策树图表或者计算机辅助的定量结构活性方法，来阐述/推测相关物质的化学结构和毒性测试终点。此类信息不能用来代替毒理学试验本身，但是有助于对申报物质的致癌性和其他特殊毒性的安全性评价。经结构-活性分析提示其具有某毒性，需补充相关毒性试验。

（四）评价结论

（1）迁移量≤0.01mg/kg 的新品种　资料表明申报物质不具有致突变性和致癌性，则认为该申报物质没有可观察到的健康风险。

（2）迁移量为 0.01～0.05mg/kg（含 0.05mg/kg）的新品种　遗传毒性结果为阴性，则可判定申报物质没有可观察到的健康风险；遗传毒性结果为阳性，则该申报物质不适宜用作食品接触材料新品种。

（3）迁移量为 0.05～60mg/kg 的新品种　遗传毒性结果为阴性，且食品接触材料是申报物质的所有摄入来源，膳食暴露量不超过健康指导值或毒性分离点时，可认为通过预期申报用途摄入的申报物质对人体是安全的。如还有除食品接触材料外的其他来源，则应根据食品接触材料来源的暴露占总暴露的比例，对申报物质的安全性做出判定。

（4）如申报物质含有致癌成分，应当按照国际公认的致癌性评估的指导原则，进行致癌风险评估。如累积终生致癌风险上限低于 $1/10^6$，或额外增加的致癌风险低于 $1/10^8$，则可以判定申报物质没有可观察到的健康风险。

（5）申报物质已列入《食品安全国家标准　食品添加剂使用标准》（GB 2760—2014）中，应提供该物质的迁移量资料，根据食品接触材料和食品添加剂等中的膳食摄入量，决定是否可作为食品接触材料新品种。

第四节　食品添加剂

一、概述

根据《食品安全国家标准　食品添加剂使用标准》（GB 2760—2014）的规定：食品添加剂是指“为改善食品品质和色、香、味，以及为防腐、保鲜和加工工艺的需要而加入食品中的人工合成或者天然物质。食品用香料、胶基糖果中基础剂物质、食品工业用加工助剂也包括在内。”该标准中规定了食品添加剂的使用原则、允许使用的食品添加剂品种、使用范围及最大使用量或残留量。

2009 年 6 月 1 日起施行的《中华人民共和国食品安全法》第十三条的规定，

国家建立食品安全风险评估制度，运用科学方法，根据食品安全风险监测信息、科学数据以及有关信息，对食品、食品添加剂、食品相关产品中生物性、化学性和物理性危害因素进行风险评估。

2015 年 10 月 1 日起施行新修订的《中华人民共和国食品安全法》规定，申请利用新的食品原料从事食品添加剂新品种、食品相关产品新品种生产活动的单位或者个人，应当向国务院卫生行政部门提交相关产品的安全性评估材料。食品添加剂应当在技术上确有必要且经过风险评估证明安全可靠，方可列入允许使用的范围。国务院卫生行政部门应当根据技术必要性和食品安全风险评估结果，及时对食品添加剂的品种、使用范围、用量的标准进行修订。通过食品安全风险监测或者接到举报发现食品、食品添加剂、食品相关产品可能存在安全隐患的，应当进行食品安全风险评估。国家卫生健康委（原卫生部）于 2010 年 3 月 30 日发布了《食品添加剂新品种管理办法》（卫生部令第 73 号），并于 2010 年 5 月 25 日发布了《食品添加剂新品种申报与受理规定》，此前国家卫生健康委（原卫生部）2002 年 3 月 28 日发布的《食品添加剂卫生管理办法》同时废止。《食品添加剂新品种申报与受理规定》详细规定了申报食品添加剂新品种所需要提供的资料情况以及对每项资料的具体要求。根据《中华人民共和国食品安全法》及其实施条例、《食品添加剂新品种》和《食品添加剂新品种申报与受理规定》的要求，国家卫生健康委（原卫生部）于 2011 年 11 月 25 日发布了《关于规范食品添加剂新品种许可管理的公告》，进一步规范了食品添加剂新品种许可管理要求。

根据《食品添加剂新品种管理办法》规定，申请食品添加剂新品种生产、经营、使用或者进口的单位或者个人，应当提出食品添加剂新品种许可申请，并提交安全性评估材料。毒理学安全性评价资料可提供由国际组织或其他国家已经完成的安全性评价资料。如没有毒理学安全性评价的全新物质，则应按照《食品安全性毒理学评价程序和方法》相关内容进行毒理学评价试验，由取得资质认定的检验机构出具毒理学安全评价报告。

二、安全性评估所需资料

针对食品添加剂的安全性评估应包括食品添加剂及其有关副产物和杂质的毒理学资料（包括人群资料、实验动物毒理学资料、体外试验和定量的结构-活性关系研究等）。尽可能提供以下资料：①吸收、分布、代谢、排泄等毒代动力学资料，具体包括食品添加剂及其有关副产物和杂质在机体的吸收率、在胃肠道中的水解/消化率、食品添加剂及其代谢产物的生物利用度、被吸收化学物在动物体内的分布模式和速度、化学物排泄方式和排泄率等相关指标和参数。此外，对酶和其他生化指标的影响同样需要被关注。该部分资料将有助于毒理学资料结果的解释和毒理学机制的说明，也可以为建立 ADI 提供依据。②急性毒性、亚慢性毒性、遗传毒性、致畸性、慢性毒性/致癌性、生殖发育毒性和其他特殊毒性等毒性研究资料。如这些资料表明需要特别关注某一靶器官和组织，还需要有针对性地开展其他特殊毒性研究。③人群食用的不良反应资料。④每日允许摄入量(ADI)、每日耐受摄入量（TDI)、急性参考剂量（ARfD）等健康指导值以及计算依据的资料。

人群健康影响结局有助于验证动物试验结果和确认ADI。所有有关人群的流行病学研究都需要在该部分总结，包括流行病学调查、临床试验、职业暴露健康影响研究、所评估物质的滥用的不良影响报道、志愿者研究等。

对上述毒理学研究的总结、描述中需要包括以下信息：

① 动物、细胞或细菌的种属、品系，各试验组动物数量；

② 受试物给予方式和剂量；

③ 受试物给予持续时间；

④ 研究中涉及的生物学指标和病理观察结果，试验方法和技术，以及其他试验设计的相关信息；

⑤ 观察到的毒理学试验结果，以及相关统计分析结果；

⑥ 临界健康效应的毒性参考点　未观察到有害作用水平（NOAEL)、观察到有害作用的最低剂量（LOAEL）或基准剂量下限值（BMDL)。

三、《食品安全国家标准　食品安全性毒理学评价程序》中针对食品添加剂的要求

《食品安全国家标准　食品安全性毒理学评价程序》(GB 15193.1—2014）对食品添加剂的安全性毒理学评价试验的选择进行了规定。针对不同类型的食品添加剂要求如下。

(一) 香料

(1) 凡属世界卫生组织（WHO）已建议批准使用或已制定ADI者，以及香料生产者协会（FEMA)、欧洲理事会（COE）和国际香料工业组织（IOFI）四个国际组织中的两个或两个以上允许使用的，一般不需要进行试验。

(2) 凡属资料不全或只有一个国际组织批准的，先进行急性毒性试验和遗传毒性试验组合中的一项，经初步评价后，再决定是否需进行进一步试验。

(3) 凡属尚无资料可查、国际组织未允许使用的，先进行急性毒性试验、遗传毒性试验和28d经口毒性试验，经初步评价后，决定是否需进行进一步试验。

(4) 凡属用动、植物可食部分提取的单一高纯度天然香料，如其化学结构及有关资料并未提示具有不安全性的，一般不需要进行毒性试验。

(二) 酶制剂

(1) 由具有长期安全食用历史的传统动物和植物可食部分生产的酶制剂，

WHO已公布日容许摄入量或不需规定ADI或多个国家批准使用的，在提供相关证明材料的基础上，一般不要求进行毒理学试验。

(2) 对于其他来源的酶制剂，凡属毒理学资料比较完整，WHO已公布ADI或不需规定ADI者或多个国家批准使用，如果质量规格与国际质量规格标准一致，则要求进行急性经口毒性试验和遗传毒性试验。如果质量规格标准不一致，则需增加28d经口毒性试验，根据试验结果考虑是否进行其他相关毒理学试验。

(3) 对其他来源的酶制剂，凡属新品种的，需要先进行急性经口毒性试验、遗传毒性试验、90d经口毒性试验和致畸试验，经初步评价后，决定是否需进行进一步试验。凡属一个国家批准使用，WHO未公布ADI或资料不完整的，进行急性经口毒性试验、遗传毒性试验、28d经口毒性试验，根据试验结果判定是否需要进一步的试验。

(4) 通过转基因方法生产的酶制剂按照国家对转基因管理的有关规定执行。

(三) 其他食品添加剂

(1) 凡属毒理学资料比较完整，WHO已公布ADI或不需规定ADI者或多个国家批准使用，如果质量规格与国际质量规格标准一致，则要求进行急性经口毒性试验和遗传毒性试验。如果质量规格标准不一致，则需增加28d经口毒性试验，根据试验结果考虑是否进行其他相关毒理学试验。

(2) 凡属一个国家批准使用，WHO未公布ADI或资料不完整的，则可先进行急性经口毒性试验、遗传毒性试验、28d经口毒性试验和致畸试验，根据试验结果判定是否需要进一步的试验。

(3) 对于由动、植物或微生物制取的单一组分、高纯度的食品添加剂，凡属新品种的，需要先进行急性经口毒性试验、遗传毒性试验、90d经口毒性试验和致畸试验，经初步评价后，决定是否需进行进一步试验。凡属国外有一个国际组织或国家已批准使用的，则进行急性经口毒性试验、遗传毒性试验和28d经口毒性试验，经初步评价后，决定是否需进行进一步试验。

第五节　农　药

一、概述

农药是指用于预防、控制危害农业、林业的病、虫、草、鼠和其他有害生物以及有目的地调节植物、昆虫生长的化学合成或者来源于生物、其他天然物质的一种物质或者几种物质的混合物及其制剂。包括用于不同目的、场所的下列各类：①预防、控制危害农业、林业的病、虫（包括昆虫、蜱、螨）、草、鼠、软体动物和其他有害生物；②预防、控制仓储以及加工场所的病、虫、鼠和其他有害生物；③调节植物、昆虫生长；④农业、林业产品防腐或者保鲜；⑤预防、控制蚊、蝇、蜚蠊、鼠和其他有害生物；⑥预防、控制危害河流堤坝、铁路、码头、机场、建筑物和其他场所的有害生物。

随着世界人口的不断增加和地球耕地面积的日益减少，农药已成为解决粮食问题和控制人畜传染病不可缺少的重要手段之一。迄今，在世界各国登记注册的农药品种已有 1500 多种。但是，农药在造福人类的同时也可对人体健康和环境造成威胁。为控制农药使用对人体健康和环境的潜在危害，包括欧盟、美国、日本和我国在内的许多国家都建立了各自的农药管理法规，对农药的安全性提出了明确要求，并建立了专门的机构对其进行严格管理。我国的农药管理工作开始于 20 世纪 50 年代，而 1982 年开始实行农药的登记管理。1997 年 5 月 8 日，国务院颁布了《农药管理条例》，这是我国的第一部农药管理法规，规定了农药的登记制度。为贯彻实施该法，原农业部于 1999 年 7 月 23 日发布了《农药管理条例实施办法》，对农药登记的主管部门、登记试验、登记资料的要求、登记评审、登记证有效期、登记管理工作等做了进一步的规定。原农业部并于 2007 年 12 月 8 日发布了《农药登记资料规定》，对各类农药在不同登记阶段所需要的资料进行了详细规定。

2008 年原农业部开始启动《农药管理条例》修订工作，2017 年 2 月 8 日国务院常务会议审议通过了修订后的《农药管理条例》，自 2017 年 6 月 1 日施行。该修订后的条例对农药登记、生产、经营、使用、监督管理和法律责任等做了详尽的规定。《农药管理条例》中规定，国务院农业主管部门负责全国的农药监督管理工作，县级以上地方人民政府农业主管部门负责本行政区域的农药监督管理工作，县级以上人民政府其他有关部门在各自职责范围内负责有关的农药监督管理工作。农药生产企业、向中国出口农药的企业应当依照规定申请农药登记，新农药研制者可以依照本条例的规定申请农药登记。国务院农业主管部门所属的负责农药检定工作的机构负责农药登记具体工作，省、自治区、直辖市人民政府农业主管部门所属的负责农药检定工作的机构协助做好本行政区域的农药登记具体工作。农药登记证应当载明农药名称、剂型、有效成分及其含量、毒性、使用范围、使用方法和剂量、登记证持有人、登记证号以及有效期等事项。剧毒、高毒农药不得用于防治卫生害虫，不得用于蔬菜、瓜果、茶叶、菌类、中草药材的生产，不得用于水生植物的病虫害防治。

为进一步贯彻实施新修订后的《农药管理条例》，原农业部于 2017 年 6 月 21 日颁布了修订的《农药登记管理办法》，自 2017 年 8 月 1 日起施行，对农药登记的基本要求、申请和受理、审查与决定、变更与延续、风险监测与评价、监督管理等做了规定。该条例规定，农业部根据农药助剂的毒性和危害性，适时公布和调整禁用、限用助剂名单及限量。

原农业部 2017 年 9 月 13 日公布了最新修订的《农药登记资料要求》（农业部公告第 2569 号），自 2017 年 11 月 1 日起施行。农药登记申请资料包括登记试验资料及评估报告、农药产品质量标准及其检测方法、标签和说明书样张、综述报告、与登记相关的其他证明文件、产品安全数据单、申请表、申请人证明文件、申请人声明、参考文献等。其中登记试验资料包括产品化学、毒理学、药效、残留和环境影响等试验报告及评估报告。

二、毒理学安全性评价资料要求

《农药登记资料要求》明确了新农药登记（化学农药、生物化学农药、微生物农药、植物源农药、卫生用农药）、扩大或减少使用范围以及调整使用剂量的农药登记、原药（或母药）和制剂标准（或规格）或组成变更的农药登记、毒性级别变更的农药登记以及仅供境外使用的农药登记所需要提供的毒理学试验报告或资料，具体如下。

（一）化学农药

1. 化学农药原药（母药）

（1）急性毒性试验资料（急性经口毒性试验资料、急性经皮毒性试验资料、急性吸入毒性试验资料、眼睛刺激性试验资料、皮肤刺激性试验资料、皮肤致敏性试验资料）。

（2）急性神经毒性试验资料。

（3）迟发性神经毒性试验资料。

（4）亚慢（急）性毒性试验资料［亚慢（急）性经口毒性试验资料、亚慢（急）性经皮毒性试验资料、亚慢（急）性吸入毒性试验资料］。

（5）致突变性试验资料。

（6）生殖毒性试验资料。

（7）致畸性试验资料。

（8）慢性毒性和致癌性试验资料。

（9）代谢和毒物动力学试验资料。

（10）内分泌干扰作用试验资料。

（11）人群接触情况调查资料。

（12）相关杂质和主要代谢/降解物毒性资料。

（13）每日允许摄入量（ADI）和急性参考剂量（ARfD）资料。

（14）中毒症状、急救及治疗措施资料。

2. 化学农药制剂

（1）急性经口毒性试验资料。

（2）急性经皮毒性试验资料。

（3）急性吸入毒性试验资料。

（4）眼睛刺激性试验资料。

（5）皮肤刺激性试验资料。

（6）皮肤致敏性试验资料。

（7）健康风险评估需要的高级阶段试验资料。

（8）健康风险评估报告。

（二）生物化学农药

1. 生物化学农药原药（母药）

（1）基本毒理学资料

① 急性经口毒性试验资料。

② 急性经皮毒性试验资料。

③ 急性吸入毒性试验资料。

④ 眼睛刺激性试验资料。

⑤ 皮肤刺激性试验资料。

⑥ 皮肤致敏性试验资料。

⑦ 亚慢性经口毒性试验资料。

⑧ 致突变性试验资料。

（2）补充毒理学试验资料。

（3）人群接触情况调查资料。

（4）相关杂质和主要代谢/降解物毒性资料。

（5）每日允许摄入量（ADI）和急性参考剂量（ARfD）资料。

（6）中毒症状、急救及治疗措施资料。

2. 生物化学农药制剂

（1）急性经口毒性试验资料。

（2）急性经皮毒性试验资料。

（3）急性吸入毒性试验资料。

（4）眼睛刺激性试验资料。

（5）皮肤刺激性试验资料。

（6）皮肤致敏性试验资料。

（7）健康风险评估需要的高级阶段试验资料。

（8）健康风险评估报告。

（三）微生物农药

1. 微生物农药母药

（1）有关确认有效成分不是人或其他哺乳动物的已知病原体的证明资料。

（2）基本毒理学资料

① 急性经口毒性试验资料。

② 急性经皮毒性试验资料。

③ 急性吸入毒性试验资料。

④ 眼睛刺激性试验/感染性试验资料。

⑤ 致敏性试验、有关接触人员的致敏性病例情况调查资料和境内外相关致敏性病例报道。

⑥ 急性经口致病性试验资料。

⑦ 急性经呼吸道致病性试验资料。

⑧ 急性注射致病性试验资料。

⑨ 细胞培养试验资料。

（3）补充毒理学资料。

（4）人群接触情况调查资料。

（5）中毒症状、急救及治疗措施资料。

2. 微生物农药制剂

（1）急性经口毒性试验资料。

（2）急性经皮毒性试验资料。

（3）急性吸入毒性试验资料。

（4）眼睛刺激性试验资料。

（5）皮肤刺激性试验资料。

（6）皮肤致敏性试验资料。

（7）健康风险评估需要的高级阶段试验资料。

（8）健康风险评估报告。

（四）植物源农药

1. 植物源农药原药

毒理学资料要求同一般新农药。但对已经国家主管部门批准作为食品添加剂、保健食品成分登记使用的，在提供有关部门批准证明和试验的文献资料并经评审能符合农药安全要求的前提下，可不提供生殖毒性、致畸性、慢性和致癌性、代谢和毒物动力学及内分泌干扰作用试验等资料。

（1）急性毒性试验资料（急性经口毒性试验资料、急性经皮毒性试验资料、急性吸入毒性试验资料、眼睛刺激性试验资料、皮肤刺激性试验资料、皮肤致敏性试验资料）。

（2）急性神经毒性试验资料。

（3）迟发性神经毒性试验资料。

（4）亚慢（急）性毒性试验资料［亚慢（急）性经皮毒性试验资料、亚慢（急）性吸入毒性试验资料、亚慢（急）性经口毒性试验资料］。

（5）致突变性试验资料。

（6）生殖毒性试验资料。

（7）致畸性试验资料。

（8）慢性毒性和致癌性试验资料。

（9）代谢和毒物动力学试验资料。

（10）内分泌干扰作用试验资料。

（11）人群接触情况调查资料。

（12）相关杂质和主要代谢/降解物毒性资料。

（13）每日允许摄入量（ADI）和急性参考剂量（ARfD）资料。

（14）中毒症状、急救及治疗措施资料。

2. 植物源农药母药

毒理学资料要求同一般新农药。但对已经国家主管部门批准作为食品添加剂、保健食品成分登记使用的，在提供有关部门批准证明和试验的文献资料并经评审能符合农药安全要求的前提下，可不提供生殖毒性、致畸性、慢性和致癌性、代谢和毒物动力学及内分泌干扰作用试验等资料。

（1）急性毒性试验资料（急性经口毒性试验资料、急性经皮毒性试验资料、急性吸入毒性试验资料、眼睛刺激性试验资料、皮肤刺激性试验资料、皮肤致敏性试验资料）。

（2）急性神经毒性试验资料。

（3）迟发性神经毒性试验资料。

（4）亚慢（急）性毒性试验资料［亚慢（急）性经皮毒性试验资料、亚慢（急）性吸入毒性试验资料、亚慢（急）性经口毒性试验资料］。

（5）致突变性试验资料。

（6）生殖毒性试验资料。

（7）致畸性试验资料。

（8）慢性毒性和致癌性试验资料。

（9）代谢和毒物动力学试验资料。

（10）内分泌干扰作用试验资料。

（11）人群接触情况调查资料。

（12）相关杂质和主要代谢/降解物毒性资料。

（13）每日允许摄入量（ADI）和急性参考剂量（ARfD）资料。

（14）中毒症状、急救及治疗措施资料。

3. 植物源农药制剂

（1）急性经口毒性试验资料。

（2）急性经皮毒性试验资料。

（3）急性吸入毒性试验资料。

（4）眼睛刺激性试验资料。

（5）皮肤刺激性试验资料。

（6）皮肤致敏性试验资料。

（7）健康风险评估需要的高级阶段试验资料。

（8）健康风险评估报告。

（五）卫生用农药制剂

对于卫生用农药制剂，包括卫生用化学农药制剂、卫生用生物化学农药制剂、卫生用微生物农药制剂、卫生用植物源农药制剂，均需提供急性经口毒性试验资料、急性经皮毒性试验资料、急性吸入毒性试验资料、眼睛刺激性试验资料、皮肤刺激性试验资料、皮肤致敏性试验资料、健康风险评估需要的高级阶段试验、健康风险评估报告。

（六）仅供境外使用的农药

1. 仅供境外使用化学农药原药（母药）

（1）急性毒性试验资料（急性经口毒性试验资料、急性经皮毒性试验资料、急性吸入毒性试验资料、眼睛刺激性试验资料、皮肤刺激性试验资料、皮肤致敏性试验资料）。

（2）急性神经毒性、迟发性神经毒性、亚慢（急）性经口毒性、亚慢（急）性经皮毒性、亚慢（急）性吸入毒性、致突变性、生殖毒性、致畸性、慢性毒性和致癌性、代谢和毒物动力学试验、内分泌干扰作用、人群接触情况调查资料、相关杂质和主要代谢/降解物毒性资料、每日允许摄入量（ADI）和急性参考剂量（ARfD）、中毒症状、急救及治疗措施等试验资料或查询资料。

2. 仅供境外使用化学农药制剂

急性毒性试验资料（急性经口毒性试验资料、急性经皮毒性试验资料、急性吸入毒性试验资料、眼睛刺激性试验资料、皮肤刺激性试验资料、皮肤致敏性试验资料）。

3. 仅供境外使用生物化学农药原药（母药）

（1）急性毒性试验资料（急性经口毒性试验资料、急性经皮毒性试验资料、急性吸入毒性试验资料、眼睛刺激性试验资料、皮肤刺激性试验资料、皮肤致敏性试验资料）。

（2）亚慢性经口毒性、致突变性、补充毒理学、人群接触情况调查、相关杂质和主要代谢/降解物毒性、每日允许摄入量（ADI）和急性参考剂量（ARfD）、中毒症状、急救及治疗措施等试验资料或查询资料。

4. 仅供境外使用生物化学农药制剂

急性毒性试验资料（急性经口毒性试验资料、急性经皮毒性试验资料、急性吸入毒性试验资料、眼睛刺激性试验资料、皮肤刺激性试验资料、皮肤致敏性试验资料）。

5. 仅供境外使用微生物农药母药

（1）有关确认有效成分不是人或其他哺乳动物的已知病原体的证明资料。

（2）基本毒理学资料（急性经口毒性试验资料、急性经皮毒性试验资料、急性吸入毒性试验资料、眼睛刺激性试验/感染性试验资料、急性经口致病性试验资料、急性经呼吸道致病性试验资料、急性注射致病性试验资料）。

（3）细胞培养试验资料、补充毒理学、人群接触情况调查、中毒症状、急救及治疗措施等试验资料或查询资料。

6. 仅供境外使用微生物农药制剂

急性毒性试验资料（急性经口毒性试验资料、急性经皮毒性试验资料、急性吸入毒性试验资料、眼睛刺激性试验资料、皮肤刺激性试验资料、皮肤致敏性试验资料）。

7. 仅供境外使用植物源农药原药（母药）

（1）急性毒性试验资料（急性经口毒性试验资料、急性经皮毒性试验资料、急性吸入毒性试验资料、眼睛刺激性试验资料、皮肤刺激性试验资料、皮肤致敏性试验资料）。

（2）急性神经毒性、迟发性神经毒性、亚慢（急）性毒性、亚慢（急）性经皮毒性、亚慢（急）性吸入毒性、亚慢（急）性经口毒性、致突变性、生殖毒性、致畸性、慢性毒性和致癌性、代谢和毒物动力学、内分泌干扰作用、人群接触情况调查、相关杂质和主要代谢/降解物毒性、每日允许摄入量（ADI）和急性参考剂量（ARfD）、中毒症状、急救及治疗措施等试验资料或查询资料。

8. 仅供境外使用植物源农药制剂

急性毒性试验资料（急性经口毒性试验资料、急性经皮毒性试验资料、急性吸入毒性试验资料、眼睛刺激性试验资料、皮肤刺激性试验资料、皮肤致敏性试验资料）。

（七）其他

对于扩大或减少使用范围以及调整使用剂量的已登记的农药，毒理学资料需要提供健康风险评估需要的高级阶段试验资料和健康风险评估报告。对于原药（或母药）和制剂标准（或规格）或组成变更的农药，不需要再次补充毒理学资料。对于毒性级别变更的农药，需要根据变更内容，补充相应的毒理学试验报告或资料。

我国农药残留的问题比较突出，我们应当从源头抓起，加强立法，规范市场；加大宣传力度，正确引导高效使用农药，提高食品质量安全检测的手段和技术，加强农药残留的风险评估和监管，有效控制食品中农药的残留。2017 年 7 月 12 日发布了国家标准农药登记毒理学试验方法（GB/T 15670—2017），并将于 2018 年 2 月 1 日实施。其中包括的毒理学试验内容包括：急性毒性试验、皮肤和眼刺激试验、皮肤致敏性试验、短期重复染毒毒性和亚慢性毒性试验、遗传毒性试验、致畸性试验、繁殖毒性试验、致癌性试验、慢性毒性试验、慢性毒性合并致癌试验、代谢和毒物动力学试验、急性迟发性神经毒性试验。

第六节　兽　药

一、概述

兽药是指用于预防、治疗、诊断动物疾病或者有目的地调节动物生理机能的物质（含药物饲料添加剂），主要包括血清制品、疫苗、诊断制品、微生态制品、中药材、中成药、化学药品、抗生素、生化药品、放射性药品及外用杀虫剂、消毒剂等。

随着全球畜牧业的迅速发展，兽药的品种和数据已经有了很大的增加。但是，兽药在满足养殖业生产发展的同时，其残留和细菌耐药性也引起公众的高度关注。为控制兽药使用对人体健康和环境的潜在危害，包括欧盟、美国、加拿大、澳大利亚和我国在内的许多国家都建立了各自的兽药管理法规，建立了专门的机构对其进行严格管理。我国的兽药管理工作开始于 20 世纪 50 年代，而 1980 年开始实行兽药法制化管理。现行的管理兽药的基本法律依据是《兽药管理条例》及与其相配套的一系列管理办法和规章，这些基本构成了我国兽药管理的基本法律体系。这一系列的相关条例、规章和办法对在我国境内的所有相关兽药的生产、经营、进出口、注册、使用、标签、说明书、广告、残留等均做了相应的规定要求和说明。

《兽药管理条例》于 1987 年由国务院发布，2001 年、2004 年、2014 年和 2016 年对其进行了修订。该条例明确规定，国务院兽医行政管理部门负责全国的兽药监督管理工作，兽用新生物制品和进口兽用生物制品必须到国务院畜牧兽医行政管理部门申报、批准，明确提出实施兽药分类管理的新制度。农业农村畜牧兽医局负责组织兽药药政药检和兽医实验室监管，组织制订兽医、兽药标准并监督实施，统一组织兽药、兽医医疗器械及兽用生物制品的注册登记和进出口审批，并负责兽用生物制品和兽用药品的审批发证等。该条例同时规定，研制新兽药应当在临床试验前向省、自治区、直辖市人民政府兽医行政管理部门提出申请，并附具该新兽药实验室阶段安全性评价报告及其他临床前研究资料；临床试验完成后，新兽药研制者向国务院兽医行政管理部门提出新兽药注册申请时，应当提交相关的兽药的样品和申报资料。首次向中国出口的兽药，由出口方驻中国境内的办事机构或者其委托的中国境内代理机构向国务院兽医行政管理部门申请注册，并提交相关的资料和物品。

为规范兽药注册行为，2004 年 11 月，原农业部令第 44 号《兽药注册办法》颁布，规定了新兽药注册和进口兽药注册管理办法。农业农村部负责全国兽药注册工作，农业农村部兽药审评委员会负责新兽药和进口兽药注册资料的评审工作，中国兽医药品监察所和农业农村部指定的其他兽药检验机构承担兽药注册的复核检验工作。新兽药注册申请人应当在完成临床试验后，向农业农村部提出申请，并按《兽药注册资料要求》提交相关资料。首次向中国出口兽药，应当由出口方驻中国境内的办事机构或由其委托的中国境内代理机构向农业农村部提出申请，填写《兽药注册申请表》，并按《兽药注册资料要求》提交相关资料。

2004 年，原农业部制定了《兽用生物制品注册分类及注册资料要求》《化学药品注册分类及注册资料要求》《中兽药、天然药物分类及注册资料要求》《兽医诊断制品注册分类及注册资料要求》《兽用消毒剂分类及注册资料要求》《兽药变更注册事项及申报资料要求》和《进口兽药再注册申报资料项目》，并于 2005 年 1 月 1 日起施行。

二、毒理学安全性评价资料要求

上述资料要求明确了兽用生物制品、化学药品、中兽药、天然药物、兽医诊断制品、兽用消毒剂以及兽药变更注册所需要提供的毒理学试验报告或资料，具体如下。

（一）化学药品注册

化学药品注册分为五类，第一类国内外未上市销售的原料及其制剂，第二类国外已上市销售但在国内未上市销售的原料及其制剂，第三类改变国内外已上市销售的原料及其制剂，第四类国内外未上市销售的制剂，第五类国外已上市销售但在国内未上市销售的制剂。

（1）药理毒理研究资料综述［是指所申请兽药的药理毒理研究（包括药效学、作用机制、安全药理、毒理等）的试验和国内外文献资料的综述］。

（2）主要药效学试验资料（药理研究试验资料及文献资料）。

（3）安全药理学研究的试验资料及文献资料。

（4）微生物敏感性试验资料及文献资料（是指所申请的兽药为抗感染药物或抗球虫药物时，必须提供抗微生物或抗寄生虫药物对历史和现行临床分离的细菌和寄生虫的敏感性比较研究）。

（5）药代动力学试验资料及文献资料。

（6）急性毒性试验资料及文献资料。

（7）亚慢性毒性试验资料及文献资料。

（8）致突变试验资料及文献资料。

（9）生殖毒性试验（含致畸试验）资料及文献资料。

（10）慢性毒性（含致癌试验）资料及文献资料（下列新兽药应当报送致癌试验资料：①新兽药或其代谢产物的结构与已知致癌物质的结构相似的；②在长期毒性试验中发现有细胞毒作用或者对某些脏器、组织细胞生长有异常促进作用的；③致突变试验结果为阳性的）。

（11）过敏性（局部、全身和光敏毒性）、溶血性和局部（血管、皮肤、黏膜、肌肉等）刺激性等主要与局部、全身给药相关的特殊安全性试验资料。

（二）进口兽药注册

进口兽药的申报资料按照化学药品《申报资料项目》要求报送。申请未在国内外获准上市销售的兽药，按照注册分类一类的规定报送资料；其他品种按照注册分类二类的规定报送资料。进口兽药再注册应包括兽药进口销售 5 年来临床使用及不良反应情况的总结报告。

（三）兽药变更注册

对于增加新的适应证或者功能主治，需延长用药周期或者增加剂量者，应当提供急性毒性试验资料或者文献资料、长期毒性试验资料或者文献资料，局部用药应当提供有关试验资料。改变兽药生产工艺的，其生产工艺的改变不应导致药用物质基础的改变，中药、生物制品必要时应当提供急性毒性试验的对比试验资料。

(四) 兽医诊断制品注册

兽医诊断制品包括三类，第一类未在国内外上市销售的诊断制品，第二类已在国外上市销售但未在国内上市销售的诊断制品，第三类与我国已批准上市销售的同类诊断制品相比，在敏感性、特异性等方面有根本改进的诊断制品。在注册时需要提供收益诊断制品的毒力或安全性等研究资料。

(五) 兽用消毒剂注册

兽用消毒剂分为三类，第一类未在国内外上市销售的兽用消毒剂，第二类已在国外上市销售但尚未在国内上市销售的兽用消毒剂，第三类改变已在国内外上市销售的处方、剂型等的消毒剂。在注册时需要提供以下毒理学资料。

(1) 毒理研究综述资料及文献资料。

(2) 急性毒性研究的试验资料及文献资料。

(3) 长期毒性试验资料及文献资料。

(4) 致突变试验资料及文献资料。

(5) 生殖毒性试验资料及文献资料。

(6) 致癌试验资料及文献资料。

(7) 过敏性（局部和全身）和局部（皮肤、黏膜等）刺激性等主要与局部消毒相关的特殊安全性试验研究及文献资料。

(8) 复方消毒剂中多种成分消毒效果、毒性相互影响的试验资料及文献资料。

(六) 中兽药、天然药物注册

中兽药、天然药物分为四类，第一类未在国内上市销售的原药及其制剂，第二类未在国内上市销售的部位及其制剂，第三类未在国内上市销售的制剂，第四类改变国内已上市销售产品的制剂。注册时需要提交以下毒理学资料。

(1) 药理毒理研究资料综述。

(2) 主要药效学试验资料及文献资料。

(3) 安全药理研究的试验资料及文献资料。

(4) 长期毒性试验资料及文献资料。

(5) 生殖毒性试验资料及文献资料。

(6) 致癌试验资料及文献资料。

(7) 过敏性（局部、全身和光敏毒性）、溶血性和局部（血管、皮肤、黏膜、肌肉等）刺激性等主要与局部、全身给药相关的特殊安全性试验资料和文献资料。

(七) 兽用生物制品注册

新制品注册分为三类，第一类未在国内外上市销售的制品，第二类已在国外上市销售但未在国内上市销售的制品，第三类对已在国内上市销售的制品使用的菌（毒、虫）株、抗原、主要原材料或生产工艺等有根本改变的制品。注册时需要提交致癌/致肿瘤试验等毒理学资料。

参考文献

［1］ 全国人民代表大会常务委员会. 中华人民共和国食品安全法，2015.

［2］ GB 4801. 6—2016 食品安全国家标准　食品接触材料及制品通用安全要求.

［3］ GB 2760—2014 食品安全国家标准　食品添加剂使用标准.

［4］ 中华人民共和国卫生部. 中华人民共和国卫生部卫监督发〔2011〕25 号食品相关产品行政许可管理规定，2011.

［5］ 中华人民共和国卫生部. 中华人民共和国卫生部卫监督发〔2011〕49 号食品相关产品申报与受理规定，2011.

［6］ GB 15193. 1—2014 食品安全国家标准　食品安全性毒理学评价程序.

［7］ GB 2760—2014 食品安全国家标准　食品添加剂使用标准.

［8］ 中华人民共和国卫生部. 卫生部第 73 号令食品添加剂新品种管理办法，2010.

［9］ 中华人民共和国卫生部. 中华人民共和国卫生部卫监督发〔2010〕49 号食品添加剂新品种申报与受理规定，2010.

［10］ 中华人民共和国卫生部. 中华人民共和国卫生部关于规范食品添加剂新品种许可管理的公告 2011 年第 29 号，2011.

［11］ GB 15193—2003 食品安全性毒理学评价程序和方法.

［12］ GB 15193—2014 食品安全国家标准　食品安全性毒理学评价程序.

［13］ 中华人民共和国国务院. 中华人民共和国国务院令第 677 号农药管理条例，2017.

［14］ 中华人民共和国农业部. 中华人民共和国农业部令 2017 年第 3 号农药登记管理办法，2017.

［15］ 中华人民共和国农业部. 中华人民共和国农业部第 2569 号公告农药登记资料要求，2017.

［16］ 宋雁，贾旭东，李宁. 国内外农药登记管理体系. 毒理学杂志，2012，(04)：71-75.

［17］ 中华人民共和国国务院. 中华人民共和国国务院令第 404 号兽药管理条例，2004.

［18］ 中华人民共和国农业部. 中华人民共和国农业部公告第 442 号兽药注册资料要求，2004.

［19］ 中华人民共和国农业部. 中华人民共和国农业部公告第 2223 号食品动物用兽药产品注册要求补充规定，2015.

［20］ 葛林，刘晓飞，王勤，等. 国内外兽药管理比较研究. 中国兽药杂志，2017，51 (8)：73-77.

［21］ 宋俊霞. 兽药管理现状及政策解读. 兽医导刊，2017，13：7-10.

［22］ 陈莎莎，王娟. 我国兽药使用规定及规范管理分析. 中国畜牧兽医文摘，2017，33 (7)：3-4.

第十二章
21世纪毒理学检测（TT21C）

第一节　TT21C的提出与意义

随着科学技术的发展，新化学物质日益增多。传统的风险评估模式无法满足大量化合物及环境污染物对人类健康危害评价的需求，毒理学测试方法和策略正经历着前所未有的变革。2007年美国国家研究委员会（National Research Council，NRC）发布了《21世纪毒性测试：愿景与策略》（Toxicity testing in the 21st century：a vision and a strategy，TT21C）的报告，该报告阐述了毒性测试策略变革的必要性、可行性及其发展前景。该报告为未来毒性测试策略的发展提供了十分重要的参考，突出强调21世纪毒性测试的重点将由整体动物试验转向基于人类细胞、细胞系和/或细胞组分等实验动物替代方法的测试策略。未来毒性测试的主要内容包括化学物的结构特征分析、基于毒性通路和靶向测试的毒性检测以及剂量-反应关系与外推模型的研究，通过这些研究进一步开展外源性化学物的风险评估和人群暴露资料的分析。

TT21C提出毒理学试验和风险评价策略应重点放在“毒性通路”这一科学理念的基础上，即基因、蛋白质和小分子物质如何相互作用维持细胞功能的分子路径，暴露于外源化学物如何破坏这些路径引起关键事件的级联反应，并最终导致不良健康效应。如图12-1所示，TT21C描绘出化学物暴露与生物学反应过程示意图。生物学反应取决于暴露剂量的高低、暴露时间和持续时间的长短，以及宿主的易感性。在低剂量时，机体组织细胞可能通过自身防御或修复系统来维持稳态。在较高剂量时，则会出现明显的生物反应，如细胞出现一些适应性应激反应。当暴露剂量更高时，如果诱导的生物学有害效应超出了组织细胞自身修复能力，就有可能引起细胞损伤，导致机体病变或死亡。

TT21C的主要内容包括五个要素（图12-2）：化学物特征、化合物及其代谢产物的毒性测试、剂量-反应与外推模型、人群暴露数据以及风险情景。毒性测试重点关注敏感检测终点的选择与评价、细胞-反应网络、高通量与中通量方法

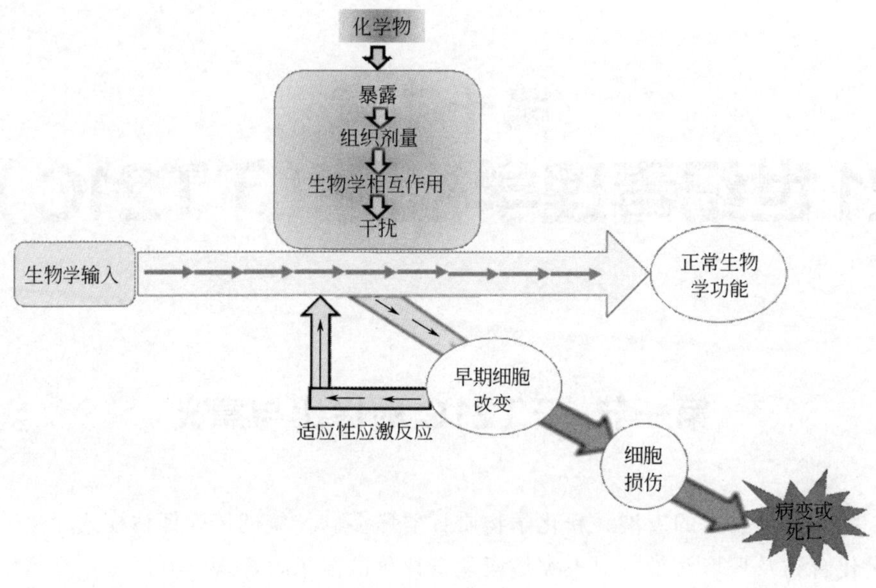

图 12-1　化学物暴露与生物学反应过程

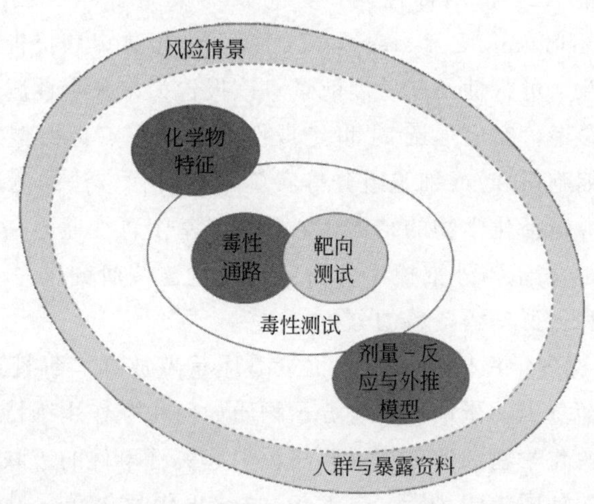

图 12-2　TT21C 的五个要素

的构建与应用、作用机制与作用模式、毒性通路以及系统生物学效应等，着力实施高通量、高灵敏度、低成本、预测能力强而且准确的毒性测试策略。

2006 年 12 月 18 日，欧洲议会和欧盟理事会正式共同通过了化学品新政策的法规草案《关于化学品注册、评估、许可和限制》，简称 REACH 法规。依照 REACH 法规规定，自 2009 年 3 月 11 日起，在欧盟范围内禁止使用动物进行化妆品急性毒性、眼刺激性和过敏性试验；2013 年将禁止使用动物进行慢性毒性、生殖毒性和毒物代谢动力学试验。人用药品注册技术要求国际协调会

(ICH)、美国食品药品监督管理局（FDA）和美国环境保护署（EPA）等部门近年来也颁布了多部相关管理法规和技术指南，明确要求或推荐采用体外试验替代传统动物试验。因此，未来的毒性预测将主要依赖于体外试验和基于计算机、数学等模型的非生物学试验，传统动物试验将可能被部分替代甚至完全替代，而且毒性测试将重点关注并着力实施高通量、高灵敏度、低成本与准确的预测能力。

第二节　基于TT21C的风险评估（RISK21）

TT21C提出的策略与技术方法已被越来越广泛地应用于化学物的风险评估。毒理学家指出，对于日益增多的新型化合物与已有的成千上万种物质来说，如果仅依靠基于人群流行病学结果或基于整体实验动物的毒理学评价，以现有能力每年能够完成的数量在100个以内，且真正能够符合条件的不足10个，可见评估能力明显与新开发化合物的需求不适应，原有化合物也没有得到很好评估。TT21C整合策略更为省时、经济，与人类健康和暴露也更为相关，它的提出引起了学术界、工业界、政府管理部门等的广泛关注和高度重视。

TT21C强调基于人的生物学，通过优先使用人源细胞系直接预测人体暴露的安全风险，开启了现代评估实践的转化。一旦成功，将解决基于动物高剂量测试研究外推到普通人群低剂量暴露的问题，并使重点从危害鉴定转移到以风险为基础的框架。不再因为评价人体暴露而对动物进行高剂量染毒，取而代之的是采用基于毒性通路的方法去预测可能不产生损害的暴露剂量。这一技术的优势在于，对于人体健康风险评估提供与人体更加相关的科学基础；此外，如果这一新技术能够实现高通量，就可以覆盖更多的化合物、健康效应、生命阶段和复杂情景；当然获得良好结果所需要的时间和代价也大大减少；体外方法、系统生物学、计算机为基础的模型转化与技术转变将极大减少对实验动物的依赖。因此，越来越多的化学品风险评估开始尝试运用TT21C提出的策略与方法。同时，世界各国也先后启动了Tox21、ToxCast、EU-ToxRisk等多个重大研究发展计划，使得TT21C越来越广泛地应用于药品、新化学物、食品添加剂、农药、消毒产品、生物制品、化妆品和日用品等的毒性测试与风险评估。

在此基础上，从2009年开始由国际生命科学学会（ILSI）组织来自政府、行业、科学界和非政府组织的专家共同开发出一种科学、透明和有效的框架方法——21世纪风险评估项目（RISK21）。这种方法强调三个主要理念：重视问题的形成、优先进行暴露评估和采用渐进式方法来获得用于风险评估的适当的毒理学和暴露数据。图12-3简要概述了基于TT21C的风险评估要素与步骤。首要步骤是对化学物暴露与产品使用进行调查评估，充分了解化学物和产品的暴露量、暴露时间、暴露途径以及代谢特点等信息。对于产品的风险评估，还需要了解产品原料的组分、纯度以及不同组分之间的可能相互作用。其次，要根据化学物或产品的化学特性，采用高通量的体外测试方法对受试物进行初步毒性筛选。这一过程主要包括两方面工作：一方面，尽可能了解化学物的理化性质，采用文献数据分析、结构比对以及结构-效应计算分析等非生物学测试方法分析化学物或产品的潜在风险或毒性特征；另一方面，针对化学物的潜在毒性靶标，选择适合的人源性细胞进行高通量高内涵分析以及剂量-毒性效应评价。在这一过程中，建立并应用相关毒性通路的计算模型进行预测与观察。同时采用体外-体内数据外推方法，如基于生理信号扰动与暴露量生物动力学之间关系的研究，从而建立一套完整的风险评估方法。

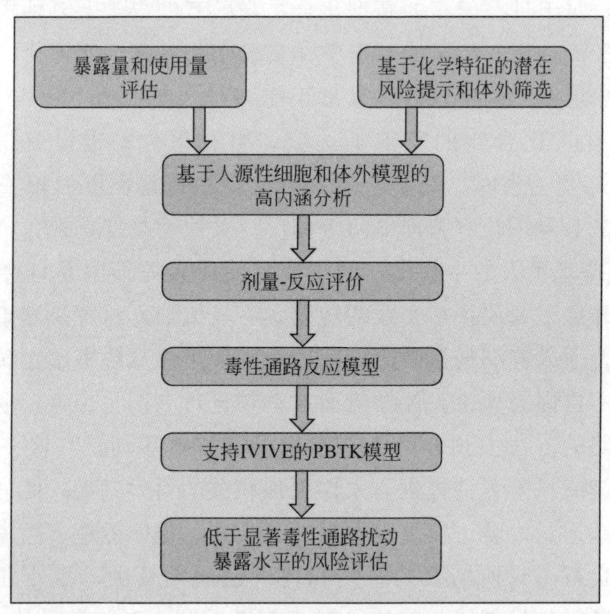

图 12-3　基于 TT21C 的风险评估要素与步骤

由此可见，RISK21 路线图提倡使用实用性强、准确度高、资源使用合理的方法来应对目前复杂的风险评估问题。该方法的目的是优化现有信息和测试资源（动物、时间、设施及人员），以便有效、透明地完成风险评估或安全确认。基于特定的暴露场景、暴露水平和毒理学数据，应该有足够的准确性来做出风险是否可接受或是否安全的决定。将估算的暴露量和毒理学数据（包括它们的变异性和/或不确定性）分别排列在 RISK21 矩阵图的 X 轴和 Y 轴。得到的交集图可以高度可视地呈现估算的风险。基于该图，可以明确做出需要增加暴露和毒性学数据的精确度，或获得的数据已经足够的决定。RISK21 也列出了在 21 世纪风险评估中使用新方法的目标。实际上，由于它的透明性和可视化程序，RISK21将可能有助于向非技术专家进行风险交流。暴露评估可根据评估需要，按照理化性质推测与最坏情况假设、确定性评估（点评估）、概率分布评估、生物监测逐步推进。危害评估可根据评估需要，按照计算毒理模型、毒理学关注阈值（TTC）、体外测试数据与体外到体内外推（IVIVE）、体内试验、作用模式和人体相关性分析逐步推进。风险表征将整合来自危害评估和暴露评估的不确定性，通过风险矩阵图将风险评估的结果和不确定性完整形象地展现出来。

参考文献

[1] Andersen M E，Krewski D. Toxicol Sci，2010，117（1）：17.

[2] Krewski D，Acosta D，Andersen M，et al. J Toxicol Environ Health B Crit Rev，2010，13（2-4）：51.

[3] 彭双清，Paul L Carmichael. 21世纪毒性测试策略理论与实践．北京：军事医学出版社，2016：1.

[4] Hartung T. Toxicology for the Twenty-first Century. Nature，2009，460：208-212.

[5] 郭家彬，彭双清．动物实验替代方法与21世纪毒性测试发展策略．中国比较医学杂志，2011，Z1：157-161；156.

[6] NRC. Toxicity Testing in the 21st Century. A Vision and a Strategy. Washington DC：The National Academies Press，2007：1-17.

[7] 陈立娟，彭双清．代谢组学技术及其在毒理学研究领域中的应用．生物技术通讯，2007，（01）：149-151.

[8] 周宗灿．发展毒性测试新策略和基于毒作用模式的健康危险评定．中国药理学与毒理学杂志，2010，（06）：536-538.

[9] 庄志雄．我国毒理学的发展历程与展望．中国毒理学会第五次全国学术大会.

[10] 李寿祺．毒理学原理和方法．成都：四川大学出版社，2003：127-135.

[11] 周宗灿．Tox21计划的进展．毒理学杂志，2015，（03）：165-167.

[12] EPA. The U. S. Environmental Protection Agency's Strategic Plan for Evaluating the Toxicity of Chemicals. Washington：EPA，2009.

[13] Krewski D，Acosta D，Andersen M，et al. J Toxicol Environ Health B Crit Rev，2010，13（2-4）：51.

[14] 高仁君．RISK21：21世纪人体健康风险评估路线图．2016（第二届）毒性测试替代方法与转化毒理学（国际）学术研讨会暨有害结局路径（AOP）与风险评估培训会议论文集.

[15] 屈卫东，郑唯韡，王姝，等．21世纪毒性测试战略在环境健康研究中的应用．第八次全国分析毒理学大会暨中国毒理学会分析毒理专业委员会第五届会员代表大会，2014.

[16] Lilienblum W，Dekant W，Foth H，et al. Alternative methods to safety studies in experimental animals：role in the risk assessment of chemicals under the new European Chemicals Legislation（REACH）. Arch Toxicol，2008，82：21-236.

[17] 吴永宁．食品中化学危害暴露组与毒理学测试新技术中国技术路线图．科学通报，2013，58：2651-2656.

［18］ Wu Y N，Chen Y. Editorial：Food safety in China. J Epidemiol Community Health，2013，67：478-479.

［19］ FAO. Food Safety Risk Analysis，A Guide for National Food Safety Authorities（FAO Food and Nutrition Paper 87）. Roma：FAO，2006.

［20］ Abt E，Rodricks J，Levy J，et al. Science and decisions：Advancing risk assessment. Risk Anal，2010，30：1028-1036.

第十三章
毒性通路与有害结局路径（AOP）

第一节　毒性通路的概念

毒性通路（toxicity pathway），泛指“被化学分子过分干扰后能引起有害健康效应的细胞生化通路”，这一理念为体外（in vitro）测试赋予了科学根据。2007年，美国NRC发表了TT21C报告，强调毒性通路概念，并倡导毒理学从以描述为主的科学向基于人体组织和细胞的、更具预测潜力的体外预测转变；倡导发展计算模型来表征化学物毒性通路，评价其暴露、危害与风险，以减少实验动物数目、时间和成本，并增进对化学物质毒性效应机制的认识。

TT21C毒性测试策略彻底地打破了传统的关注毒性作用靶器官的动物实验方法，建立基于“毒性通路”与“毒性作用机制”的体外细胞测试方法。TT21C主要内容包括毒性通路检测、毒性通路框架构建及其剂量-反应关系建模，以及体外-体内数据外推模型的建立和应用等，最终实现毒性效应的预测。所谓的“毒性通路”是基于化合物在体内组织暴露达到一定的浓度，对生物信号通路产生扰动作用，当这种扰动达到一定程度时产生不良效应甚至死亡，这种受扰动的生物信号通路即称为“毒性通路”。TT21C由原来的关注出现毒性效应终点转变为关注出现毒性有害结局的早期机制过程。目前，已发现一系列的具有重要意义的毒性通路，例如：核因子E2相关因子2（nuclear factor erythroid 2-related factor 2，Nrf2）抗氧化反应途径、热休克蛋白反应途径、内源性激素反应途径、DNA反应途径、渗透性反应途径以及线粒体应激反应途径等。进一步对已建立的毒性通路框架进行剂量-反应关系建模，该模型把化合物的毒性机制和剂量测定等有关信息融入数学公式中，以提供一个可以进行剂量和动物种属间外推的剂量模型。这种基于毒性作用机制与化合物初始毒性反应的毒性通路剂量-反应模型，比单一的毒性生物标志物更能真实地预测化学物的毒性效应。目前已建立了多种生物信号通路模型，如热休克反应模型、NF-κB 调控炎症信号通路模型等，有些毒性通路模型已经成功地应用于药物安全性预测。

2008 年，美国 Tox21 项目融合自动化技术，单次体外测试化学品数目超过 1000 种，实现了针对化学品的“高通量”筛选（high-throughput screening，HTS)，其数据生成速度及稳定性显著提升。最新的 HTS 可以直接采用人源细胞作为受试靶标，避免物种差异造成的弊端，并能够反映遗传差异与毒性的关系。此外，高分辨成像技术能直观精细地呈现受试细胞形态学变化等“高内涵”的表型现象，为描述细胞毒性效应提供了全新思路。

第二节　有害结局路径（AOP）

一、AOP 的提出与意义

随着 TT21C 的提出，化学物的风险评估策略正在从基于高剂量暴露的动物实验测试评估模式向以更好地利用体外实验（包括高通量系统）中的分子、生化或组织学资料，短期体内试验的通路数据等高通量体外测试评估模式转移。为了实现新的风险评估模式，要求构建一个新的工作框架，在此框架下整合从生物不同结构层次所获得的数据与知识。2010 年，美国环境保护署的科学家发表论文，首次提出“有害结局路径”（adverse outcome pathways，AOP）的概念框架，以区别 2007 年 NRC 提出的“毒性通路”，并获得科学界的广泛认可。

AOP 是一个概念框架，用以描述已有的关于一个直接的分子起始事件（molecular initiating event，MIE）（如外源化合物与特定生物大分子的相互作用），与在生物不同组织结构层次（如细胞、器官、机体、群体）所出现的和风险评估相关的“有害结局”之间的相互联。AOP 的概念，强调由分子起始事件产生毒作用所导致的结局，这种有害结局与风险评估相对应，包含了从起点到终点，即分子起始事件到有害结局的全部过程。

AOP 为有机整合已有知识提供了一个有用的框架，从而可以识别关键的不确定性以及需要优先研究的内容，从而提高管理毒理学中的预测手段。AOP 是跨越多种生物结构层次的一系列事件。连接起始事件与结局之间的内容可以有不同的构成，主要取决于产生 AOP 或所关注风险内容的类型以及生物学信息的范围。生物体（个体或群体）不同结构层次之间的关系可以是基于原因的、机制的、推理的或具有相关性的，其相关信息可来源于体外、体内、或计算机系统。一个 AOP 框架始于化合物与生物靶标相互作用的 MIE，由此产生一系列的更高效应水平的事件，从而导致具有与特定风险（如生存、发育、生殖等）相关联的

“有害结局”。

毒理学家将AOP前三个元素（分子特性、与生物大分子相互作用、细胞反应）理解为NRC所定义的“毒性通路”。但AOP的概念有别于“毒性通路”之处在于，毒性通路关注的是分子起始事件，是细胞水平可测量的关键机制终点，而不是效应本身。AOP代表的是各种分子起始事件导致与风险评估相关的“有害结局”的相互联系，它包含了毒性通路的内容，同时又延伸了毒性通路的范围（图13-1）。

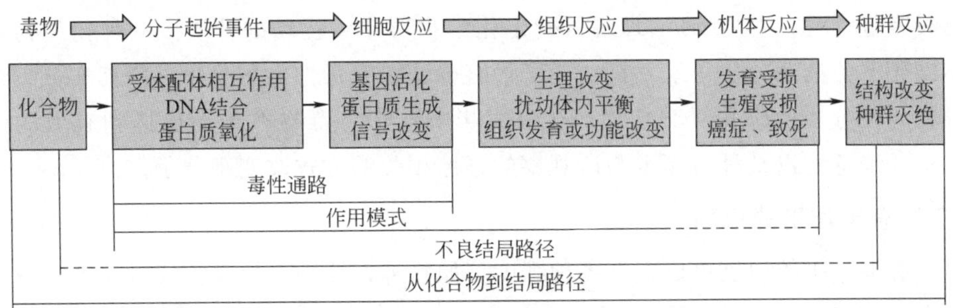

图13-1　不良结局路径的基本框架

AOP概念的形成也是基于“作用机制”和“作用模式”使用领域所出现的外推不确定性。作用机制（mode of mechanism，MOM）常常描述的是由分子起始事件导致有害结局过程中生物学反应的某一个环节，而作用模式（mode of action，MOA）通常关注的是分子起始事件或有害结局，很少同时关注两者。AOP关注的是由分子起始事件到与风险评估相关的有害结局，它包含了作用机制与作用模式的功能。

AOP根据阈值的确定分为定性AOP和定量AOP，定性AOP是指评估的各关键事件的方法得到了确认，但是其应用范围、阈值以及与其他关键事件的反应关系不能定量确定；定量AOP是指不仅评估的各个关键事件的方法明确，其应用范围、阈值以及其他关键事件的反应关系也足以定量确定。

各国在开发和评估AOP方面积累了经验，2013年，仅在经合组织（OECD）启动AOP发展计划的一年之后，“AOP指导意见”经专家组与成员的修改后，作为第一个版本出版。OECD发表AOP指南后不久就向用户反馈了他们在AOP指导方面的经验。虽然初始用户的反馈意见有限，但总体上是有利的，并提出了对模板的改进意见，主要是为了避免冗余，简化程序，并确保与AOP-Wiki（作为汇集和介绍AOP知识的开发平台）格式一致。2013年6月成立了一个由分子筛选和毒物基因组学扩展咨询小组成员组成的用户手册起草小组，负责开发用户手册作为第一份AOP指导文件的补充［ENV/JM/MONO(2013)6］。

二、AOP的构建

（一）确定分子始发事件（MIE）

化学物的毒性效应是化学物在分子水平上导致生物系统扰动的最终结果，化学物可以与一种以上的分子靶相互作用。MIE是AOP的一个主要关注点，它对识别和描述有害作用相关的级联关系非常重要。MIE以化学物或其代谢产物共价结合到蛋白质和/或DNA，与受体结合或酶结合通常是基于非共价相互作用，更具有选择性。对MIE的理解可确定化学物所导致扰动的性质。一种化学物在不同靶部位的靶分子可能不同。为了最终确认引起毒性的靶分子，应证实：①终毒物与靶分子反应并对其功能产生有害影响；②终毒物在靶部位达到有效的浓度；③终毒物以某种机制上与所观察的毒性相关的方式改变靶分子。

（二）有害作用的识别

有害作用的识别可以根据各种维度（如物种，性别，暴露持续时间等）来定义有害作用。

每个AOP应该有一个描述性的标题，形式为“MIE导致AO”。例如，“芳香化酶抑制［MIE］导致生殖功能障碍［AO］”或“过氧化物酶抑制甲状腺［MIE］导致神经发育改变［AO］”。在MIE未知或未定义的情况下，应该使用AOP中最早的已知KE（即最上游）替代MIE，并明确说明事件是KE而不是MIE。

（三）识别导致有害作用的中间关键事件

中间关键事件应该包括从该MIE（锚位1）和最终的有害作用（锚位2）之间的有因果关系的其他重要事件。关键事件是可观察或测试的前体步骤或其生物标志，是作用模式的必要元素。AOP的中间事件必须为在体内的事件，因为它们导致生物体整体的有害作用。但是，体内和体外的信息，以及从高通量筛选（HTS）、高内涵筛选（HCS）、组学方法，甚至计算机方法，均可提供建立和评价AOP的资料。

对AOP涉及的正常生理通路的理解有助于认识在不同层次的生物组织被扰乱的复杂过程网络。判断关键事件数据的可靠性和相关性，可能包括评价研究设计的关键参数（如暴露方案、暴露期限、采样时间）以比较和解释最终有害结局。此外，自动化的文献挖掘可以帮助和促进AOP的建立。当一个关键事件存在于多个AOP，信息可以在AOP之间共享。

（四）建立AOP的最低信息要求

对建立AOP的最低信息要求有待进一步明确，至少是上述的两个靶位

（MIE 及最终有害作用）。对有关通路的控制点（control points）和/或决定事件（determining events）的确定有助于 AOP 的建立。

三、AOP 的评定

（一）OECD 建立 AOP 的方法

OECD 重点评价其证据可靠性和证据强弱程度（robustness）。第一阶段是数据总结，记录每一个关键步骤、科学证据和评价。第二阶段是利用 Hill 标准评定其支持 AOP 因果关系的证据权重，即评价：①剂量-反应关系的一致性；②关键事件和有害作用之间的时间一致性；③有害作用以及起始事件关联的强度、可重复性和特异性；④生物学合理性、连贯性和实验证据的一致性；⑤替代机制，提出替代机制以及与假定 AOP 的区别程度；替代机制应有单独的 AOP；⑥不确定性、不一致性和数据缺口。

（二）AOP 可信度

为说明 AOP 的可信度，应讨论下列问题：①是否很好地表征 MIE？②是否很好地表征最终的结局？③MIE 和其他关键事件与结局的因果联系如何？④支持 AOP 的证据有无缺口？⑤AOP 对某些组织、生命阶段/年龄段是否是特异的？⑥在物种间 MIE 和其他关键事件的保守程度如何？

近年来 AOP 发展迅速，主要应用于生态的风险评估，包括化学品、农药等，以及生殖发育毒性、致突变性等研究。OECD 发布的 AOP 指南也在不断更新中（详见表 13-1）。但由于 AOP 的发展历程较短，目前也存在一些局限性（比如 AOP 可能会放大人群水平的效应），AOP 的评估效能还有待进一步研究。随着 AOP 的发展和完善，它将会转化为更实际可用、更安全的风险评估和决策新工具。

表 13-1 OECD 发布的关于 AOP 的相关文件

文件名称
1. Guidance Document and Template for Developing and Assessing adverse Outcome Pathways（Series NO. 184，series on Testing and Assessment）
2. User Handbook（No. 1 in OECD Series on Adverse Outcome Pathways）
3. AOP for Skin Sensitisation：Part 1-Scientific Evidence
4. AOP for Skin Sensitisation：Part 2-Use of the AOP to chemical Categories and Integrated Assessment and Testing Approaches（Series NO. 168，Series on Testing and Assessment）
5. Adverse Outcome Pathway on Protein Alkylation Leading to Liver Fibrosis（2016 年 9 月 20 日发布）
6. Adverse Outcome Pathway on Aromatase Inhibition Leading to Reproductive Dysfunction（in Fish）（2016 年 9 月 20 日发布）

续表

文件名称
7. Adverse Outcome Pathway on Alkylation of DNA in Male Pre-Meiotic Germ Cells Leading to Heritable Mutations(2016 年 9 月 20 日发布)
8. Adverse Outcome Pathway on Chronic Binding of Antagonist to N-methy-D-aspartate Receptors (NMDARs) during Brain Development Induces Impairment of Learning and Memory Abilities(2016 年 9 月 20 日发布)
9. Adverse Outcome Pathway on Binding of Agonists to Ionotropic Glutamate Receptors in Adult Brain Leading to Excitotoxicity that Mediates Neuronal Cell Death, Contributing to Leaning and Memory Impairment(2016 年 9 月 20 日发布)

参考文献

[1] Ankley G T, Bennett R S, Erickson R J, et al. Adverse outcome pathways: a conceptual framework to support ecotoxicology research and risk assessment. Environ Toxicol Chem, 2010, 29 (3): 730-741.

[2] Kleinstreuer N C, Sullivan K, Allen D, et al. Adverse outcome pathways: From research to regulation scientific workshop report. Regul Toxicol Pharmacol, 2016, 76: 39-50.

[3] Krewski D, Acosta D J, Andersen M, et al. Toxicity testing in the 21st century: a vision and a strategy. J Toxicol Environ Health B Crit Rev, 2010, 13 (2-4): 51-138.

[4] Meek M E, Klaunig J E. Proposed mode of action of benzene-induced leukemia: Interpreting available data and identifying critical data gaps for risk assessment. Chem Biol Interact, 184: 279.

[5] Meek M E, Boobis A R, Cote I, et al. New developments in the evolution and application of the WHO/IPCS framework on mode of action/species concordance analysis. Toxicol, 2014, 34 (1): 1-18.

[6] Meek M E, Palermo C M, Bachman A N, et al. Mode of action human relevance (species concordance) framework: Evolution of the Bradford Hill considerations and comparative analysis of weight of evidence. Toxicol, 2014, 34 (6): 595.

[7] NRC. Toxicity Testing in the 21st Century. A Vision and a Strategy. Washington DC: The National Academies Press, 2007: 1-17.

[8] OECD. Guidance Document on Developing and Assessment Adverse Outcome Pathways, 2013.

[9] OECD. Guidance Document and Template for Developing and Assessing Adverse Outcome Pathways (Series No. 184, Series on Testing and Assessment), 2013.

[10] OECD. Adverse Outcome Pathways. Molecular Screening and Toxicogenomics, 2016-09-20.

[11] OECD. "Users Handbook supplement to the Guidance Document for developing and assessing Adverse Outcome Pathways", OECD Series on Adverse Outcome Pathways, No. 1, OECD Publishing, Paris. Vinken M. Toxicology, 2013, 312: 158-165.

[12] WHO/IPCS. Document No. 4. Part 1: IPCS Cancer Mode of Action for Humans and Case-Studies. Part 2: IPCS Framework for Analysing the Relevance of a non Cancer Mode of Action for Humans, 2007.

[13] 周宗灿．毒作用模式和有害结局通路．毒理学杂志，2014，01：1-2.
[14] 吴浩，袁伯俊．毒理学新技术与发展趋势．中国新药杂志，2000，9（6）：367-370.
[15] 彭双清，王以美，郭家彬，等．基于毒性通路扰动药物安全性评价新策略．中国药理学与毒理学杂志，2015，29（3）：348-352.
[16] 彭双清．危险度评定中 AOP 的概念以及关于其中文译名的思考．中国药理学与毒理学杂志，2013，27（1）：305.

第十四章 以生理学为基础的毒代动力学模型（PBTK）

第一节 毒代动力学模型

一、模型原理

在药学研究领域，药物的摄入剂量与其治疗效应之间的关系通常分成两部分：药物代谢动力学（药物在体内的转运）和药物效应动力学（药物在作用靶点的效应）。药代动力学涉及药物的吸收、分布、代谢和排泄（ADME）。药物和低分子量有机化学物（添加剂、农药或环境污染物）在体内其实共用相同的代谢酶。因此，药代动力学的原理可以推广到任何外源性化学物，而毒代动力学则针对于化学物的潜在毒性效应将药代动力学基本原理应用到毒理学动物实验和人体毒理学资料中（图 14-1）。

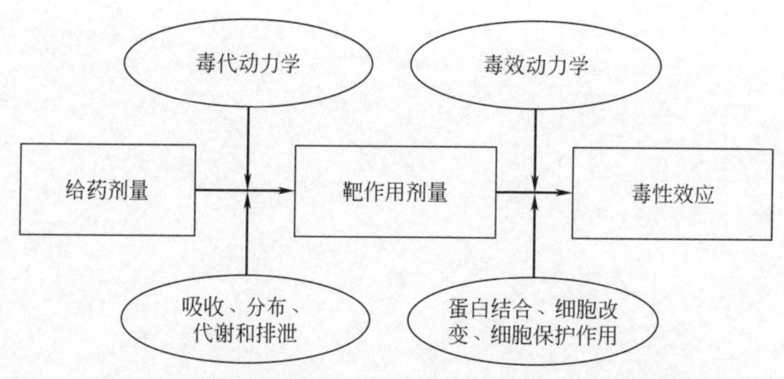

图 14-1　毒代动力学和毒效动力学的关系（体内试验）

人用药物注册技术要求国际协调会议（ICH）为制药企业制定了有关毒物代谢动力学试验设计的导则，包括单次给药试验和重复给药研究。除了不适用于食物基质对化学物的吸收率和吸收程度有很大影响这种情况外，此导则可以广泛应用于食品中化学物的研究，如食品添加剂、农药或兽药残留。《环境卫生标准（EHC）57》对毒物代谢动力学研究的原则进行了概述，此类研究为化学物在体内的转归提供了一个生物化学、生理学和数学性的综合描述。

毒代动力学模型一般是建立在“房室”构成的理论基础上。房室（compartment）是由具有相近的药物转运速率的器官、组织组合而成，化学物浓度在同一房室内的各部分间处于动态平衡状态。因此，房室仅是按化学物转运动力学特征划分的抽象模型结构，并不代表解剖或生理上的固定结构或成分。同一房室可由不同的器官、组织组成，而同一器官的不同结构或组织，可能分属不同的房室。此外，对于不同的化学物，房室模型及组成可能不同。运用房室模型，可将机体划分成由一个或多个房室组成的系统，从而将复杂的分布过程模型化。

如图 14-2 所示，若某药在体内各部位间均有较高及相近的转运速率，可在体内迅速达到分布平衡，则属于单房室模型（A)。属于单房室模型的药物，在体内达到分布平衡后，其在血液中的浓度只受吸收和消除的影响。大多数化学物在体内不同组织部位间的转运速率存在较大差异，此时需要将机体划分为多个房室：血液供应丰富、具有较高转运速率的部分称为中央室，而把其余部分划归周边室，并可依次再分做第一周边室、第二周边室等，此即多室模型，根据划分的房室数，相应称为二室模型（B、C、D)、三室模型（E、F、G)，该模型中还有其他 10 种可能的模式未在图中列出。属于多室模型的化学物，首先进入中央室并达到分布平衡，随后分布至周边室（通常指平衡缓慢、低灌注组织)，而消除则由中央室开始。因此，其血药浓度除受吸收和消除的影响外，在房室间未达分布平衡前，还受分布过程的影响。

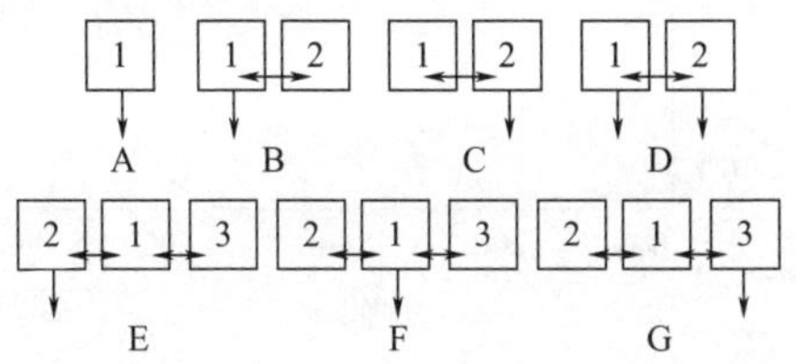

图 14-2　房室模型

毒代动力学模型是对化学物 ADME 特征的定量描述，利用数学形式表示为化学物及其代谢产物在血液、尿液或组织器官中的浓度随时间的变化。它一般是利用较易获得的体液标本如血液、尿液，测量不同时间点化学物浓度的变化，体液中化学物或代谢产物浓度的变化反映了机体对该物质的转运过程，从而能够通过此类数据建立数学模型来分析描述。房室分析模型的优点在于它可以将血浆浓度-时间关系拟合曲线进行定量描述，血浆浓度-时间曲线下面积（AUC)、清除率（CL）和表观分布容积（V）可用于预测稳态机体的负荷。

房室模型的前提假设是化学物在体内的吸收、转运、清除等生物学过程的速率是线性的，即呈一级动力学方式。对于化学物浓度变化速率的研究称为消除动力学，它描述化学物在体内的清除规律，实际上也包含了化学物进入体循环的速率。化学物的消除动力学方式分为两种：一级消除动力学和零级消除动力学。其数学模型形式表示为：$\mathrm{d}C/\mathrm{d}t=-kCn$（式中 C 为药物浓度，t 为时间，k 为清除速率常数，n 代表清除动力学级数），当 $n=1$ 时即为一级清除动力学，$n=0$ 时则为零级清除动力学。一级消除动力学的最主要特点是化学物浓度按恒定的比值减少，即恒比消除；零级消除动力学的基本特点为化学物浓度按固定的量减少，即恒量消除。需要指出的是化学物并非单纯地按一级或零级动力学清除。当外源性化学物在体内含量较少，未达到机体最大清除能力时（主要是未超出催化生物转化的酶的饱和限度时），将按一级动力学方式清除；而当其量超过机体最大清除能力时，则按最大清除能力这一恒量进行清除，变为零级动力学方式（图 14-3）。化学物的血浆浓度随时间的变化规律不但表明了机体和组织对物质的暴露时间，也表明了重复染毒时发生蓄积的潜在可能性。

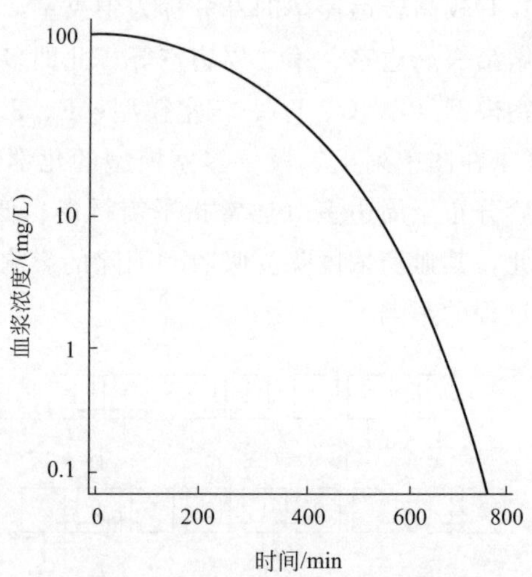

图 14-3　化学物血浆浓度-时间曲线

二、毒代动力学模型的重要参数

靶剂量是化学物在机体内产生毒性效应的决定因素。对于靶剂量的认识，能够为描述化学物的剂量-反应关系和进行风险评估提供更好的科学依据。毒代动力学模型能够提供化学物靶剂量和靶效应的详细资料，为化学物的风险特征描述提供重要信息，降低不确定性，所以目前此类数据也是国际化学品安全规划署

（IPCS）化学物毒性资料数据库的基本组成部分之一。

对于不同的房室模型，需要用不同的数学方程进行模拟及计算各种参数。除了基本的曲线拟合、回归分析方法，目前已经开发出许多计算机程序软件进行分析，还有统计矩等新理论得到了推广应用。模型中涉及的重要参数如下。

（1）以外源性化合物及其活性代谢物在血浆、血清或血液中的浓度为基础的动物内剂量，最常用的测量值是浓度-时间曲线下面积（AUC）、观察到的峰浓度（C_{max}）及峰浓度的时间（T_{max}）。

（2）动物染毒外剂量与内剂量（如血浆或组织 AUC 所表示）之间的关系。

（3）血浆或血液浓度与毒性作用位点浓度之间的关系（AUC 或 C_{max}） 从专门设计的、单次给药的毒代动力学试验中获得的关于血液或血浆中母体化合物浓度的 AUC 和 C_{max}数据，可以用来计算描述机体对物质进行初步处理的相关毒代动力学参数。这些参数可以用于预测重复给药条件下物质的转归并帮助进行物种间的外推。

（4）清除率（CL） 单位时间内物质被清除的血液或血浆的体积；单位为每单位时间体积［如 mL/min 或 mL/(min · kg BW)］；它的值取决于体内器官清除物质的功能容量，受到器官血流量或组织活性的限制；计算方法为［AUC/静脉剂量］。

（5）表观分布容积（V） 能溶解机体负荷的血流或血浆的体积；单位为体积（如 mL 或 mL/kg BW）；它的值取决于从主循环到组织的分布范围，可能会受到蛋白结合、化合物脂溶性和机体组成的影响；计算方法为［静脉注射剂量/C_{max}］，但实际中通常使用其他更稳健的方法。

（6）清除半衰期（$t_{1/2}$） 峰后血液或血浆浓度减半所耗费的时间；单位为时间（如 min 或 h）；它的值取决于 CL 和 V，独立于生理学相关变量；计算方法是对浓度-时间过程数据进行回归分析或者是 0.693V/CL。

（7）生物利用度（F） 摄入剂量中以母体化合物形式进入主循环的比例（或百分比）；无单位；对于经口给药，它的值取决于化学物经过肠和肝脏首过作用的转运程度；当以相同剂量水平按不同途径（经口和静脉注射）给药时，计算方法为［(AUC 经口×静脉剂量)/(AUC 静脉×经口剂量)］。

三、模型应用中需要注意的问题

需要指出的是，在能引发危害的实验条件下，受试动物体内母体化合物及任何活性代谢产物浓度的相关数据具有更重要的潜在价值，这些数据是进行危害特征描述和风险特征描述的基础。当使用某种物质的毒性数据来估计健康指导值如每日容许摄入量（ADI）时，在能得出关键效应的 NOAEL 并与人体预计的 ADI 或健康指导值信息相匹配的实验条件下得到的毒代动力学数据是最有参考意义的。

由单次给药的毒代动力学试验中获得的参数如生物利用度、清除及半衰期可以用于预测长期给药时血浆或血液中物质的浓度，前提是重复给药没有改变生物利用度、清除及分布。长期给药中的机体负荷称为“稳态机体负荷”。“稳态”一词是指在重复给药期间，一种物质的每日染毒剂量在24h内从体内消除的状态(即该物质的平均机体负荷没有根本性改变)。对于快速吸收并消除的物质，在每次染毒期间都有一个显著的峰值和谷值浓度。当一种物质的半衰期较短，每天一次大剂量灌胃染毒时，峰值和谷值最为明显；相反，当此物质加入饲料中时，血浆或组织中物质的浓度将反映一日（昼夜）的进食模式。对于半衰期较长的物质如二噁英和其他氯化烃，重复染毒会造成明显的蓄积。摄入剂量的每日模式只反映处于稳态的机体总负荷或血浆浓度的一小部分，一天中（昼夜间）没有变化，因此“稳态”条件实际上表现为相对恒定的血浆或组织水平。在重复染毒期间，平均的或稳态的血浆浓度是由摄入剂量、系统清除和生物利用度所决定的，这些参数可以通过单次经口染毒测定。因此，单次染毒的毒代动力学试验可以用来预测平均的稳态血浆浓度及机体负荷。同样，在稳态血浆浓度和单次染毒的组织对血浆比值的基础上，单次染毒的组织分布数据可以用于预测稳态的组织浓度。某种物质灌胃染毒后的血浆毒代动力学与处于稳定状态的重复染毒间隔期内（例如超过24h）的浓度-时间变化之间的对比，可以帮助认识重复染毒对该物质吸收和消除可能造成的影响。

运用单次染毒数据来预测稳态状况的本质是假设重复染毒没有改变物质的生物利用度或者清除。尽管在大多数情况下这一假设是合理的，但是当某些物质是其下游代谢过程的诱导剂或抑制剂时，生物利用度和清除就会因前期的染毒处理而改变。在这种情况下，单次染毒试验的数据可能会高估（作为诱导剂时）或低估（作为抑制剂时）母体化合物的稳态血浆和组织浓度。另外，对于具有肝脏或肾脏不良作用的物质，在以能够引起此类毒性作用的剂量进行重复染毒时可能会影响该物质的消除。

在毒代动力学试验中，对于不同生命阶段的研究同样是危害或风险特征描述的核心，这一点很重要。在实验动物和人类的生命过程中，吸收和消除过程都在改变；它们在新生儿期不成熟，但随之快速发展至成人水平，然后随着机体年龄增长而缓慢下降。因此，以毫克每公斤体重描述的表面上恒定的染毒方法可能会使一个长期的生物测定在其晚期阶段造成血浆和组织浓度的升高。在毒代动力学过程最不成熟的时期（即新生儿期），主要的暴露途径是通过母乳，这对于新生儿对脂溶性物质的暴露具有特殊意义。在生殖毒性和两代致癌试验中，化学物向乳汁中的转移可能是动物暴露情况测量中的一个重要组成部分。

体外进行的毒代动力学实验在化学物的代谢机制方面可以提供更深入的详细

信息，它能为化学物的风险特征描述提供生物学方面的依据，但是这些资料在由体外至体内的外推上可能受到很多限制。

第二节　以生理学为基础的毒代动力学模型

一、概念和意义

近年来，以生理学为基础的毒代动力学（PBTK）模型越来越受到关注。PBTK 模型同样也是通过数学模型对化学物的吸收和转归过程进行定量描述，但是它以生物学、理化和生化等方面的关键因素之间的内在联系为基础，内容包括机体特异性的生理学信息如心输出量、组织血流量和组织容量，以及化学物的组织分布特点、清除过程中涉及的代谢酶等。这种生物学的或机制层面的信息使得实验数据由高剂量到低剂量、由一种暴露途径到另一种途径、由动物到人体的外推更加科学和准确。

PBTK 模型最大的特点是：模型构建理论基于生理学基础，模型参数绝大部分具有生理学意义。PBTK 模型根据体内各组织和器官血液循环的质量平衡原理，构建微分方程组模拟化学物质在体内的代谢和毒作用过程。近年来，建模理论自身的发展及计算机软件的开发和应用普及，为 PBTK 模型的应用和发展提供了帮助。PBTK 模型利用有生理学意义的参数，构建更接近实际代谢过程的剂量反应关系，使得动物实验结果外推到人体时有更大的可信度。PBTK 模型可以将化合物外暴露量与内暴露量以及毒效应联系起来，在提高了定量评估准确性的同时，又减少了定量风险评估在外推时的不确定因素。此外，PBTK 模型能够较为可靠地预测生物有效剂量，进一步探讨毒作用机制。因此，其在环境化学物毒性和人群风险评估方面具有深远的应用前景。

传统的毒代动力学模型是根据现有的试验数据进行数学拟合，虽然能够量化，但是它不能准确反映实际发生在机体内的生理过程。另外，虽然它能够很好地在试验剂量范围内进行推算，但对于预测实验剂量范围之外以至在其他暴露条件下（途径、时间、实验动物种属）化学物转归过程来说，其能力有限。而这些情况下的外推对于评估化学物的剂量-反应关系是必需的，PBTK 则具有很高的可信性。PBTK 模型可以描述任何器官或组织内待研究物质浓度的变化，提供物质体内分布的资料，并可模拟肝脏等代谢器官的功能，提供物质体内生物转化的资料。

2004 年美国生物监测和建模中心的学者就进行了有机磷农药（OPs）PBTK 模型的构建，而 PBTK 模型还可用于评估多种化学物共同暴露时的内暴露累积剂量，比如2012年哈佛大学公共卫生学院学者开发了引入其他化学物和非化学应激源的OPs累积风险的理论框架，使用PBTK模型来量化这些应激源对OPs内暴露剂量和乙酰胆碱酯酶（AChE）抑制的影响。美国环境保护署（EPA）和欧洲食品安全局（EFSA）将生物学机制模型作为有机磷类和氨基甲酸酯类农药风险评估中的有效工具。虽然PBTK模型在农药暴露评估中具有广阔的发展空间，但是模型的评估能力受制于参数的准确性和不确定性。人类PBTK模型的建立还需要大量动物实验和体外数据作为基础，因此仍然有许多问题值得探讨和进一步研究与完善。

二、PBTK模型构建

PBTK模型的构建按照以下步骤进行（图14-4）。

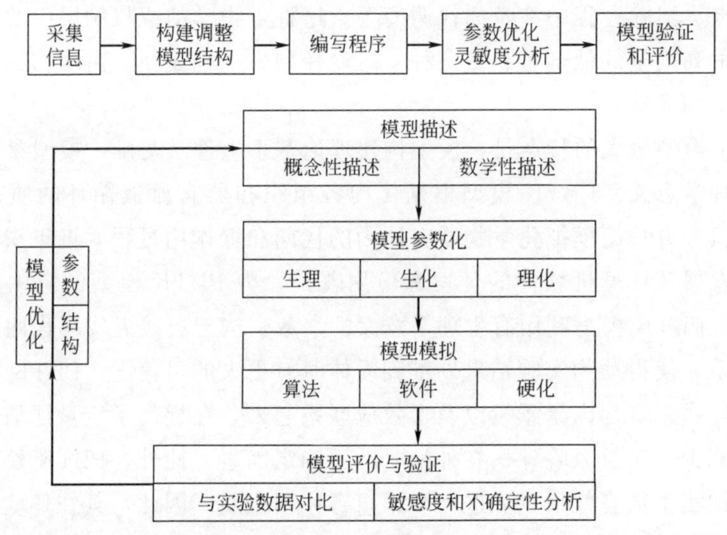

图14-4　建立PBTK模型的步骤模式图

（1）根据建模目标收集相关信息，主要包括受试物及相关代谢物的化学参数、不同年龄的受试动物生理和生化参数、受试物在实验动物体内的毒物代谢动力学过程以及毒效学过程，以此作为构建PBTK模型的基础。

（2）根据受试物在实验动物体内毒代谢动力学及毒效学的信息划分模型的房室结构，确定、收集建模参数值。

（3）依据化学物在体内代谢过程，根据质量守恒原理，将各个房室内受试物及其代谢产物的质量变化联列微分方程组。

（4）在软件中设置参数值，编写模型运算代码。

（5）利用软件根据实验实测值进行参数优化。

（6）改变暴露条件输入值运行模型，对模型模拟结果进行验证和评价。

三、PBTK 在 IVIVE 中的应用

近年来，有毒理学家利用 PBTK 模型实现 *in vitro* 与 *in vivo* 毒性效应阈值之间的外推（*in vitro-in vivo* extrapolation，IVIVE）。Brinkmann 等用 PBTK 模型将鱼类 *in vitro* 阈值调整后，提升了与 *in vivo* 阈值的相关性，这种方法在药代动力学研究中已有应用。目前对于肝、肾等器官的动力学外推机制已有较深刻的理解。Wetmore 等通过实验测定化学品代谢以及其与细胞质蛋白结合的动力学参数，结合高通量 *in vitro* 测试数据，构建了 *in vitro* 逆向药代动力学模型，并与美国人群经口当量剂量和实验室条件下的大鼠经口暴露剂量做了比较。基于此，Judson 等搭建出一套概率评估毒性效应阈值的框架，并结合美国 EPA 的 ExpoCast 数据，实现了“高通量化学品风险评价”。

IVIVE 的核心是合适的 PBTK 模型。当前免费可用的 PBTK 建模平台较少，尽管一些毒代动力学参数可以通过 *in vitro* 或 *in silico* 工具合理估算，也有一些针对环境化学品的简单 IVIVE 方法报道，但总体而言，此类模型应用中仍缺少描述穿透生理屏障、血液-组织间分配、以及代谢消除过程的必要参数，也缺少测定这些参数的高效手段。2014 年，动物测试替代方法欧洲合作伙伴（European partnership for alternative approaches to animal testing，EPAA）-欧盟动物测试替代法参考实验室（European union reference laboratory for alternatives to animal testing，EURLECVAM）召开联合专家会议，讨论了 PBTK 建模平台与参数估算工具等问题。可以预见，构建 PBTK 模型的过程将更加规范，各类 *in vitro* 测试体系与生理构造各不相同的物种定制 IVIVE 的应用也将更加便捷。

参考文献

[1] ICH. Toxicokinetics and Pharmacokinetics：S3A-S3B. EuropeanMedicinesAgency，1994.

[2] WHO. Principles of Toxicokinetic Studies（EHC57）. IPCS，1986.

[3] 李寿祺．毒理学原理和方法．成都：四川大学出版社，2003：96.

[4] Hayes A W. Principles and methods of toxicology（5th edition）. New York：Infoma Health care，2007：179-223.

[5] WHO. Principles and methods for the risk assessment of chemicals in food（EHC240）. IPCS，2009.

[6] Brown R P，Delp M D，et al. Physiological parameter values for physiologically based pharmacokinetic models. Toxicol Industry，1997，13（4）：407.

[7] Obone E，Chakrabarti S K，Bai C，et al. Toxicity and bioaccumulation of nickel sulfate in Sprague-

Dawley rats following 13 weeks of subchronic exposure. J Toxicol Environ Health Part A，1999，57 (6)：379.

[8] Kostewicz E S，Aarons L，Bergstrand M，et al. PBPK models for the prediction of in vitro performance of oral dosage forms. Eur J Pharm Sci，2014，57：300.

[9] Rowland M，Peckeck C，Tucke R G. Physiologically-based pharmacokinetics in drug development and regulatory science. Ann Rev Pharmacol Toxicol，2011，51：45.

[10] Bachler G，Goetz N V，Hungerbühler K. physiologically based pharmacokinetic model for ionic silver and silver nanoparticles. Int J Nanomedicine，2013，8：3365.

[11] Guengerich F P. Mechanisms of drug toxicity and relevance to pharmaceutical development. Drug Metab Pharmacokinet，2011，26 (1)：3.

[12] Hartung T. Toxicology for the twenty-first century. Nature，2009，460 (7252)：208-212.

[13] Bass A S，Cartwright M E，Mahon C，et al. Exploratory drug safety：a discovery strategy to reduce attrition in development. J Pharmacol Toxicol Methods，2009，60 (1)：69.

[14] Cheng F，Li W，Liu G，et al. In silico ADMET prediction：recent advances，current challenges and future trends. Curr Top Med Chem，2013，13 (11)：1273.

第十五章 毒理学新技术与替代方法

第一节 毒理学新技术

随着分子生物学、细胞生物学以及计算生物学的发展，出现了许多毒性测试的新工具，人们可以利用这些新工具在分子水平上研究细胞、组织、器官以及机体对药物、化学品和其他环境刺激产生的反应。目前毒性测试方法正从传统的高剂量动物实验向集成系统毒理学转变。系统毒理学（systems toxicology）是指通过了解机体暴露后在不同剂量、不同时点的基因表达谱、蛋白质谱和代谢物谱的改变以及传统毒理学的研究参数，借助生物信息学和计算毒理学技术对其进行整合，从而系统地研究外源性化学物质和环境应激等与机体相互作用的一门学科。它是将经典毒理学与发生在不同生物组织水平的分子与机能改变的定量测定相整合的方法。这种多学科整合的方法将毒理学、生物学、化学、工程学、计算机科学以及物理学原理与从分子、细胞、器官水平以及群体水平获得的高内涵试验数据结合起来，用于表征和评价潜在危害与生物系统间的相互作用。

与通常使用啮齿类动物的体内测试相比，体外测试通常使用人源化的细胞或细胞组分，集成系统毒理学方法的核心是体外毒性测试方法。体外测试可研究化学物质在分子和细胞水平上的效应，并评价与毒理相关的人类细胞关键信号通路的扰动；体外测试还可以提供化学物质可能改变细胞反应的机制信息。采用集成系统生物学方法，将基于毒性通路的体外测试方法与组学测量和计算机建模相结合，可以阐明剂量-反应关系和体外到体内的外推。这种毒性测试方法在进行化学物质安全评估时能大大降低实验成本、缩短实验时间，并且能显著减少并有可能完全替代动物实验。

现代毒理学方法应用到各种毒性测试平台，这些毒性测试平台包含的一些新工具与新技术为评价化学物的毒性效应提供了新方法。现代毒性测试平台包括原代细胞培养、人源干细胞、3D 培养系统或器官芯片、基于细胞研究特定毒性通路的试验、定量高通量筛选、基于细胞的成像技术、多组学技术、生物信息学和可视化工具以及计算机系统建模。这些新的工具与技术可以促进基于现有的体内数据（动物和人类）以及新的和现有的体外及计算机数据进行建模的预测毒理学的发展。新的工具与技术的集成为毒性测试提供了一个强有力的新方法，使人们能够绘制和研究毒性通路，并对毒性通路功能进行系统分析，将通路的扰动与细胞和组织反应相联系，从而建立剂量-反应模型（dose-response modeling），并使预测结果从体外到体内的外推（in vitro-to-in vivo extrapolation，IVIVE）成为可能。随着生物学和生物技术的迅速发展，新的毒性测试工具与技术不断涌现和发展，并以新的方式被应用。这一领域的发展相当迅速，而且近年来这些平台的重大进展也促进了其他实验的发展。

一、高通量筛选

伴随着分子生物学、人类遗传学和功能基因组学的飞速发展，每天都会出现大量新化学物及靶分子。常规的筛选方法显然处理不了如此庞大的群体，因而高通量筛选（high throughput screening，HTS）技术应运而生。1988 年 HTS 技术首次在美国国家科学会议上正式提出，经过 30 多年的变革发展，高通量筛选技术在药物学和生物技术产业领域被广泛认可并得到普遍应用，成为发现和优化药物的最主要工具，同时也带动了支持其速度、容量、效益高速发展需求的产业发展。近几年来，HTS 技术在学术界也占据着越来越重要的地位，用来识别化学探针研究生物系统及目标调节的影响。

高通量筛选技术又称大规模集群式筛选，是指以分子水平和细胞水平的实验方法为基础，采用不同密度的微板作为实验工具载体和自动化工具操作实验步骤，通过灵敏快速的检测仪器在同一时间内对海量样品进行生物活性测定、采集实验数据和数字化分析处理，并以相应的信息管理软件支持整个系统的正常运转的技术体系。以药物开发为例，高通量筛选的目的是从大量化学物中检测出可能活性药物，以进行更深入的临床前试验研究。

高通量筛选主要包括 5 个系统：高容量的样品库、化学物库系统；自动化的操作化系统；高灵敏度的检测系统；高效率的数据处理系统以及高特异性的药物筛选系统。样品库和化学物库系统以及数据处理系统是 HTS 技术的先决条件，主要有组合化学库、天然化学物、化学合成化学物、反义核酸、肽核酸、可溶性蛋白等。数量越多，结构越多，筛选的前景则越好。自动化操作系统是利用计算机通过操作软件控制整个实验过程。高通量筛选的样品数量取决于堆栈的容量。检测系统一般采用液闪计数器、化学发光检测计数器、宽谱带分光光度计、荧光光度仪等。检测系统灵敏度越高，所需样品量越少，效果越佳。筛选模型主要集中在受体、酶、通道以及各种细胞反应方面，也有基因水平的筛选模型，或者直接在生物芯片、基因芯片上进行筛选。

HTS技术具有以下特点。一是微量化、超高通量化：微量化技术是实行超高通量筛选（uHTS）的基础。二是高度自动化：采用一步加入策略，尽可能省去过滤、离心和冲洗等繁琐的难于自动化的步骤。三是多指标、多靶点、多通道检测：多指标、多靶点、多通道是HTS技术的核心和关键。四是多学科融合性：HTS技术是集药理学、药物化学、分子生物学、细胞生物学、数学、微生物学、计算机科学等多学科技术和理论于一体的综合体系。

高通量筛选有多种分类方法，这里根据实验层面分为分子水平和细胞水平两类。分子水平筛选技术具有快速、微量、准确的特点，但其检测模型只能进行特定靶点的单指标检测，无法综合评价化学物的生物活性。细胞水平筛选是在完整细胞条件下研究化学物对生命体功能的影响，可以比较准确全面地了解药物的生物学特性，并可通过一次试验获得多个参数的高内涵信息。总的来说，细胞水平的高通量筛选比分子水平的筛选更能适应快速全面筛选的要求。

将HTS技术与毒理学试验相结合，建立高通量的毒性筛选方法是目前毒理学方法研究的重要趋势之一。在毒性高通量筛选过程中，利用HTS系统的技术和设备，把一些体外试验方法结合到新化学物和生物活性的HTS中，即把毒性指标筛选作为HTS的一项内容和指标。

目前高通量筛选方法在毒理学中的应用主要有以下几个方面。一是构效关系筛选，这种筛选方法对于药物发现的初期具有重要的指导意义，如药物筛选前化学物样品的挑选以及高质量化学物样品的收集等，其宗旨是排除那些不可能成为药物的化学物，并为先导物结构的优化提供有价值的信息。二是细胞毒性筛选，现在人们把目光集中到荧光或者是化学发光终点法上，这些方法使用简便，并且具有较高的灵敏度，符合高通量筛选的要求。三是遗传毒性筛选，近几年来，随着生命科学领域里研究方法学与技术的飞速发展，遗传毒性筛选实验也得到了长足的发展，并逐渐发展成为适应需求的高通量筛选方法。①新的Ames实验（AmesⅡ实验）：每一菌株携带一个专一的组氨酸生物合成操纵子的错义突变及不同的可增强靶组氨酸突变的附加特性，因此可鉴定6种碱基对置换突变。实验在96或384孔板上进行，在培养基中加入pH指示剂，当回复突变的菌株生长时，培养基pH改变，pH指示剂由红变黄，结果可通过分光光度计测定。这些菌株的自发回变率相当低（约10个回复突变/皿），检测各种致突变物的敏感性相当于TA100、TA102及TA104菌株。②报告基因检测法：利用细胞对DNA损伤剂反应的转录原理来进行DNA损伤的检测。通常以融合基因的应用为基础，以报告基因的表达改变为终点，分析受试物对相关基因表达的诱导作用。此外，将报告基因导入细菌构成一种新的测试系统，如将荧光酶基因（Lux gene）引入TA98和TA100菌株中，使两菌株获得发光性状，便可用发光强度来反映回复突变的细菌数。③体外单细胞凝胶电泳实验：又名彗星实验，该方法的检测终点涵盖面广，具有灵敏、快速、简便等特点，可在单细胞水平上检测不同类型细胞的遗传损伤，既包括DNA单链断裂、DNA双链断裂、DNA-DNA交联、DNA-蛋白交联，也包括碱不稳定位点及延迟修复位点等。④荧光原位杂交（fluorescence in situ hybridization，FISH）和引物原位DNA合成法（oligonucleotide primed in situ DNA synthesis，PRINS）：可检测特异染色体、着丝粒和端粒以及感兴趣的某个区段的染色体畸变（包括易位、数目异常等）。⑤反向限制位点突变（inverse restriction site mutation，iRSM）分析实验：该方法是基于致突变作用可使一个突变位点转化成另一个限制性位点，从而可以通过检测某些由于DNA序列改变而导致产生的新的限制性酶位点，达到快速筛检遗传毒性的目的。⑥转基因动物突变检测系统：该检测系统可在整体状态下检测基因突变，比较不同组织（包括生殖腺）的突变率，进而确定靶器官，并对诱发的遗传改变作精确分析等。⑦转基因细胞实验系统：该系统的检测方法是将代谢酶基因导入哺乳动物细胞，从而实现高通量的筛选。⑧转基因细菌实验系统等。

目前高通量筛选技术呈现出以下四种发展趋势：一是随着细胞为基础的检测分析技术的大量使用，可以直接进行生物体细胞的化学物实验；二是在试验中同时确保有效性和特异性的精细筛选技术已经逐步发展成熟；三是已有功能基因组学的高通量处理利用方法；四是已有开始考虑HTS技术限制的试验和方法；五是连接后基因组活性与药物发现的桥梁系统将快速进入市场。HTS技术正朝着微型化、自动化、高效化、低廉化和微量化的方向迈进，并逐步发展为高内涵筛选（high content screening，HCS）技术。随着人类基因组计划的实施，基因组研究的重心正从阐明结构向基因组功能转变，随之发展起来的生物信息技术及生物芯片技术等必将成为高通量筛选的核心检测技术。与此同时，高通量筛选技术和虚拟筛选技术的联合应用，必然会在药物筛选和优化领域实现史无前例的跨越。

二、细胞成像技术与高内涵

现代分子成像技术可实现在活细胞或活体状态下对细胞和分子过程的非侵入性成像。分子成像可用于测量物理参数，如细胞大小、表面积、细胞形态学和细胞产物的浓度改变等，以及在完整的活体内建立生物学过程的时间和空间分布。典型的基于细胞系统的分子成像涉及对细胞染毒目标化合物，然后对细胞结构与分子成分进行分析。主要的应用领域包括以下几方面：疾病检测、药物开发和体内疗效监测。分子成像能够提供细胞、分子及机制方面的信息，并有助于识别特定的靶标或通路。新一代的成像工具包括创新显微镜方法、超声、计算机断层成像（computerized tomography，CT）、磁共振成像（magnetic resonance imaging，MRI）和正电子发射断层成像（positron emission tomography，PET）。目前，在毒性测试方面应用最广泛的技术包括基于荧光或生物发光的光学成像技术和基于自动化多色荧光显微镜的高内涵成像技术。无论是在体外还是体内，荧光显微镜的发展使高分辨率和分子成像成为可能。

自动化高分辨率显微镜结合自动图像分析被称为“高内涵筛选”（HCS），有时称为高内涵分析。显微镜硬件和软件两方面的技术进步实现了 HCS。硬件改进包括自动聚焦和自动化样品定位；软件改进包括由自动图像获取和数据管理组成的集成软件平台、复杂的统计分析、改良的图像分析算法以及可访问额外信息数据库的网络连接。基于高通量微板的检测法可获取数千个细胞的单一生物学参数。相反，HCS 则是从单个细胞中同时获取多个参数信息。从细胞图像中获取的 HCS 数据包括：荧光强度的变化、荧光分布、形态学和细胞活动等。当 HCS 与其他定量和定性成像输出数据结合时（如细胞数量、大小、浓度等），这一信息提供了各种参数的数据集，可以量身定做以适合个体研究的需求。

目前，HCS 分析方法的主要限制是细胞的整体质量（比如许多分析仍然使用水生化细胞系）或所使用的标记方法（比如荧光探针可能改变细胞的生理环境）。由于完全自动成像系统相对成本较高，且该技术还不适合于实时活细胞成像，一定程度上限制了 HCS 的应用。干细胞可继续用于 HCS，而且以人类原代细胞共培养为基础的 3D 细胞培养系统已经被 HCS 方法所采用，进一步的研究和发展将继续推动新的 HCS 应用领域。

三、毒理组学方法

“组学”技术主要包括基因组学、转录组学、蛋白组学、代谢组学等内容。

（一）基因组学

基因组学（genomics）出现于 20 世纪 80 年代，随着几个物种基因组计划的启动，基因组学取得长足发展。1986 年由美国科学家 Thomas Roderick 提出的基因组学是指对所有基因进行基因组作图（包括遗传图谱、物理图谱、转录本图谱）、核苷酸序列分析、基因定位和基因功能分析的一门科学。自 1990 年人类基因组计划实施以来，基因组学发生了翻天覆地的变化，已发展成了一门生命科学的前沿和热点领域。基因组学的主要目的是试图在生物体的整体水平上（如全基因组、全细胞或完整的生物体）测定出（以实验为主、包括理论预测）全部蛋白质分子、蛋白质-蛋白质、蛋白质-核酸、蛋白质-多糖、蛋白质-蛋白质-核酸-多糖、蛋白质与其他生物分子复合体的精细三维结构，以获得一幅完整的、能够在细胞中定位以及在各种生物学代谢途径、生理途径、信号传导途径中全部蛋白质在原子水平的三维结构全息图。在此基础上，使人们有可能在基因组学、蛋白质组学、分子细胞生物学以致生物体整体水平上理解生命的原理。

(二) 转录组学

转录组学是在整体水平上研究细胞中基因转录的情况及转录调控规律，它从RNA水平研究基因表达的情况。从20世纪90年代中期开始，微阵列技术被开始用于大规模的基因表达水平研究，之后不断发展，转录组学也因此逐渐成为生命科学研究的热点。从基因组DNA转录的基因总和，即转录组，也称为表达谱，是研究细胞表型和功能的一个重要手段。而研究生物细胞中转录组的发生和变化规律的科学就称为转录组学。

转录组研究的技术主要包括如下四种：基于杂交技术的微阵列技术和DNA宏阵列技术，基于PCR技术的cDNA扩增限制性片段长度多态性技术，基于Sanger测序法的SAGE（serial analysis of gene expression）和MPSS（massively parallel signature sequencing），以及基于新一代高通量测序技术的转录组测序。转录组学在基础医学、生物学、微生物学领域已有广泛应用，在毒理学方面的研究报道较少，但是随着人们对转录组学技术的掌握和推广，在药理和毒理领域的研究将逐渐铺开。

(三) 蛋白组学

随着大量生物体全基因组序列的揭示，特别是人类基因组序列图测定的完成，人们发现仅从基因组序列的角度根本无法完整、系统地阐明生物体的功能。要想真正揭开生命现象的奥秘，需要系统地认识基因组的产物——蛋白质组。蛋白组学（proteomics）是研究蛋白质组及大范围蛋白质的分离、分析、应用的学科。它不同于传统的单个蛋白质或某一类蛋白质研究，而是关注研究体系内全部的蛋白质及其动态变化规律。早期蛋白组学的研究范围主要是指蛋白质的表达模式，随着学科的发展，蛋白质组学的研究范围也在不断完善和扩充。蛋白质翻译后修饰研究已成为蛋白质组研究中的重要部分和巨大挑战，蛋白质间相互作用的研究也已被纳入蛋白组学的研究范畴。

目前蛋白组学在毒理学研究中的应用尚处于起步阶段，研究的内容主要是剂量效应、时间效应和蛋白表达之间关系，随着蛋白组学技术的成熟及发展，蛋白组学在毒理学领域的应用将更加全面、深入。

(四) 代谢组学

代谢组学（metabonomics/metabolomics）是继基因组学、转录组学和蛋白质组学后的最新组学技术之一，它是定性和定量分析由于病理生理刺激或基因改变而引起的某一生物或细胞所有低分子量代谢产物的一门新学科，通常通过分析病理生理状况下疾病患者机体组织、细胞或体液中一系列内源性代谢产物动态的、整体的变化，从机体的动态代谢途径寻找疾病特异性。

代谢组学通过研究作为各种代谢路径的底物和产物的小分子代谢物，寻找机体受到各种内外环境扰动后的不同应答，识别个体之间的表型差异，发现疾病的潜在生物标志物，使人们能更好地从系统生物学水平揭示疾病的病因和机制，寻找新的疾病早期敏感生物标志物，发掘新的诊断工具与方法。已报道的特异性代谢产物包括蛋白质代谢产物（氨基酸）、核酸代谢产物（核苷酸）、脂类代谢产物和糖代谢产物。完整的代谢组学分析的流程包括样本的采集和测试、数据的采集和数据的分析及阐释三个组成部分。代谢组学研究采用质谱（MS）技术和核磁共振（NMR）进行样品分析。代谢组学近年逐步应用于毒理学的研究，在毒作用机制、生物标志物研究等方面，代谢组学提供了先进的研究手段，可望发挥重要作用。

四、计算毒理学与毒理学关注阈值

计算毒理学（亦称预测毒理学）基于计算化学、化学/生物信息学和系统生物学原理，通过构建计算机（in silico）模型，来实现化学品环境暴露、危害与风险的高效模拟预测。进入 21 世纪以来，发达国家非常重视计算毒理学的研究。例如，美国环境保护署（EPA）于 2005 年成立国家计算毒理学中心，以统筹计算毒理学研究工作。于 2007 年，EPA 启动了 ToxCast 项目，借助计算毒理学方法探索 HTS 测试数据中分子/细胞水平的化学分子干扰与顶层毒性终点（apical endpoints）（生殖、发育以及长期毒性/癌症）之间的联系。

经典的化学品风险评估框架包含 4 个环节：危害识别、暴露评估、效应评价（剂量-反应评估）、风险表征。最终的风险表征总是表现为“暴露值”与“效应阈值”的函数。为此，计算毒理学的主要工作均围绕化学品“暴露值”与“效应阈值”及相关信息展开。

毒理学关注阈值（threshold of toxicological concern，TTC）是近年来发展起来的一种新的风险评估方法，目前已被全球范围内许多食品安全风险评估和管理机构采用。主要用于食品包装材料、食用香精等化学物质的风险评估，并作为标准制定的科学依据。TTC 是指在对大量化学物结构特征和相关毒理学数据分析的基础上，为不同结构化学物制定对应的人体暴露阈值，如果暴露水平低于该阈值，任何可预见的健康风险则非常低。TTC 方法是基于化学物的毒性效应主要与其结构相关这一基本假设。原则上 TTC 适用于评价食品中缺乏毒性数据的低浓度化合物，但前提是要了解化合物的化学结构，并能够有效估计人体摄入量。TTC 原则相继被世界粮农组织和世界卫生组织食品添加剂联合专家委员会（Joint FAO/WHO expert committee on food additives，JECFA）、欧洲食品安全局（EFSA）、欧洲药品评估局（European medicines evaluation agency，EMEA）

和国际化学品安全规划署（International program on chemical safety，IPCS）认可和采纳。最近国际生命科学学会（International life sciences institute，ILSI）欧洲专家组将化合物的评价范围进一步扩展到遗传毒性和致癌性化合物。

TTC方法是Munro等以Cramer判断树的化学物结构分类为基础，对化学物质的非致癌性毒性资料进行分析建立起来的，即假设化学物质的毒性效应主要与其结构相关。该系统根据33个与化学结构相关的问题以及代谢产物的安全性，将化学物分为CramerⅠ、CramerⅡ和Cramer Ⅲ 类，每类化学物对应的健康阈值分别为每人1800μg/d、540μg/d和90μg/d。CramerⅠ类结构是具有简单的化学结构，代谢途径明确，经口毒性很低的化学物。Cramer Ⅲ 结构是具有复杂的化学结构，提示可能具有明显毒性或活性功能基团的化学物。CramerⅡ类结构是介于其中的化学物。除此以外，也可直接利用欧洲化学品局建立的Toxtree软件对化学物进行Cramer结构分类。

参照欧洲食品安全局（EFSA）推荐的通用TTC方法，建立TTC评估方法与决策树，见图15-1。TTC评估方法主要分四步：①确定待评估化学物是否适用于TTC方法；②将待评估化学物进行归类（是否具有遗传毒性、是否为有机磷酸酯类和氨基甲酸酯类化学物以及Cramer结构分类）；③计算膳食暴露量；④将待评估化学物的膳食暴露量与相应的TTC阈值进行比较。TTC决策树是由Kroes等提出的一个非常实用和系统的工具，它通过连续应用TTC原则来评价食物中低暴露水平化合物的毒理学安全性。从TTC决策树得到的结果有两种情

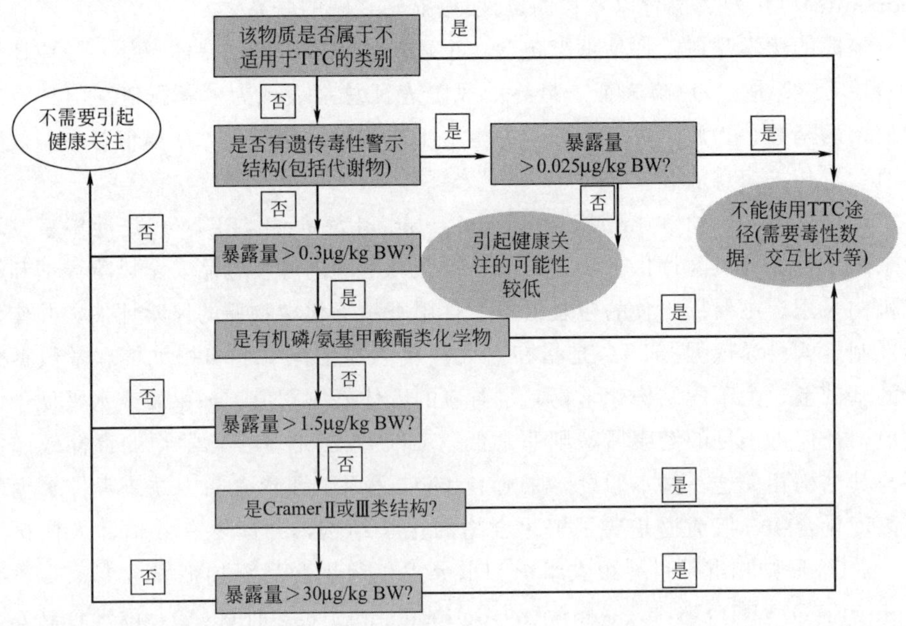

图15-1　TTC方法应用的通用流程

况：①预期化合物的暴露水平预计不会对人体健康产生危害；②如果没有化合物明确的毒性资料，那用 TTC 方法进行风险评估是不适合的，不过决策树的结果能够为风险管理者提供建议，即在何种暴露程度下，可以忽略化合物对人体健康产生的危害。

在风险评估四部分：危害识别、危害特征描述、暴露评估和风险特征描述中，危害识别和危害特征描述需要根据化合物的毒性试验获得的毒性资料进行分析，风险特征描述则是危害特征描述和暴露评估结合在一起，对化合物的毒性作出定性和定量评价。对于一个有详尽毒性数据的化合物，进行危害识别和危害特征描述能够定性化合物的毒性，然后通过风险特征描述计算出对人体不产生任何毒副效应的人体每日摄入量。相反，对于缺乏详尽毒性数据的化合物，评估者虽然能根据结构类似的化合物来定性潜在危害，但是多数不能定量其毒性大小。因此如果把 TTC 原则作为风险特征描述的第一步，基于化合物的结构，比较化合物潜在摄入量和相关 TTC 值，就能定量评价低暴露水平化合物的安全性，同时也避免了不必要的毒性研究。现阶段我国食品的安全性评价难以满足食品行业的发展需求。因此在进行风险评估时可以借鉴国际组织和发达国家制定的毒性阈值，根据我国居民的膳食消费模式，制定出适合我国国情的评价膳食暴露评估方法。

TTC 方法在风险评估的原则上综合利用了化学结构、代谢、毒性以及暴露等数据，已被证实是一种科学实用的化学物食品安全风险评估方法，也是风险管理中对各种化学物风险评估的优先性进行识别和筛选的有效工具。但是，目前的 TTC 方法在建立基础和应用过程中仍然存在一些尚未解决的关键问题。因此，应当继续加强对 TTC 原则的分析研究，通过扩充毒理学数据、完善决策树等方式进一步提高 TTC 方法在食品安全风险评估领域应用的准确性和可靠性，使其在控制食品安全风险、保护人类生命健康方面发挥更有效的作用（图 15-1）。

第二节　体外替代方法

动物试验替代方法是指相对于动物试验而言，采用新的技术方法代替传统的或旧的动物试验，任何一种能够减少动物使用和/或减轻动物痛苦、提高动物福利的方法都可视为动物试验替代方法。动物试验替代的基本方法包括：①采用人道方法使用动物组织进行体外研究的相对替代和完全不使用动物组织的绝对替代；②采用其他试验手段替代动物试验一部分或某一步骤的部分替代，和使用新的非动物试验替代原有动物试验的完全替代；③应用数学、物理和化学技术方法和计算机模型等非生物手段，如利用结构-效应关系（SAR）模型预测化合物的潜在生物学效应。从替代的层次和目的而言，动物试验替代方法可分为减少性替代（reducing alternative）、替代性研究（replacing alternative）和优化性替代（refining alternative）。

近20年来，欧盟、美国、日本等发达国家和地区着手转向进行动物试验替代方法研究、验证，以评估其代替传统动物试验进行安全性测试和评价的可能性，并将动物试验替代方法纳入实验动物法规和科学试验程序（指南）中。单细胞动物、微生物或动物细胞、组织和器官的研究，干细胞技术、组学技术、生物标记技术甚至电子计算机新技术的发展，模拟替代整体动物试验，采用科学、合理、有效和人道的方式使用动物，这些都极大拓展了动物试验替代的范围，推动了动物试验替代方法的发展。

一、体外模型

（一）细胞模型

1. 永生化细胞

实验室中用培养皿培养细胞即2D细胞培养已经标准化50多年了。近年来通过使用专门的培养基、共培养、永生化细胞系和人类原代细胞使得细胞培养技术不断改进。永生化细胞是指被改变（突变）从而可以无限增殖的细胞。永生化细胞可以无限生长，具有易被克隆、成本低廉、高效等优点。但当使用永生化细胞系研究生物学反应时必须注意，因为它们已被遗传学改变和/或来自癌细胞，可表现出异常的细胞行为，它们对化学物所表现出的反应与正常细胞明显不同，并且可能和临床无关。

2. 原代细胞

原代细胞是从人或动物组织中分离获得的。目前，大多数人体器官如肝脏、肾脏、中枢神经系统和皮肤等都已经建立原代细胞模型，与永生化细胞相比，原代细胞更好地代表了其来源组织的功能性成分。原代细胞主要局限包括：数量有限，需要人或动物组织供体（如活检材料、器官捐赠）；质量参差不齐；个体差异大，捐赠者之间可能存在很大差异；表型不稳定；在培养时一些功能可能会丧失。

3. 干细胞

干细胞为发展毒性测试的体外预测模型提供了很有前景的人源细胞的替代来源。胚胎干细胞（embryonic stem cell，ESC）来源于早期胚胎囊胚期的内细胞团。由于ESC可以在体外无限扩增并保持未分化状态，还可定向诱导分化成各种功能细胞，因而在毒性筛选、毒性靶器官的确定以及毒性机制研究等方面具有独特的巨大优势。人类胚胎干细胞（human embryonic stem cell，hESC）具有多能性，即可分化成人体200多种细胞类型的任何一种，它们可以无限传代并且接受基因修饰。诱导多能干细胞（induced pluripotent stem cells，iPSC）是指源于不同终期的成熟细胞、以转录因子混合物“诱导”该细胞返回的多能性状态的细胞。这些细胞不需要破坏胚胎，从而在使用干细胞技术时避免了hESC的法律和道德约束。它们的可塑性能产生一组细胞类型，同时其增殖能力意味着研究人员很容易获取大量细胞。iPSC可以由任何人的细胞构建，使得有机会创建用于高通量筛选、涵盖人类遗传多样性的细胞系，创建用于研究疾病进展和病理学的特定细胞系，以及创建经遗传改变而用于治疗并重新输回至供体内的细胞系，可将供体排斥反应的可能性降为最低。由于hESC直来源于人体，因此其测试结果具有更好的预测价值，最近研究提示iPSC在靶器官毒性评价中具有很好的应用价值。

大型制药公司对干细胞用于新药研发非常感兴趣，包括靶标确定、疾病建模和细胞替代疗法。功能性的iPSC心肌细胞已被用来研究QT间期延长综合征，同时也有从亨廷顿症、帕金森症、自闭症和其他疾病患者体内获得了其他iPSC细胞名列前20的制药公司中有14家公司（70%）已经从事干细胞研究计划。世界各地的研究团体已经报道了干细胞在毒理学中的应用，如肝毒性、心脏毒性、神经毒性和生殖毒理学。虽然基于干细胞的应用正在迅速发展，但其在预测毒理学检测方面的价值尚未建立。一个重要的挑战是在体外指导干细胞分化成均一的具备完整功能的特定细胞类型。例如，尽管iPSC肝细胞表现出肝脏特异形态和确定的功能特征，但还不能完全复制体内肝细胞的所有功能。实现这一目标需要相当大的努力，现在这些细胞在毒性测试中发挥着越来越重要的作用。与目前的动物试验相比，如果人类干细胞最终取得更准确的人体毒理学预测结果，再结合多组学和其他高内涵方法评价和研究毒物如何干扰正常的细胞信号通路时，就能发现干细胞在预测毒理学中的重要作用。

（二）器官芯片

器官芯片（organs-on-chip），是一种利用微加工技术，在微流控芯片上制造出能够模拟人类器官的主要功能的仿生系统。除了具有微流控技术微型化、集成化、低消耗的特点外，器官芯片技术能够精确地控制多个系统参数，如化学浓度梯度、流体剪切力，以及构建细胞图形化培养、组织-组织界面与器官-器官相互作用等，从而模拟人体器官的复杂结构、微环境和生理学功能。

经过近几年来的快速发展，研究人员已经在微流控芯片上实现了众多人体器官的构建，如芯片肝、芯片肺、芯片肠、芯片肾、芯片血管、芯片心脏以及多器官芯片等。不仅如此，知名研究单位和制药公司之间的合作已使器官芯片步入了实用阶段。据报道，荷兰生物技术公司 Mimetas 研发了一种芯片肾，并与几家制药公司达成了应用合作协议将其用于药物筛选。另外，强生公司也计划利用哈佛大学 Wyss 生物工程研究所隶属 Emulate 公司的人体血栓仿真芯片系统进行药物试验，并利用肝芯片测试药物的肝毒。

由于微流控技术能够通过精密的微加工技术对芯片上微通道的尺寸、空间位置以及连接方式等进行精确的控制；能够使用各种新型的材料作为细胞生存的基底以及能够提供持续的灌流培养模式，使其在体外细胞培养中有着无与伦比的实用性与潜力。随着微加工技术与细胞三维培养相结合所诞生的器官芯片技术作为一种新型体外细胞培养平台，在提出后即得到了广泛重视和迅速发展。器官芯片技术旨在建立一个人工的仿生微环境，从而实现组织-器官水平的模拟，并在此基础上进行人体生理学研究、药物开发以及毒理学等相关研究。器官芯片技术能够克服传统二维细胞培养模式与动物实验的不足，它具有建立高度仿生的体外生理学模型的潜力，甚至可能影响以制药工业为代表的部分产业的发展进程。

二、体外替代实验方法

（一）急性毒性试验替代方法

急性毒性试验是毒理学安全性评价制订卫生管理标准不可或缺的重要依据。随着近年“3R”原则的提出和人类对动物福利的关注，以动物模式为基础的毒理学研究系统和评价方法逐渐受到挑战，急性毒性实验动物替代试验方法备受关注。急性毒性体外替代方法是指采用无痛方法处死动物，使用其细胞、组织或器官进行体外试验，将试验结果用于急性毒性评价的一种方法，其中最主要的为细胞毒性试验。化学物体外细胞毒性与体内急性毒性之间存在正相关性，因此可利用体外试验方法对体内急性毒性进行定量预测。细胞毒性试验有多种，基于检测终点之不同，通常分为反映细胞存活率、细胞代谢活性、细胞增殖速度 3 个方面。细胞毒性试验方法＞1000 种，其中反映细胞存活率的测定方法主要有中性红摄取（neutral red uptake，NRU）试验、台盼蓝拒染（trypan blue exclusion）试验、乳酸脱氢酶（lactic dehydrogenase，LDH）释放试验；反映细胞代谢活性的测定方法主要有噻唑蓝（MTT）试验、Alamar Blue 还原试验；反映细胞增殖速度的测定方法主要有脱氧胸苷嘧啶（3H-TdR）掺入法、集落形成（colony formation）试验。

（二）遗传毒性试验替代方法

遗传毒性试验是指通过直接检测遗传学终点或检测导致某一终点的 DNA 损伤过程伴随的现象，来确定化学物质引起遗传物质损伤并导致遗传性改变的能力。遗传毒理学试验旨在评定外源化学物对生殖细胞及体细胞的致突变性，对遗传危害性作出初步评价，并预测其致癌可能性。依据检测的遗传学终点不同，可将遗传毒理学试验分为四类，即基因突变试验、染色体损伤试验、非整倍体试验及其他反映 DNA 损伤的试验。

以下是 OECD 指南包含的几种遗传毒性体外试验方法。

哺乳动物细胞体外微核试验（*in vitro* mammalian cell micronucleus test）是一种用以检测哺乳动物细胞在受试物处理后是否产生微核的遗传毒性检测方法。该方法在暴露于受试物期间或之后进行有丝分裂的细胞中检测化学物致染色体断裂和诱发非整倍体的能力。试验准则允许采用添加或不添加肌动蛋白聚合抑制剂细胞松弛素 B（cytochalasin B）的方案。在细胞有丝分裂前添加细胞松弛素 B，则较有针对性；可以将所计数的细胞限制在已完成一次有丝分裂的双核细胞中，减少了因细胞分裂速度的差异对微核细胞率的影响。细胞经过染毒后制片染色（可采用姬姆萨或 DNA 特异性荧光染料如吖啶橙），然后在显微镜下分析计数双核细胞及含有微核的双核细胞数，利用微核细胞率的变化来反应受试物的遗传毒性。

单细胞凝胶电泳试验（single cell gel electrophoresis，SCGE）又称为彗星试验（comet test），是一种在单细胞水平上定量检测 DNA 损伤的方法，该方法检测 DNA 损伤的敏感性较高。体外彗星试验最常用的方法是将细胞包埋于琼脂糖中，用去污剂和浓盐溶解，然后进行电泳。在细胞核中，DNA 环状附着在核基质上，细胞裂解过程中，核基质被溶解、抽提，DNA 的结构则未发生变化。如果 DNA 链上存在缺口，则使 DNA 超螺旋变得松弛，DNA 环向外展，同时由于暴露了负电荷，在电场力的作用下，松动的 DNA 环向阳极迁移，但是由于这种松动的 DNA 环一端仍附着于核 DNA，其迁移距离受到限制，因此尾长并不总是真实反映链缺口的多少，应当同时依据尾长与尾部的荧光强度来进行分析。

体外哺乳动物细胞姐妹染色单体交换试验（sister chromatid exchange，SCE）。SCE 的形成可能与 DNA 的断裂和重接有关，所以 SCE 的出现可间接反映 DNA 曾受损伤。SCE 试验可进行体外试验，也可进行体内试验，体外试验可用细胞株或人外周血淋巴细胞。SCE 的观察方法是采用姐妹染色单体的差别染色。在细胞培养液中加入 5-溴脱氧尿（嘧啶核）苷（5-BrdU），5-BrdU 是嘧啶类似物，在 DNA 合成期可与胸苷竞争掺入 DNA 中。DNA 复制是半保留复制，经过一次有丝分裂后，仅在新合成的互补链中有 BrdU 的掺入，这时，两条染色单体的掺入情况是一样的。再经过一次有丝分裂，两条染色单体就会出现 BrdU 掺入的不同，一条单体中两条 DNA 链均有 BrdU 的掺入，而另一条则仅一条 DNA 链中有 BrdU 的掺入。BrdU 掺入后，对染料的亲和力下降，染色后会出现一深一浅两条姐妹染色单体。如果有交换发生就可在光镜下观察到。

DNA加合物检测。DNA加合物是亲电性化合物及其代谢产物和生物体内的DNA形成的共价结合产物，是DNA化学损伤的最重要和最普遍形式。DNA加合物的检测方法主要有免疫法和^{32}P后标记法（^{32}P-postlabeling）。

酿酒酵母基因突变试验（saccharomyces cerevisiae gene mutation assay）用于检测受试物能否诱发真核微生物酵母的基因突变。酵母菌具有完整的真核生物细胞周期，通过培养条件的控制，酿酒酵母还可以存在稳定的单倍体或二倍体状态。利用酵母可以检测正向突变、回复突变。

酿酒酵母有丝分裂重组试验（saccharomyces cerevisiae mitotic recombination assay）检测受试物能否引起真核微生物酵母菌株的有丝分裂重组（基因转换或交换）。有丝分裂重组可以在酵母基因之间及同一基因内发生，前者称为交换，后者称为转换。有丝分裂的交换一般通过杂合菌株中产生隐性纯合子的菌落或子菌落来识别；而有丝分裂转换通过在同样的基因上携有两个不同的缺陷型等位基因的营养缺陷型杂合子菌株中产生原养型恢复体来识别。酿酒酵母的某些菌株从杂合等位基因变为纯合等位基因时，菌株的一些表现性状及生长特性会发生改变，通过这些改变可检测受试物是否引起了真核微生物酵母的有丝分裂重组。

（三）重复剂量毒性试验替代方法

重复剂量毒性试验是指实验动物在预期寿命中的一段时期内，每天重复暴露于一定剂量的某种化学物质，从而引起动物细胞、器官、系统出现功能的障碍并逐渐恶化的不良毒理学效应。目前还没有已通过验证的或正在验证的重复剂量毒性试验替代方法可以应用于食品或化学物风险评估，但欧洲已启动多个相关的项目，如检测重复剂量毒性中六种最常见靶器官（肝、肾、中枢神经、肺、心血管、造血系统）毒性的体外模型、计算机预测工具、生物动力学模型等项目目前正在一些科研机构开展，一些旨在减少、优化和替代动物使用的风险评估策略被提出，包括整合试验策略、毒理学关注阈值（TTC）理论。作为“SEURAT（safety evaluation ultimately replacing animal testing）”研究计划的一部分，2011年，欧盟委员会和欧洲化妆品工业协会联合启动了SEURAT-1，旨在通过逐级分层的方法，构建不适用动物的可靠的安全性评价创新毒性测试方法，最终替代体内重复剂量毒性试验。目前重复剂量毒性试验体外替代方法的研究主要包括以下几方面：定量构效关系，计算机模型与靶器官毒性体外模型，包括肝毒性体外模型、肾毒性体外模型、心血管毒性体外模型、神经毒性体外模型、肺毒性体外模型、免疫毒性和骨髓毒性体外模型。

（四）致癌性试验替代方法

癌症是环境因素与遗传因素相互作用而导致的一类疾病，虽然目前化学致癌机制还未彻底阐明，但一致认为致癌是多因素、多基因参与的多阶段过程。随着对化合物致癌机制的研究加深，构效关系理论分析、遗传毒性/体外细胞转化试验等致癌试验替代方法也已用于致癌物的筛选。通过了解肿瘤发生率、靶器官、肿瘤性质、肿瘤发生实际及每只动物肿瘤发生数，并且结合人群流行病学调查结果，预测受试物对人群的致癌作用。目前致癌性试验体外替代方法的研究主要包括以下几方面：一是结构与生物活性关系分析，二是遗传毒性试验/体外转化试验用于预测致癌性。基于突变与癌变关系的认识，遗传毒性试验被广泛用于外源化学物对哺乳动物及人的致癌性预测。在用遗传毒性预测致癌性时，应考虑遗传毒性试验的灵敏性和特异性。

（五）生殖发育毒性试验体外方法

传统生殖发育毒性试验主要包括三阶段一代试验以及多代繁殖试验。三阶段一代试验的第一阶段着眼于化学物质对动物受孕能力和生殖功能的影响；第二阶段着眼于胚胎毒性（即传统致畸试验）；第三阶段则侧重围生期及生后发育情况。多代繁殖试验的目的是全面检测化学物质对性腺功能、发情周期、交配行为、受孕、妊娠过程、分娩、授乳以及幼仔断乳后的生长发育可能产生的影响。然而目前的替代方法研究更多地集中于致畸性，对于生殖发育周期中其他节点，诸如性成熟、受精、配子发生、合子发育、生后发育以及性活力等方面影响的替代试验研究并不多，这些方面的替代试验方法还有待进一步挖掘。另外，虽然报道的致畸试验替代方法很多，但多数尚未通过权威组织和不同实验室之间的重复性、灵敏性、可靠性的验证，因而尚未被国际普遍接受。到目前为止，只有胚胎干细胞试验（EST）、细胞微团（MM）检测试验以及哺乳动物全胚胎培养（WEC）试验经过广泛验证，受到欧洲OECD和美国EPA等权威组织的认可，其他方法尚处在进一步发展或广泛验证的过程中。任何一种体外方法不可能反映所有发育毒物毒作用的全过程，一般仅反映一种或数种发育异常的可能机制，如抑制细胞增殖和分化、改变细胞与细胞、细胞与机体之间的相互作用或抑制胚胎形成等。即使是已经得到国际认可的前述三种生殖发育毒性替代方法也只能覆盖发育毒性的一部分。这三种方法的评价终点都是胚胎毒性，而对于哺乳动物生殖毒性的评价都非常有限。所以目前国际上认为将反映不同机制的体外替代方法结合起来可能能够更全面地探讨异常发育的机制和预测发育毒性。

参考文献

[1]　Andersen M E，Krewski D. The vision of toxicity testing in the 21st century：moving from discussion

to action. Toxicol Sci，2010，117（1）：17.

[2] Barile F A. Principles of Toxiciology Testing. Wales：RC Press，2013.

[3] Casey W M. Advances in the Development and Validation of Test Methods in the United States. Toxicol Res，2016，32（1）：9.

[4] EFSA Scientific Committee. Draft Scientific Opinion on Exploring Options for Providing Preliminary Advice About Possible Human Health Risks Based on the Concept of Threshold of Toxicological Concern（TTC）[R/O]. Parma：European Food Safety Authority，2011.

[5] Dragunow M. High-content analysis in neuroscience. Nat Rev Neurosci，2008，9（10）：779.

[6] GE. High-content analysis of a live multiplexed cytotoxicity study using cardiomyocytes.

[7] Hennes E C. An overview of values for the threshold of toxicological concern. Toxicol Lett，2012，211（3）：296.

[8] Houck K A，Kavlock R J. Understanding mechanisms of toxicity：insights from drug discovery research. Toxicol Appl Pharmacol，2008，227（2）：163.

[9] Huang S，Wiszniewski L，Constant S，et al. Potential of in vitro reconstituted 3D human airway epithelia（MucilAir^{TM}）to assess respiratory sensitizers. Toxicol in Vitro，2013，27（3）：1151.

[10] Huggins J. Alternatives to animal testing：research，trends，validation，regulatory acceptance. ALTEX，2003，20：3.

[11] Committee on the Design and Evaluation of Safer Chemical Substitutions：A Framework to Inform Government and Industry Decision；Boardon Chemical Sciences and Technology；Boardon Environmental Studies and Toxicology；Division on Earth and Life Studies；National Research Council. A Framework to Guide Selection of Chemical Alternatives. Washington（DC）：National Academies Press（US），2014.

[12] Kim M J，Lee S C，Pa I S，et al. High-content screening of drug-induced cardiotoxicity using quantitative single cell imaging cytometry on microfluidic device. Lab Chip，2011，11（1）：104.

[13] Kinsner-Ovaskainen A，Bulgheroni A，Hartung T，et al. ECVAM's ongoing activities in the area of acute oral toxicity. Toxicology in Vitro，2009，23（8）：1535.

[14] Kienhuis A S，Wortelboer H M，Maas W J，et al. A sandwich-cultured rat hepatocyte system with increased metabolic competence evaluated by gene expression profiling. Toxicology in Vitro，2007，21（5）：892.

[15] Krewski D，Acosta D，Andersen M，et al. Toxicity testing in the 21st century：a vision and a strategy. J Toxicol Environ Health，2010，13：51.

[16] Lilienblum W，Dekant W，Foth H，et al. Alternative methods to safety studies in experimental animals：role in the risk assessment of chemicals under the new European Chemicals Legislation（REACH）. Arch Toxicol，2008，82：211.

[17] Maurici D，Aardema M，Corvi R，et al. Genotoxicty and mutagenicity. ATLA Alternatives to Laboratory Animals，2005，33：117.

[18] M D. Automated functional cellular analyses of human iPS-derived cardiomyocytes.

[19] Munro I C，Renwick A G，Danielewska-Nikiel B. The Threshold of Toxicological Concern（TTC）in risk assessment. ToxicolLett，2008，180（2）：151.

[20] Pessina A, Bonomi A, Cavicchini L, et al. Prevalidation of the rat CFU-GM assay for in vitro toxicology applications. ATLA Alternatives to Laboratory Animals, 2010, 38 (2): 105.

[21] Pessina A, Malerba I, Gribaldo L. Hematotoxicity testing by cell clonogenic assay in drug development and preclinical trials. Current Pharmaceutical Design, 2005, 11 (8): 1055.

[22] Scholz S, Sela E, Blaha L, et al. A European perspective on alternatives to animal testing for environmental hazard identification and risk assessment. Regul Toxicol Pharmacol, 2013, 67 (3): 506.

[23] Vliet E. Current standing and future prospects for the technologies proposed to transform toxicity testing in the 21st century. ALTEX, 2011, 28: 17.

[24] Jaworska J, Hoffmann S. Integrated Testing Strategy (ITS) - Opportunities to better use existing data and guide future testing in toxicology. ALTEX, 2010, 27: 231.

[25] Schoonen W G, Westerink W M, Horbach G J. High-throughput screening for analysis of in vitro toxicity. EXS, 2009, 99: 401.

[26] Wen Y, Zhang X, Yang S T. Medium to high throughput screening: microfabrication and chip-based technology. Adv Exp Med Biol, 2012, 745: 181.

[27] 国家环境保护总局．化学品测试方法．北京：中国环境科学出版社，2004.

[28] 李韶菁，杜冠华．细胞水平的高通量药物筛选技术研究进展．中国药学杂志，2008，43 (2)：84-87.

[29] 刘利波，王莉莉．高内涵分析在新药发现毒理学中的应用进展．中国药理学与毒理学杂志，2012，26，(6)：893-896.

[30] 刘密凤，郭家彬，彭双清．体外方法在药物急性毒性评价中的应用．毒理学杂志，2007，21：235-238.

[31] 路群，顾觉奋．药物高通量筛选技术应用研究进展．今日药学，2010，(02)：2-5.

[32] 刘银凤，张雷．生物信息学数据库在医学研究中的应用．中国病原生物学杂志，2014，9 (10)：1-2.

[33] 彭双清，刘密凤．毒理学替代方法及其在新药安全性评价中的应用．毒理学杂志，2007，21 (4)：308-309.

[34] 彭双清，郝卫东，伍一军．毒理学替代法．北京：军事医学科学出版社，2009.

[35] 彭双清，郝卫东．药物安全性评价关键技术．军事医学科学出版社，2013.

[36] 史硕博，陈涛，赵学明．转录组平台技术及其在代谢工程中的应用．生物工程学报，2010，26 (9)：1187-1198.

[37] 隋海霞，张磊，毛伟峰．毒理学关注阈值方法的建立及其在食品接触材料评估中的应用．中国食品卫生杂志，2012，(02)：109-113.

[38] 谭剑斌，赵敏，杨杏芬，等．急性经口毒性替代方法在化学品检验中的应用研究．中华劳动卫生职业病杂志，2011，29 (6)：431-434.

[39] 王征．急性毒性与遗传毒性体外高通量筛选方法的研究．上海：第二军医大学，2004.

[40] 王中钰，陈景文，乔显亮，等．面向化学品风险评价的计算（预测）毒理学．中国科学：化学，2016，46 (2)：222-240.

[41] 吴永宁．食品中化学危害暴露组与毒理学测试新技术中国技术路线图，科学通报，2013，58：2651-2656.

[42] 杨辉，贾旭东．毒理学关注阈值进展．中华预防医学，2015，49 (5)：452-456.
[43] 杨杏芬，杨颖．危害评估新测试方法的验证和国际认可指南．北京：人民卫生出版社，2015.
[44] 杨杏芬，吴永宁，贾旭东等．食品安全风险评估——毒理学原理方法与应用．北京：化学工业出版社，2014.
[45] 朱洲海，曾婉俐，管莹，等．毒理学关注阈值（TTC）方法的历史演化与发展．2013，34 (7)：340-344.

第十六章
循证毒理学

第一节 循证医学

循证医学（evidence-based medicine，EBM）是 20 世纪 90 年代初发展起来的一门新兴交叉临床医学学科，为指导临床医疗进行科学决策的方法学。临床医生针对个体患者具体的临床问题，结合自身的专业理论知识与临床技能，检索、查找、评价当前的各项研究证据，并考虑患者的实际意愿与价值观，形成最佳、最适合患者的诊治决策，强调任何医疗决策应建立在最佳科学研究证据基础上。短短数年，循证医学以其独特的视角，科学的方法和跨学科、跨地域合作的创新模式，被逐渐引入到基础医学、公共卫生、管理学等领域，成为 20 世纪医学领域最具有影响力的创新和革命之一。

一、循证医学实践的步骤

第一步，提出问题：针对需要解决的问题，构建一个循证问题。在一个循证医学问题中，可能含有一个或者多个问题。然而，只有特定的问题才适用循证医学的方法。例如，关于稀土元素镧是否有神经毒性，就可以通过对人体和动物实验的研究数据采用循证医学的方法来回答。

第二步，研究证据的检索与收集：根据第一步提出的问题，明确有关的关键词和主题词，制定检索策略。尽可能多途径、多渠道地搜索相关文献。

第三步，严格评价证据：用临床流行病学或循证医学的标准评价文献，评估单个文献的真实性；确定不同类型证据的可信度，例如随机对照试验（randomized controlled trial，RCT）的初始可信度较高，队列研究的初始可信度为中等，而单纯病例报告的初始可信度较低；评价研究的重要性和实用性。

第四步，应用证据指导决策：经过严格评价，具有较高可靠性、真实性和重要性的研究，可以成为重要的循证证据，用于指导实践。原则上，当证据指向暴露与结局有关联时，证据的高、中、低可信程度可直接转化为相应水平的健康效应证据等级。证据指向暴露与结局无关联时，高可信度证据可转化为“无健康效应证据”，中、低可信程度的证据直接转化“无充足证据表明无健康效应”。

第五步，经验总结及后效评价：在循证医学实践过程中，会有成功或者不成功的经验和教训，认真总结经验和教训，以从中获益，提高学术水平和循证医学的综合能力。

二、系统综述

在循证医学中，证据的质量是核心，高质量的科学证据是执行决策的重要基础。系统综述（systematic review，SR）是针对某个主题进行的二次研究，在检索、分析、整理和综合针对该主题的全部原始文献的基础上进行，综述过程采用统一的标准进行严格评价，筛选合格的文献进行综合，提出尽可能减少偏倚、接近真实的客观可靠的科学证据。系统综述被公认为是高质量证据，是循证决策的良好依据。系统综述的主要功能包括：①定量综合；②提供系统的、可重复的、客观的综合方法；③通过对同一主题多个小样本研究结果的综合，提高原结果的统计效能，解决研究结果的不一致性，改善效应估计值；④回答原各研究未解决的问题。

第二节　循证毒理学

在食品毒理学中，建议使用循证医学的思想，为阐述食品中某物质的毒理学作用以及健康效应提供科学证据，尤其是当针对某一问题已经积累了足够多的研究证据且研究结论不一致时。有关毒理学的证据来源，可包括三类毒理学数据，动物试验数据、体外试验数据和人类数据，不包括计算毒理学、预测毒理学或模式生物毒理学等数据。

一、循证毒理学的基本步骤

具体应用系统综述方法进行毒理学证据评价时，主要包括以下几个步骤。

1. 第一步：确定需要解决的问题并制定方案

循证医学以问题为导向，循证毒理学也不例外。首先需要明确采用系统综述需要解决的问题，如“化学物 X 是否具有某系统毒性？”等。可参照系统综述方法中的 PECO/PICO 原则来确定，即目标群体（P）：指整个人群或者某个特定的人群分组，实验动物种群等。暴露因素（E）或干预因素（I）：指食品中某类物质的暴露，包括食品中的污染物、添加剂等待评估物质。比较组（C）：指用于进行对比的参照对象，例如人群或动物试验中的对照组、不同剂量水平的群体等。结局（O）：指暴露所产生的（不良）健康效应。

由于动物实验数据中单一暴露产生的结局较多，在进行系统综述时，尽可能明确需要评估的（不良）健康结局，必要时需要利用毒理学等专业知识确定反映健康结局的主要指标和次要指标，以及指标的优先顺序。

2. 第二步：检索并筛选文献（图 16-1）

根据需要解决的毒理学问题，确定检索策略，明确检索词及文献的纳入和排除标准。纳入标准包括发表时间、研究方法、对样本大小及来源有明确说明、有综合的统计指标，提供或可供转化为 OR（RR、率、HR）及其 95%可信区间等；排除标准包括重复报告、存在研究设计缺陷、只有摘要而缺乏全文、数据不完整、结局效应不明确、统计方法错误且无法修正；无法提供或可供转化为 OR（RR、率、HR）及其 95%可信区间、综述文献、社论、评论等。

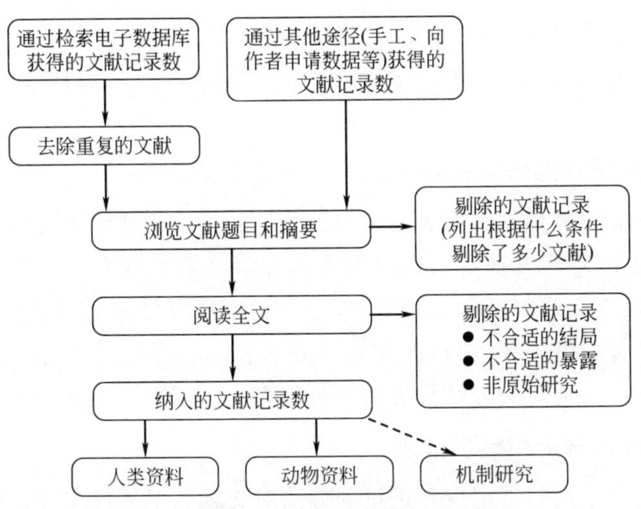

图 16-1　系统综述文献检索筛选的参考流程

在文献检索时，应尽可能覆盖现有的各种类型数据库，包括但不限于 Pubmed，TOXNET，Scopus，Embase，Web of Science，Google Scholor，CNKI，万方数据库等，学位论文、会议资料以及可获得的尚未公开的技术报告也可以作为重要文献，通过大范围多途径的搜索已发表和未发表的研究工作，以减少发表偏倚。

数据提取应分别由工作团队中的两名成员独立进行，提取完成后再进行互相核对确认。当成员间对于提取的数据不能达成一致时，应由团队中的资深成员（一般是研究负责人）参与讨论，达成一致后确认数据提取结果。

3. 第三步：评价文献的质量

见图 16-1，在进行系统综述的过程中，按照标准化的方法对每个研究的质量进行评价，来检查该文献是否符合项目的研究目的和方法特征。目前，针对不同研究设计或对象的研究质量评价指标和工具存在一定差别，没有统一的工具。但总的来说，单个研究试验的研究数据质量评价通常涉及可靠性、相关性和充分性三方面，其中可靠性反映试验数据研究的内在质量，是评价相关性和充分性时的必要前提，与系统综述具体解决的问题无关。可通过评估研究可能产生偏倚的程度来评价单个研究的质量，在许多研究设计中通常产生的偏倚有：选择偏倚，实施偏倚，检出偏倚，退出偏倚，报告偏倚。评价研究质量的工具通常可以分为评价列表（checklists）和评分表（scores）。使用分数评价往往是有争议的，因为给予各方面的偏差的不同权重估计很少是有科学依据的。进行文献质量评价时，可根据文献类型和特定情形参照相关方法进行。例如 Grade（the grading of recommendations assessment，development and evaluation）是在世界范围内得到广泛关注的证据质量分级和推荐强度系统，此外还有国际循证医学协作组（cochrane）风险评估指南，医疗保健研究和质量标准局（AHRQ）及 OHAT 偏倚风险评估工具。

4. 第四步：从纳入的研究中收集数据并建立数据表格

根据预先制定的数据收集表格，对符合纳入标准的文献进行数据提取。通常这些数据应包含文献的基本信息（题目、作者、研究年份），研究的主要特征（研究方法和类型，研究对象、分析方法），主要研究结果（各类结果效应指标，如均数、标准差、发生率）。推荐使用 Revman、metaview 等系统综述管理软件进行数据录入，以便对文献结果进行分析报告。

5. 第五步：资料分析和结果报告

系统综述中常用的是定性和定量的方法对文献数据进行综合分析，对于不同类型的研究可以采用描述性的定性整合的方法，具有同质性且质量较高的研究可以采用定量的 meta 分析。

描述性整合的方法，是用表格等形式将研究的结果尽可能地列示（如表 16-1 所示）。

表 16-1 稀土元素镧神经毒性对学习记忆能力的影响

编号	文献	物种	染毒剂量 /(g/L)	效应	染毒时间	给予方式	观察终点
1	郑琳琳 2015	Wistar 大鼠	2.5;5;10	5g/L;10g/L 出现毒性	7周	饮水	穿梭箱实验：电击次数、电击时间和主动逃避潜伏期

续表

编号	文献	物种	染毒剂量/(g/L)	效应	染毒时间	给予方式	观察终点
2	赵永玲 2013	Wistar 大鼠	2.5;5;10	全出现毒性	7 周	饮水	水迷宫试验、定位航行试验和空间探索试验，海马 cAMP 含量，海马 PKA 基因表达，海马 PKA 蛋白表达水平
3	姜杰 2009	Wistar 大鼠	2.5;5;10	5g/L;10g/L 出现毒性	7 周	饮水	跳台实验，海马组织凋亡率测定
4	于彤 2006	Wistar 大鼠	0.00556;0.0556;0.556	0.0556g/L;0.556g/L 出现毒性	6 个月	饮水	大鼠体重、脑重；学习记忆能力(电迷宫实验)；海马中乙酰胆碱和蛋白质含量及乙酰胆碱酯酶和 Ca^{2+}-ATP 酶活性
5	蒋建军 2007	ICR 小鼠	0.002;0.02;0.2;2;20mg/kg BW	未观察到毒性	4 周	灌胃	水迷宫，海马 CREB 和 JNK 磷酸化水平

meta 分析作为系统综述中使用的一种统计方法，是运用定量方法总结概括多个研究的结果，通过对多个同类研究的合并，实现增大样本量，提高检验效能的目的。meta 分析可以综合几个，甚至上百个研究者针对某一特定问题在不同地区进行研究并发表的研究结果，整合得到的结果（证据）更具有说服力，尤其当多个研究结果不一致或都没有统计学意义时，采用 meta 分析可得到更为接近真实情况的统计分析结果。

系统评价并非必须对纳入研究进行统计学合并（meta 分析），是否做 meta 分析需要视纳入研究是否有足够的相似性。meta 分析也并非一定要做系统评价，因为其本质是一种统计学方法，包含有对具同质性的多个研究进行 meta 分析的系统评价称为定量系统评价。如果纳入研究不具有同质性，则不进行 meta 分析，而仅进行描述性的系统评价，此类系统评价称为定性系统评价。

meta 分析的基本流程包括：数据提取；异质性检验；合并效应量及假设检验。

按统计原理，只有同质的资料才能进行合并或比较等统计分析，反之，则不能。因此，meta 分析过程需要对多个研究的结果进行异质性分析，尽可能地消除导致异质的原因，使之达到同质。

目前，多用下面的公式计算：

$$Q=\sum W_i\ (d_i-\overline{d})^2=\sum W_i d_i^2-\frac{(\sum W_i d_i)^2}{\sum W_i}$$

式中，d_i 为第 i 个纳入研究的效应量；$\overline{d}$ 为所有纳入研究的平均效应量；W_i 为每个研究的权重；第 i 个研究的权重 W_i 按下式计算：

$$W_i=\frac{1}{\mathrm{Var}(d_i)}$$

该检验统计量 Q 服从自由度为 $K-1$ 的卡方（χ^2）分布，若 $Q>\chi^2(1-a)$，则 $P<a$，表明纳入研究间的效应量存在一致性，可进一步计算异质指数：

$$I^2=\frac{Q-(k-1)}{Q}\times 100\%$$

采用异质指数来定量描述纳入的多个研究结果间异质程度的大小。这个指标用于描述由各个研究所致的，而非抽样误差所引起的变异（异质性）占总变异的百分比，如果 $I^2>50\%$，则认为存在显著的一致性。

若异质性检验结果为 $P>0.10$ 时，多个研究具有同质性，可选择固定效应模型（fixed effect model）。若多个研究之前存在异质性时，首先应查找异质性存在原因，进行异质性分析和处理（例如亚组、Breslow-Day 法和回归近似法等），若仍无法消除异质性的资料，可选择随即效应模型（random effect model），但如果异质性过于显著，则应该考虑放弃 meta 分析，而仅进行定性描述。

meta 分析是将多个独立研究的结果合并成某个单一的效应量或效应尺度，即用某个指标的合并统计量，来反映多个独立研究的综合效应。当多个独立研究的例数不等时，他们的综合效应不等于多个单独效应的平均数，如三个均数的总均数不等于这三个均数之和除以 3。常用的合并效应量估计方法有 Mantel-Haenszel（M-H）法、Peto 法、方差倒置法、DerSimonian-Laird（D-L）法等。其中，当异质性检验有统计学意义时，可选择随机效应模型，多采用 D-L 法。对于合并效应量的检验，可以用假设检验的方法检验多个独立研究的总效应量是否具有统计学意义，其原理与常规的假设检验完全相同，通常采用两种方法，U 检验或卡方检验。

6. 第六步：解释结果并得出结论

一个结构良好的讨论和清晰展现的结果有助于决策者制定政策。系统综述的讨论和结果一般应该包括以下几个方面：描述与研究问题相关的证据的质量和数量，解释所得出的结果效应值的大小和方向，是否存在剂量-效应关系等，阐述研究过程中可能潜在的局限性，分析研究中一致的和存在分歧的观点。

二、meta 分析实例

以邻苯二甲酸单丁酯（monobutyl phthalate，MBP）对男性精子活力和浓度影响的 meta 分析为例。

通过对文献进行检索和筛选，最终纳入关于邻苯二甲酸酯对男性精子活力和浓度影响的文献共 3 篇，并且这三篇文献均提供了 OR 及其 95%可信区间。将作者（author），年份（year），OR，OR 95%可信区间下限（LL1），OR 95%可信区间上限（UL1），录入 stata 建立数据库（图 16-2 为 stata data editor 的部分截图）：

（1）MBP 对男性精子浓度的影响（图 16-2）。

	Author	Year	OR1	ll1	UL1	lnOR	lnll	lnul
1	Hauser	2006	3.3	1.2	8.5	1.193922	.1823216	2.140066
2	Wirth	2008	.5	.1	3.6	-.6931472	-2.302585	1.280934
3	Liu	2012	12	1.01	143	2.484907	.0099503	4.962845

图 16-2 MBP 对精子浓度的影响

首先使用固定效应模型进行各研究的合并分析，stata 命令及分析结果如下（图 16-3）。

```
. use "MBP.dta", clear

. edit

. metan lnOR lnll lnul, label(namevar=Author, yearvar=Year) fixed eform

           Study     |     ES    [95% Conf. Interval]     % Weight
---------------------+---------------------------------------------------
Hauser (2006)        |  3.300       1.200      8.500        68.74
Wirth (2008)         |  0.500       0.100      3.600        20.52
Liu (2012)           | 12.000       1.010    143.000        10.74
---------------------+---------------------------------------------------
I-V pooled ES        |  2.574       1.143      5.795       100.00
---------------------+---------------------------------------------------
  Heterogeneity calculated by formula
  Q = SIGMA_i{ (1/variance_i)*(effect_i - effect_pooled)^2 }
where variance_i = ((upper limit - lower limit)/(2*z))^2

  Heterogeneity chi-squared =   4.94 (d.f. = 2) p = 0.084
  I-squared (variation in ES attributable to heterogeneity) =  59.6%

  Test of ES=1 : z=   2.28 p = 0.022
```

图 16-3 固定效应模型分析（1）

由于异质性检验的结果 P 值<0.05，I^2>50%，表明纳入的研究存在异质性，应改用随机效应模型（图 16-4）。

生成的森林图见图 16-5。

结果解释：平行于横轴的多条横线描述了每个纳入研究的 OR 值及 95% CI，线段中间的小方块为 OR 值的大小，其线段长短描述了可信区间的范围，中间的纵线为 OR=1，如果研究的 95% CI 跨过了该线，则说明差异没有统计学意义，否则有统计学意义。菱形代表是合并的 OR 值及 95% CI。本研究合并的 OR 为 2.43，95% CI 为 0.53～11.12。

```
. metan lnOR lnll lnul, label(namevar=Author, yearvar=Year) random eform
          Study         |     ES    [95% Conf. Interval]     % Weight
------------------------+---------------------------------------------------
Hauser (2006)           |  3.300      1.200     8.500          45.75
Wirth (2008)            |  0.500      0.100     3.600          31.65
Liu (2012)              | 12.000      1.010   143.000          22.60
------------------------+---------------------------------------------------
D+L pooled ES           |  2.432      0.532    11.121         100.00
------------------------+---------------------------------------------------
  Heterogeneity calculated by formula
  Q = SIGMA_i{ (1/variance_i)*(effect_i - effect_pooled)^2 }
where variance_i = ((upper limit - lower limit)/(2*z))^2

  Heterogeneity chi-squared =   4.94 (d.f. = 2) p = 0.084
  I-squared (variation in ES attributable to heterogeneity) =  59.6%
  Estimate of between-study variance Tau-squared =  1.0657

  Test of ES=1 : z=   1.15 p = 0.252
```

图 16-4　随机效应模型分析

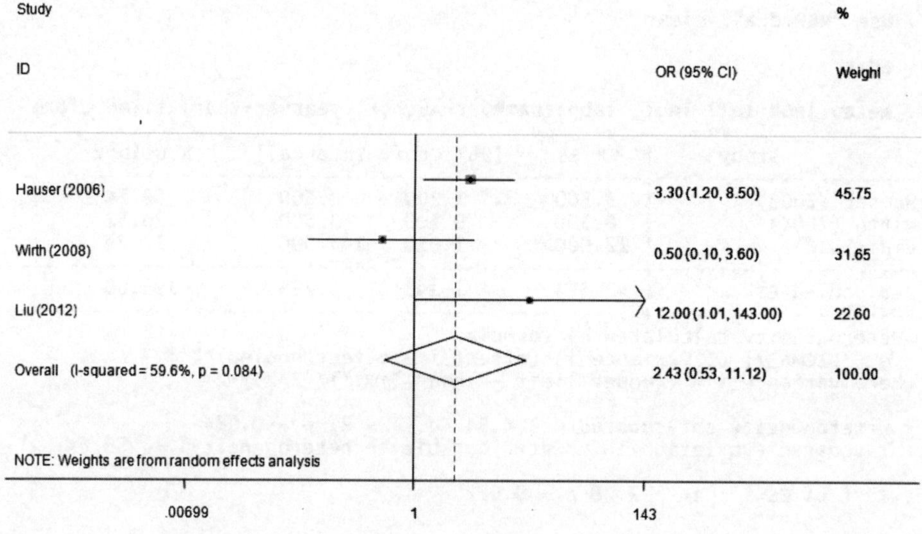

图 16-5　森林图（1）

（2）MBP 对精子活力的影响（图 16-6）。

	Author	Year	or2	ll2	ul2	lnor2	lnll2	lnul2
1	Hauser	2006	1.8	1.1	3.2	.5877866	.0953102	1.163151
2	Wirth	2008	.7	.3	2.1	-.356675	-1.203973	.7419373
3	Liu	2012	.8	.2	3.9	-.2231435	-1.609438	1.360977

图 16-6　MBP 对精子活力的影响

先使用固定效应模型进行分析，运行结果（图 16-7）。

```
. use "MBP.dta", clear

. metan lnor2 ln112 lnul2, label(namevar=Author, yearvar=Year) fixed eform
              Study     |     ES    [95% Conf. Interval]     % Weight
------------------------+---------------------------------------------------
Hauser (2006)           |  1.800       1.100     3.200         69.91
Wirth (2008)            |  0.700       0.300     2.100         21.05
Liu (2012)              |  0.800       0.200     3.900          9.04
------------------------+---------------------------------------------------
I-V pooled ES           |  1.371       0.877     2.143        100.00
------------------------+---------------------------------------------------
  Heterogeneity calculated by formula
  Q = SIGMA_i{ (1/variance_i)*(effect_i - effect_pooled)^2 }
where variance_i = ((upper limit - lower limit)/(2*z))^2

  Heterogeneity chi-squared =   3.34 (d.f. = 2) p = 0.188
  I-squared (variation in ES attributable to heterogeneity) =  40.1%

  Test of ES=1 : z=   1.39 p = 0.166
```

图 16-7　固定效应模型分析（2）

由于异质性检验的结果 P 值＞0.05，表明纳入的研究不存在异质性，可以采用固定效应模型，生成的森林图见图 16-8。

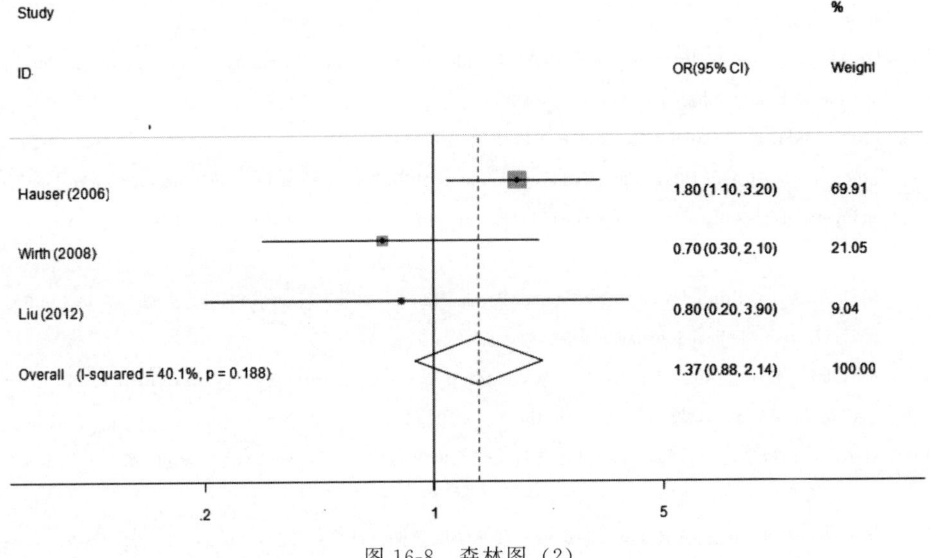

图 16-8　森林图（2）

结果小结：MBP 对男性精子浓度的影响研究的合并 OR 为 2.43（95％ CI 为 0.53～11.12），MBP 对男性精子活力影响的研究合并 OR 为 1.37（95％ CI 为 0.88～2.14），因各项研究因素的合并 OR 值的 95％ CI 均包含了 1，尚不能认为 MBP 能显著影响男性精子的活力和浓度。

参考文献

[1] 康德英，许能锋．循证医学．第3版．北京：人民卫生出版社，2015.

[2] Evidence-Based Medicine Work Cluster. Evidence-based medicine. A new approach to teaching the practice of medicine. JAMA，1992，268（17）：2420-2425.

[3] 李幼平，王莉，文进，等．注重证据，循证决策．中国循证医学杂志，2008，8（1）：1-3.

[4] 詹思延．系统综述和Meta分析//李立明．流行病学．北京：人民卫生出版社，2007：180.

[5] Moher D，Pham B，Jones A，et al. Does quality of reports of randomised trials affect estimates of intervention efficacy reported in meta-analyses，1998，352（9128）：609-613.

[6] Ågerstrand M，Beronius A. Weight of evidence evaluation and systematic review in EU chemical risk assessment：Foundation is laid but guidance is needed. Environ Int，2016，92-93：590-596.

[7] Stephens M L，Betts K，Beck N B，et al. The Emergence of Systematic Review in Toxicology. Toxicol Sci，2016，152（1）：10-16.

[8] Whaley P，Halsall C，Ågerstrand M，et al. Implementing systematic review techniques in chemical risk assessment：Challenges，opportunities and recommendations. Environ Int，2016，92-93：556-646.

[9] Julian H，James T. Cochrane Handbook for Systematic Reviews of Interventions，2nd Edition. Wiley-Blackwell，2019.

[10] GRAD Eguidelines：Introduction—GRAD Eevidence profiles and summary of findings tables. Journal of Clinical Epidemiology，2011，(64)：383.

[11] http：//library. louisville. edu/kornhauser/EBP/PICO.

[12] Liberati A，Altman D G，Tetzlaff J，et al. The PRISMA statement for reporting systematic reviews and meta-analyses of studies that evaluate health care interventions：explanation and elaboration. BMJ，2009 Jul 21；339：b2700.

[13] Meta-Analysis：Principles and Procedures. Matthias Egger，George Davey Smith，Andrew N. Phillips. BMJ：British Medical Journal，1997（7121）.

[14] Katrak P，Bialocerkowski A E，Massy-Westropp N，et al. A systematic review of the content of critical appraisal tools. BMC Med Res Me-thodol，2004.

[15] 赵永玲，杨敬华，刘秋芳，等．氯化镧对大鼠空间学习记忆、海马cAMP含量和PKA表达水平的影响．毒理学杂志，2013，27（05）：321-324.

[16] 郑琳琳．镧对大鼠回避学习能力的影响．辽东学院学报：自然科学版，2015，22（01）：54-56.

[17] 姜杰，靳翠红，鲁帅，等．孕哺期母鼠镧暴露对子代大脑的影响．毒理学杂志，2009，23（01）：19-21.

[18] 于彤．长期低剂量摄入氯化镧对大鼠神经系统的影响及机制探讨．中国医科大学，2006.

[19] 蒋建军，尚兰琴，杨晓华，等．硝酸镧对小鼠学习记忆低剂量兴奋效应及其机制研究．现代预防医学，2007（22）：4225-4227；4232.

[20] Hauser R. Altered semen quality in relation to urinary concentrations of phthalate monoester and oxi-

dative metabolites. Epidemiology，2006，17 (6)：682-691.

[21] Liu L，Bao H，Liu F，Zhang J，et al. Phthalates exposure of Chinese reproductive age couples and its effect on male semen quality，a primary study. Environ Int，2012，42：78-83.

[22] Wirth J J，Rossano M G，Potter R，et al. A pilot study associating urinary concentrations of phthalate metabolites and semen quality. Syst Biol Reprod Med，2008，54 (3)：143-154.